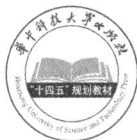

卫生职业教育"十四五"规划护理专业新形态一体化教材

供护理、助产及相关专业使用

老年护理

主　编　陈燕珊　张翠玉　高　洁
副主编　邓晓燕　戴富芳　宁玉蓉　卫　萌　赵巧丽
编　者　（以姓氏笔画为序）

卫　萌	海南卫生健康职业学院
邓晓燕	西双版纳职业技术学院
代明真	河源市卫生学校
宁玉蓉	成都市第二社会福利院
李　艳	西双版纳职业技术学院
李巧玲	湖南护理学校
杨唐瑞	云南省临沧卫生学校
宋　楠	南阳科技职业学院
张　捷	广东省潮州卫生学校
张　情	滕州市中等职业教育中心学校
张翠玉	广东省湛江卫生学校
陈　莹	广东省湛江卫生学校
陈燕珊	广东省潮州卫生学校
赵巧丽	咸宁职业技术学院
高　洁	武汉市第二卫生学校
赖静雯	邓州市职业技术学校
戴富芳	云南省临沧卫生学校

华中科技大学出版社

中国·武汉

内 容 简 介

本书是卫生职业教育"十四五"规划护理专业新形态一体化教材。

本书共分为九个项目,内容包括基本认知、老年人的健康保健与养老照顾、老年人的健康评估、老年人日常生活护理、老年人常见健康问题的护理、老年人常见疾病的护理、老年人安全用药与护理、老年人常见心理问题和精神障碍的护理、老年人临终关怀与护理,介绍理论知识的同时,还设置了11个技能训练。

本书的编写紧扣护理专业学生的培养目标和技能要求,紧密结合老年护理领域的实践与发展,依据老年护理工作岗位要求,对接护士执业资格考试大纲。本书可供护理、助产及相关专业学生使用。

图书在版编目(CIP)数据

老年护理 / 陈燕珊,张翠玉,高洁主编. -- 武汉 : 华中科技大学出版社,2025. 2. -- ISBN 978-7-5772-1618-8

Ⅰ. R473.59

中国国家版本馆 CIP 数据核字第 2025FK0318 号

老年护理

Laonian Huli

陈燕珊　张翠玉　高　洁　主编

策划编辑:罗　伟

责任编辑:李艳艳

封面设计:廖亚萍

责任校对:朱　霞

责任监印:周治超

出版发行:华中科技大学出版社(中国·武汉)　　电话:(027)81321913

　　　　　武汉市东湖新技术开发区华工科技园　　邮编:430223

录　　排:华中科技大学惠友文印中心

印　　刷:武汉市洪林印务有限公司

开　　本:889mm×1194mm　1/16

印　　张:11

字　　数:307 千字

版　　次:2025 年 2 月第 1 版第 1 次印刷

定　　价:49.80 元

卫生职业教育"十四五"规划
护理专业新形态一体化教材

丛书编委会

网络增值服务

使用说明

欢迎使用华中科技大学出版社资源网

1 教师使用流程

（1）登录网址：**https://bookcenter.hustp.com/resource/index.html**（注册时请选择教师用户）

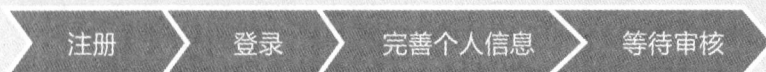

注册 > 登录 > 完善个人信息 > 等待审核

（2）审核通过后，您可以在网站使用以下功能：

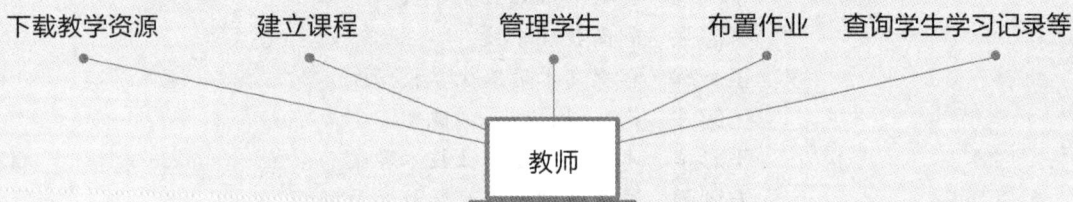

下载教学资源　　　建立课程　　　　管理学生　　　布置作业　查询学生学习记录等

教师

2 学生使用流程

（建议学生在PC端完成注册、登录、完善个人信息的操作。）

（1）PC端学生操作步骤

① 登录网址：https://bookcenter.hustp.com/resource/index.html（注册时请选择普通用户）

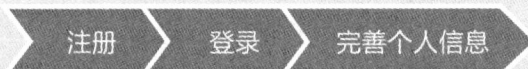

注册 > 登录 > 完善个人信息

② 查看课程资源：（如有学习码，请在个人中心－学习码验证中先验证，再进行操作。）

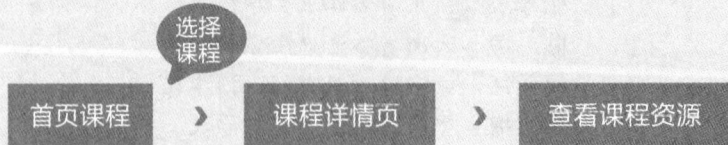

选择课程

首页课程 > 课程详情页 > 查看课程资源

（2）手机端扫码操作步骤

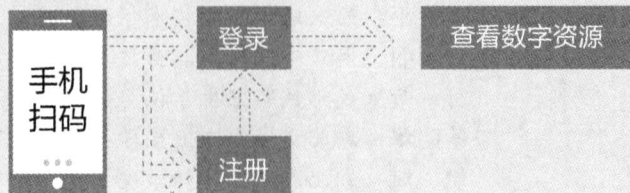

手机扫码　→　登录　→　查看数字资源

↑

注册

总序

职业教育是国民教育体系和人力资源开发的重要组成部分。中共中央办公厅、国务院办公厅印发的《关于深化现代职业教育体系建设改革的意见》指出，要以习近平新时代中国特色社会主义思想为指导，深入贯彻党的二十大精神，坚持和加强党对职业教育工作的全面领导，把推动现代职业教育高质量发展摆在更加突出的位置。

随着健康中国战略的不断推进，党和国家加大了对卫生人才培养的支持力度。新形势下卫生职业教育秉持着"以服务为宗旨，以就业为导向"的指导思想，取得了长足的进步与发展，为国家输送了大批高素质应用型医药卫生人才。

根据《"十四五"职业教育规划教材建设实施方案》，为进一步贯彻落实文件精神，适应护理专业职业教育改革发展的需要，充分发挥教材建设在提高职业教育人才培养质量中的基础性作用，在广泛调研卫生职业教育的实际需求后，在全国卫生健康职业教育教学指导委员会和部分中高等职业院校领导的指导下，华中科技大学出版社组织全国40余所医药类中高等职业院校的近200位老师编写了本套卫生职业教育"十四五"规划护理专业新形态一体化教材。

本套教材充分体现了新一轮教学计划的特色，坚持以就业为导向、以能力为本位、以岗位需求为标准的理念，遵循"三基"（基本理论、基本知识、基本技能）、"五性"（思想性、科学性、先进性、启发性、适用性）、"三特定"（特定目标、特定对象、特定限制）的编写原则，充分反映各院校的教学改革成果。教材编写体系和内容均有所创新，着重突出以下编写特点。

（1）紧跟"十四五"教材建设工作要求，引领职业教育教材发展趋势，密切结合最新专业目录、专业教学标准，以岗位胜任力为导向，参照高素质应用型医药卫生人才的培养目标，提升学生的就业竞争力，体现鲜明的卫生职业教育特色。

（2）有机融入思政教育，结合专业知识教育背景，深度融入思政元素，注重加强医者仁心教育，对学生进行正确价值引导与人文精神滋养。

（3）强调"岗课赛证融通"的编写理念，选择临床典型案例，强化技能培养，紧密衔接最新护士执业资格考试大纲，提高岗位胜任力，注重吸收行业新技术、新工艺、新规范，突出体现"医教协同、理实一体"的教材编写模式。

（4）采用"互联网＋"思维的教材编写模式，增加大量数字资源，构建信息量丰富、学习手段灵活、学习方式多元的新形态一体化教材体系，推进教材的数字化建设。

本套教材得到了各相关院校和领导的高度关注与大力支持，我们衷心希望本套教材能为新时期卫生职业教育的发展做出贡献，并在相关课程的教学中发挥积极作用，得到广大读者的青睐。相信本套教材在使用过程中，通过教学实践的检验和实际问题的解决，能不断得到改进、完善和提高。

卫生职业教育"十四五"规划护理专业新形态一体化教材
丛书编委会

前言

加速的人口老龄化是贯穿中国 21 世纪的基本国情,老龄化进程的不断加快使得老年人的照护问题日益凸显。实施积极应对人口老龄化国家战略,"人才"是关键。虽然近年来开设老年护理专业的院校数量不断增加,专业设置不断完善,培养模式日趋灵活,但我国老年护理人才的培养仍然存在诸多问题,如专业设置有待优化,课程体系建设有待加强,现有教材不能完全满足老年护理专业发展的需要等。因此,进一步加快培养老年护理专业人才,积极推进教材建设,提高老年护理教育质量是护理教育的重要任务。

本教材的编写紧扣护理专业学生的培养目标和技能要求,紧密结合老年护理领域的实践与发展,依据老年护理工作岗位要求,对接护士执业资格考试大纲。本教材具有以下特点。

1. 渗透课程思政元素,坚持立德树人 精心挖掘课程思政元素,注重爱国情怀、专业素养、人文关怀、社会责任、尊老爱老、劳动教育、社会主义核心价值观等方面的培养,将思政元素有机渗入教学内容中。

2. 对接岗位需求,实现课证融合 以案例为载体组织教学,深化产教融合,与"1+X"老年照护技能等级证书考证内容进行有机融合,同时结合全国民政行业职业技能大赛养老护理员赛项的项目及评分标准,制订技能训练模块,实现"岗课赛证"的课程重构,增设大量的情景案例及护理操作视频等,以增强学生的感性认识,培养学生的学习兴趣和岗位适应能力。将国内外老年护理的新知识、新进展以知识拓展形式呈现,以扩大学生知识面,鼓励学生探究老年护理新进展、新知识,更好地对接岗位需求。

3. 依托互联网+,实现教材形式多样化 本教材是以纸质教材为核心,通过互联网,尤其是移动互联网平台,将各类配套数字资源(如 PPT、视频等)与纸质教材相融合。学生可电脑登录或用手机扫描书中的二维码进入配套数字资源课程页面,快速获得 PPT、视频等多种形式的数字资源,可提高学生的学习兴趣,使其利用碎片化时间轻松掌握知识点。

4. 紧扣护士执业资格考试大纲,实现教考整合 本教材紧扣最新护士执业资格考试大纲的相关标准,对应高频考点编制配套的试题及相应解析,便于学生巩固所学知识,适应护理职业岗位需求。

本教材在编写过程中,得到了华中科技大学出版社相关编辑的热情指导和帮助,各位编者所在单位也给予了大力的鼓励和支持,谨在此表示衷心的感谢!另外,在本书的编写过程中,参考了相关书籍,在此对其作者表示诚挚的谢意!

由于编写时间有限,书中难免存在疏漏之处,敬请各位读者批评指正,不胜感激。

编 者

编 写 说 明

为深入贯彻国务院《国家职业教育改革实施方案》《关于推动现代职业教育高质量发展的意见》，创新发展卫生职业教育，深化职业教育的"三教"改革和产教融合，培养专业知识、专业技能与职业素养并重，德智体美劳全面发展的技术型护理人才，华中科学技术大学出版社启动了卫生职业教育"十四五"规划护理专业新形态一体化教材的编写工作。

本教材的编写积极贯彻落实党的二十大精神，坚持以习近平新时代中国特色社会主义思想为指导，坚持立德树人，坚持教育优先发展，加快建设高质量教育体系，结合应对人口老龄化国家战略，对接新时代健康中国建设对护理专业人才培养的需求，基于"三教"改革推进新形态教材建设，重点突出职业教育的职业性、实践性和实效性。

1. 遵循职业能力成长规律　通过分析岗位职业能力，列出每项职业能力对应的知识点、任务载体、教学方法和配套的教学资源，设计教材内容的组织结构，按工作过程和岗位能力要求将学习内容按项目进行编写，符合职业院校学生的认知特点和职业能力成长逻辑。

2. 体现中高职贯通与衔接　教材立足中等职业教育层次，在体现素养、知识和技能并重的前提下，提高实践课程在总课程结构中的比例，丰富实践课程的内容，贯彻"做中学，学中做"的教学模式，提高教材的应用性和实践性，使之与高等职业教育层次教材既有联系又有区别，实现有机衔接和过渡，为中高职衔接与贯通人才培养通道做好准备。

3. 注重科学性与专业性　本教材编写秉承"三基五性"的原则，教材内容的编写力求科学、准确、规范，符合护理专业人才培养要求，教材全面融入社会主义核心价值观，加强对学生人文素质的培养。

本教材由全国卫生职业院校多名资深教师和行业专家共同编写完成，他们通过收集资料、开展调研、组织讨论等方式，不断完善和优化教材内容，以确保教材的实用性和针对性。

本教材采取新形态教材编写模式，通过扫描书中二维码，实现教材使用者在移动终端使用教材配套的优质数字资源，实现纸媒教材与数字化资源的整合。

目录

项目九　老年人临终关怀与护理

基本认知

扫码看课件

学习目标

【知识目标】

1. 掌握人口老龄化的概念、老年人的年龄及老龄化社会的划分标准。
2. 熟悉老化的概念、老化的分类及特点。
3. 了解老年护理的发展、人口老龄化的现状与发展趋势。

【能力目标】

掌握人口老龄化常用指标,了解人口老龄化的应对措施。

【思政目标】

能树立热爱老年护理事业的职业信念,护理工作中能尊重老年人,对老年人有足够的耐心、细心、爱心和责任心。

项目导言

随着科学技术的迅猛发展、社会的进步和人民生活水平的不断提高,人类的平均期望寿命不断延长,人口老龄化已成为全球性的重大社会问题,且高龄化、空巢化现象日益严重。为满足老年人的健康需求,提高老年人的生活与生命质量,需大力发展老年护理事业,培养具有专业知识和技能的高素质的老年护理专业人才,为老年人提供全面、系统、规范的护理服务,以实现健康老龄化和积极老龄化。

任务一 老化与人口老龄化

案例引导

2021 年,国家统计局发布了第七次全国人口普查数据。我国 60 岁及以上人口约 2.6 亿人,占总人口的 18.7%,其中 65 岁及以上人口 1.9 亿人,占总人口的 13.5%。预测 2030 年、2040 年、2050 年,我国 60 岁及以上老年人口数量将分别达到 3.71 亿人、4.37 亿人和 4.83 亿人。

问题:

1. 我国人口老龄化的主要特点有哪些?

案例分析

2. 人口老龄化将会给社会带来哪些挑战？

3. 如何应对人口老龄化？

一、常用定义及老化的特点

（一）常用定义

1. 平均期望寿命（average life expectancy） 指通过回顾性死因统计和其他统计学方法，计算某一地区或国家总人口的平均生存年限，又称平均寿命或期望寿命。一般常用出生时的平均期望寿命，作为衡量人口老化程度的重要指标。

2. 最高寿命（maximum life） 指在没有外因干扰的条件下，从遗传学角度推算出的人类可能存活的最大年龄，即人的自然寿命。人的最高寿命应当是 175 岁，但由于环境、疾病等因素的影响，目前人类寿命与最高寿命的差距仍然较大。

3. 健康期望寿命（healthy life expectancy） 指个人在良好状态下的平均生存年数，也就是老年人能够维持良好的日常生活活动功能的年限。平均期望寿命是以死亡作为终点计算的，健康期望寿命则是以日常生活能力的丧失作为终点计算的。

4. 老化（aging） 即衰老，是所有生物种类在生命延续过程中的一种生命现象。机体自出生到成熟期后，随着年龄的增长，在形态和功能上发生的进行性、衰退性变化。

（二）老化的特征

老化可分为生理性老化和病理性老化。生理性老化即机体从成熟期开始，随着年龄的增长而发生的生理性、衰退性变化，即正常老化。病理性老化是在生理性老化的基础上，因某些生物、心理、社会及环境等因素的影响所造成的异常老化。老化的基本特征有以下几点。

1. 渐进性 老化是一个持续渐进的过程，且逐步加重，同一生物种类所表现出来的老化征象基本相同。

2. 累积性 老化是长期逐步积累的结果，一旦表现出来，便不可逆转。

3. 普遍性 老化是普遍存在的生物学现象，同种生物老化进程基本相同。

4. 内生性 老化源于生物本身固有的特性（如遗传）。环境等因素会影响老化的进程，但不能阻止老化。

5. 危害性 老化导致机体结构变化及生理功能减退，甚至导致疾病发生，这将直接影响生存，最终导致死亡。

二、老年人的年龄划分标准

由于世界各国经济、技术情况的差异，各国人口平均寿命也不同，目前对老年人的年龄划分规定尚无统一标准。

（一）老年人年龄界定

世界卫生组织（WHO）对老年人年龄的划分有两个标准：发展中国家（特别是亚太地区）将 60 岁及以上人群称为老年人，发达国家则将 65 岁及以上人群称为老年人。

（二）老年期年龄划分

老年期是生命周期中的最后一个阶段，WHO 根据现代人生理心理结构上的变化，将人的年龄做了新的划分：44 岁及以下为青年人；45～59 岁为中年人；60～74 岁为年轻老年人；75～89 岁为老老年人；90 岁及以上为长寿老年人。

1996年我国颁布的《中华人民共和国老年人权益保障法》第二条规定,我国老年人的年龄起点标准是60岁。现阶段我国以45～59岁为老年前期,即中老年人;60～89岁为老年期,即老年人;90～99岁为长寿期;100岁及以上为寿星。

三、人口老龄化

(一) 人口老龄化

人口老龄化简称人口老化,指老年人口占总人口的比例不断上升的一种动态过程,是年龄结构的老龄化。

人口老龄化是一种社会现象,出生率和死亡率的下降、平均期望寿命的延长等是导致世界人口趋向老龄化的直接原因。老年人口占总人口的百分比,称为老年人口系数,是评价人口老龄化程度的重要指标。

(二) 老龄化社会

WHO对老龄化社会的划分有两个标准,即发展中国家60岁及以上人口达到或超过总人口的10%,发达国家65岁及以上人口达到或超过总人口的7%,该国家或地区即定义为老龄化国家或地区,达到这个标准的社会称为老龄化社会(表1-1)。

表1-1 老龄化社会的划定标准

项 目		发展中国家	发达国家
年龄结构	老年人界定年龄	60岁	65岁
	青年型(老年人口系数)	<8%	<4%
	成年型(老年人口系数)	8%～10%	4%～7%
	老年型(老年人口系数)	>10%	>7%

知识拓展

老龄化社会的阶段

根据WHO和联合国标准,当一个国家60岁及以上人口占总人口比例超过10%或65岁及以上人口比例超过7%,即步入轻度老龄化社会;60岁及以上人口占总人口比例超过20%或65岁以上人口占总人口比例超过14%,即步入中度老龄化社会;60岁及以上人口占总人口比例超过30%或65岁及以上人口占总人口比例超过21%,即步入重度老龄化社会。

国家卫生健康委员会老龄健康司报告显示,截至2021年底,全国60岁及以上老年人口达2.67亿人,占总人口的18.9%;65岁及以上老年人口达2亿人以上,占总人口的14.2%,标志着中国步入中度老龄化社会。据估计,"十四五"时期60岁及以上人口将突破3亿人,占总人口比例将超过20%;2035年左右,60岁及以上人口将突破4亿人,占总人口比例将超过30%,我国将进入重度老龄化阶段,并将长期处于重度老龄化社会。

(三) 人口老龄化的现状与趋势

人口老龄化是世界人口发展的普遍趋势,是科学与经济发展的标志,也是社会进步的必然表现。

1. 世界人口老龄化的现状与趋势

(1) 人口老龄化的速度加快:世界总人口以每年1.2%的速度增长,而老年人口增长率在2010—2015年增至3.1%。1950年全世界大约有老年人口2.0亿人,2011年上升到7.43亿人。

联合国 2022 年 7 月发布的《世界人口展望 2022》报告显示,在世界范围内,2018 年 65 岁及以上老年人口数量首次超过了 5 岁以下的儿童。2022 年,全球有 7.71 亿 65 岁及以上老年人口数量,比 1980 年(2.58 亿)多 3 倍。预计到 2030 年,老年人口将达到 9.94 亿人,到 2050 年达到 16 亿人,世界老年人口占比将从约 12% 上升到约 16%。

(2)高龄老年人增长速度最快:在老年人口中,增长最快的群体是 80 岁以上的高龄老年人,1950—2050 年间,平均每年以 3.8% 的速度增长,远超过 60 岁人口的平均增长速度(2.6%)。2015 年全球 80 岁以上老年人口超过 1.24 亿人,预计到 2050 年,高龄老年人口约 3.8 亿人,占老年人口总数的 20%。

(3)人口平均期望寿命不断延长:WHO 于 2023 年发布的《世界卫生统计报告 2023》显示,在全球范围内,1950 年出生的人,平均预期寿命是 46.5 岁,2019 年出生的人,平均预期寿命约为 73.0 岁;预计到 2048 年,平均预期寿命达到 77.0 岁,西太平洋地区的平均预期寿命估计最高,可达到 82.7 岁。其中,日本平均预期寿命为 84.6 岁,位居世界第一。

(4)女性占老年人口中的多数:《世界人口展望 2022》报告显示,在全球范围内,女性出生时的平均预期寿命比男性长 5.4 年。一般而言,法国女性老年人平均期望寿命高于男性 8.4 岁,美国 6.9 岁,日本 5.9 岁,中国 3.4 岁。

(5)世界各国人口老龄化程度不均衡:2020 年,日本 60 岁及以上人口占总人口的比例达到 34.3%,是现今老龄化最严重的国家。法国、瑞典、德国、荷兰、意大利等国家的 60 岁及以上人口占总人口的比例均超过 25%。美国、英国、俄罗斯、韩国等国家 60 岁及以上人口占总人口的比例为 20%～25%,均处于中度老龄化社会。

2. 中国人口老龄化的趋势及特点　中国已于 1999 年进入老龄化社会,是较早进入老龄社会的发展中国家之一,是世界上老年人口最多的国家。《中国人口老龄化发展趋势预测研究报告》指出,2001—2100 年,中国的人口老龄化发展趋势可以划分为以下三个阶段。

第一阶段:2001—2020 年是快速老龄化阶段。这一阶段,中国老年人口将平均每年新增 596 万人,年均增长速度达到 3.28%,到 2020 年,老年人口将达到 2.48 亿,老龄化水平将达到 17.17%,其中 80 岁及以上老年人口将达到 3067 万人,占老年人口的 12.37%。

第二阶段:2021—2050 年是加速老龄化阶段。伴随着 20 世纪 60 年代到 70 年代中期第二次生育高峰人群进入老年阶段,中国老年人口数量开始加速增长,平均每年增加 620 万人。到 2023 年,老年人口数量将增加到 2.7 亿,与 0～14 岁青少年人口数量相等。到 2050 年,老年人口总量将超过 4 亿,老龄化水平推进到 30% 以上,其中 80 岁及以上老年人口将达到 9448 万人,占老年人口的 23.62%。

第三阶段:2051—2100 年是稳定的重度老龄化阶段。2051 年,中国老年人口数量将达到峰值 4.37 亿,约为青少年人口数量的 2 倍。这一阶段,老年人口数量将稳定在 3 亿～4 亿,老龄化水平基本稳定在 31% 左右,80 岁及以上高龄老年人占老年总人口的比例将保持在 25%～30%,进入高度老龄化的平台期。

根据国家卫生健康委员会发布的《2020 年度国家老龄事业发展公报》指出,截至 2020 年 11 月 1 日零时,全国 60 岁及以上老年人口 26402 万人,占总人口的 18.70%,其中 65 岁及以上老年人人口比例达到 13.50%,人口老龄化的主要特点如下。

(1)老年人口规模庞大:我国 60 岁及以上人口约 2.6 亿人,其中 65 岁及以上人口 1.9 亿人。全国 31 个省份中,有 16 个省份的 65 岁及以上人口超过了 500 万人,其中有 6 个省份的老年人口超过了 1000 万人。我国是世界上唯一老年人口数量超过 2 亿的国家。

(2)老龄化进程发展迅速:65 岁以上老年人口占总人口的比例从 7% 上升到 14%,发达国家大多用了 45 年以上的时间,其中,法国 130 年,瑞典 85 年,澳大利亚和美国 79 年左右,中国只用

微课:中国人口老龄化的现状

了27年就完成了这个历程。2010—2020年,我国60岁及以上人口比例上升了5.44%,65岁及以上人口上升了4.63%。与上个十年相比,上升幅度分别提高了2.51%和2.72%。

(3) 老龄化水平地区发展不均衡:从全国看,农村的老龄化水平明显高于城镇。农村60岁、65岁以上老年人的占比分别为23.81%、17.72%,比城镇分别高出7.99%、6.61%。此外,东部地区老龄化明显快于西部地区,上海市于1979年进入老龄化社会,是我国最早进入老龄化的地区,而西部地区刚刚进入老龄化社会,东西部地区相差30多年。

(4) 老龄化、高龄化、空巢化同时出现,家庭趋向小型化:2000年,全世界80岁及以上老年人口总数达6000万,而我国有1343.4万,占世界80岁以上老年人口总数的22.39%。据专家估计,到2050年,我国80岁及以上的老年人口总数将达到9448万,占老年人口的21.78%。第六次人口普查显示,老年人中约有40%的老年人是空巢老人(老年夫妇户、独居老人),城市独居老人占49.7%,农村占38.3%。2021年《中老年群体数据分析》显示,至2030年,我国空巢老人人口规模将突破2亿大关。随着老年人口高龄化、失能化及空巢化趋势的叠加,人口老龄化带来的社会挑战将更加严峻和复杂。第七次全国人口普查数据显示,目前我国平均每个家庭人数为2.62人,家庭小型化使家庭养老功能明显弱化。

(5) 老龄化超前于现代化:发达国家是在基本实现现代化的条件下进入老龄化社会的,属于"先富后老"或"富老同步",而中国则是在尚未实现现代化、经济尚不发达的情况下提前进入老龄化社会的,属于"未富先老"。发达国家进入老龄化社会时人均国内生产总值一般为5000~10000美元,而2011年我国65岁及以上老年人口占比达到7.1%,按照联合国标准正式进入老龄化社会,当年人均GDP仅为1041美元。2022年我国人均GDP 85698元(约12741美元),比上年实际增长3%,但与发达国家相比仍然存在一定差距。

(四) 人口老龄化带来的问题

人口老龄化给中国的经济、社会、政治、文化等方面的发展带来了深刻影响,庞大的老年群体在养老、医疗、社会服务等方面需求的压力也日益增加,对老年护理事业提出了新的挑战。

1. 社会负担加重 人口老龄化使劳动年龄人口比例降低,老年人口抚养比不断升高。老年人口抚养比指每百名劳动年龄人口负担老年人的比例。2006年我国老年人口抚养比约为13%,2010年为19%,即大约每5个劳动年龄人口负担1个老年人,2020年约3个劳动年龄人口负担1个老年人。据最新预测,到2030年大约2.5个劳动年龄人口负担1个老年人。这不仅加重了劳动年龄人口的经济负担,同时对投资、消费、储蓄和税收都带来了一定的影响。

2. 社会保障费用增加 人口老龄化使国家用于老年人的保障费用增加,养老金和医疗费用是社会对老年人主要的支出项目,还有各种涉老福利和救助,庞大的财政开支给政府带来沉重的负担。据统计,1990—1999年,我国离退休职工数由3201万增长到3727万,年平均增长了5.5%;与此同时,养老金支出由396亿元增加到2421亿元,年均增长22%。现在离退休人员每年以6%的速度递增,每年新增离退休人员300多万。截至2005年底,全国共有离退休人员5088万,预计到2030年,我国离退休人员将猛增到1.5亿多,届时离退休人员将相当于在职人员的40%以上,这将给国家造成沉重的负担。

3. 社会养老服务供需仍不平衡 随着人口老龄化、高龄化、家庭少子化、空巢化,传统的家庭养老功能日趋减弱,而越来越多地依靠社会。近年来,我国不断加大投入养老服务供给,截至2022年一季度,全国各类养老机构和设施总数达36万个,床位812.6万张。养老床位总数比2012年底的416.5万张增长近1倍。2012—2021年,中央财政累计投入359亿元支持养老服务设施建设,社区养老服务基本覆盖城市社区和半数以上农村社区。尽管我国政府已投入了大量的人力和物力来建设养老体系,但依旧不能满足庞大规模老年人口的多层次需求,目前我国养老服务领域的人才缺口较大。截至2022年末,我国失能、半失能老年人数量约为4400万,对专业护理服务需求迫切。但截至2021年底,我国养老护理从业人员数量仅为50万,与实际需求差距巨大,可见养老服务的发展任重道远。

4. 老年人对医疗卫生资源需求增加 根据卫生部门的统计,60岁及以上老年人慢性病患病率是全国人口患病率的3.2倍,伤残率是全国人口的3.6倍。目前我国失能、半失能老年人总数约为4400万,在80岁以上的老年人中,失能、半失能老年人约占40%,他们不同程度地需要医疗护理和长期照顾服务。老年病大多为心脑血管病、肿瘤、糖尿病、精神障碍等慢性病,花费大,消耗卫生资源多,对家庭和社会造成负担。随着老年人口的迅速增长,与高龄相关的心理疾病也日益被重视,抑郁是老年人常见的心理疾病之一。有调查显示,中国老年人抑郁症患病率为25.55%,这些都给社会医疗卫生服务系统带来了巨大压力。

(五)人口老龄化应对策略

当前,我国已进入人口老龄化快速发展阶段,对经济社会的影响日益突出。要把老龄社会作为21世纪中国的一个重要国情认真对待,树立老龄意识,增强应对人口老龄化和老龄社会挑战的紧迫性和自觉性。

1. 加速经济发展 应对人口老龄化的挑战,加速经济发展是关键。只有尽快提高我国劳动生产率,加快经济社会发展,才能更好地满足老龄化社会的各种需求,为迎接老龄高峰的到来奠定物质基础。

2. 完善老年社会保障体系 实现"老有所养"目标的根本保证是建立和完善老年社会保障和老龄服务体系。"十四五"时期,党中央把积极应对人口老龄化上升为国家战略,坚持党委领导、政府主导、社会参与、全民行动,实施积极应对人口老龄化国家战略。完善基本养老保险,不断扩大基本养老保险覆盖面。积极推进养老服务社区化,使老年人不出社区、不出家门就能够享受到专业的护理、保健、照料等服务。

3. 健全医疗保健体系,满足老有所医 老有所医、医疗保健是老年人非常突出和重要的需求。为解决老年人看病难、看病贵的问题,应完善基本医保政策,逐步实现门诊费用跨省直接结算,扩大老年人慢性病用药报销范围,降低老年人用药负担,缓解老年人患病后对家庭和个人造成的经济压力。构建长期护理保险制度,重点解决重度失能老年人的基本护理保障需求。

4. 积极发展老龄产业 老年产业包括生产性产业和服务性产业,是为了满足老年人物质和精神生活需求而形成的产业。《中国老龄产业发展报告(2021—2022)》指出,我国老龄产业在多个方面产生重大需求,例如,老龄用品与制造方面的适老化产品、康复辅具等;老龄宜居方面的适老化改造、适老化环境与服务等;老龄金融方面的个人老龄金融产品及老龄产业金融支持等。因此要加快推动老龄产业发展,加强老龄产业规划、标准等基础性工作,激活老年用品和服务市场,优化老龄产业发展环境。

5. 努力实现健康老龄化与积极老龄化 健康老龄化是指老年人在晚年能够保持躯体、心理和社会生活的完好状态,将疾病或生活不能自理推迟到生命的最后阶段。健康老龄化是WHO于1990年9月在哥本哈根会议上提出,并在全世界积极推行的老年人健康生活目标。积极老龄化是在健康老龄化基础上提出的新观念,它强调老年人不仅要在机体、社会、心理方面保持良好的状态,而且要积极地面对晚年生活,作为家庭和社会的重要资源,继续为社会做出有益的贡献。

中国老龄化速度之快前所未有,其在政治、经济、文化和社会等诸多层面带来的冲击空前强烈。将老龄问题看作"关系国计民生和国家长治久安的重大问题",将有利于促进有关部门在养老、医疗、福利、社区服务等应对措施上的完善。与此同时,国家应对人口老龄化战略研究的启动,也必将为老龄事业发展创造更加良好、宽松的法律政策环境。

知识拓展

积极老龄化

积极老龄化的概念于 2002 年提出,是应对人口老龄化的新思维。积极老龄化是健康老龄化在理论上的完善和必要条件。积极老龄化把健康、保障和参与看作"三位一体",强调老年人社会参与的必要性、重要性。积极老龄化理论强调个体应不断参与社会、经济、文化、精神和公民事务,强调尽可能地保持老年人个体的自主性和独立性,强调从生命全程的角度关注个体的健康状况,使个体进入老年期后还能尽量长时间地保持健康和生活自理。

我国学者认为:积极老龄化能充实老年人"六个老有"和强化我国老年人非常缺乏的归属感,提高他们的生活质量,发挥其潜能,以增加社会人力资本,为社会造就一批为老服务的志愿者队伍,是应对老龄化所不可或缺的。

任务二 老年护理学概述

一、老年护理学及其相关概念

(一)老年护理学

老年护理学是以老年人为研究对象,研究老年期身心健康和疾病护理特点与预防保健的学科,也是研究、诊断和处理老年人对自身现在和潜在健康问题反应的学科。它是护理学的一个重要分支,并与老年学、老年医学密切相关,是与社会科学、自然科学相互渗透的综合性临床应用学科。由于老年人在生理、心理、社会适应能力方面区别于其他年龄组的人群,同时老年疾病也有其特殊性,因此也就决定了老年护理学有其特殊的规律。

(二)老年医学

老年医学是研究老年人身心健康和疾病防治的科学,是医学中的一个分支,也是老年学的主要组成部分。它包括老年基础医学、老年临床医学、老年康复医学、老年流行病学、老年预防保健医学、老年社会医学等内容。

二、老年护理学内容

随着年龄的增长,老年人全身各系统生理功能均存在不同程度的衰退,防御功能及代偿功能下降,对内外环境的适应能力、反应能力下降,很容易出现各种疾病,生活自理能力下降甚至丧失生活自理能力。有些老年人常伴有孤独、自卑、抑郁等,因此老年护理学的范畴更加广泛。其内容主要包括:①准确评估老年人的健康和功能状态。②制订护理计划,提供有效的护理措施和其他卫生保健服务,并评价照顾效果。③预防和控制由急、慢性病引起的残疾,维持、增强老年人的日常生活能力。④为主要照顾者提供咨询和教育,研究其压力与需求。⑤临终护理,让临终老年人保持安详、舒适与尊严。老年护理的最终目标是提高老年人的生活质量和生命质量,延长健康期望寿命,实现健康老龄化。

三、老年护士的素质要求

老年人是一个庞大的脆弱群体,因年龄原因,他们在生理上可能出现较大疾病,心理上更趋脆弱,缺乏陪伴,需要尊重与关爱。同时,老年人有丰富的社会活动经验,需要发挥余热的场所或平台,因而对老年护士的素质提出了更高、更严格的要求,从事老年护理工作更具社会意义和人道主义精神。

（一）职业素质

（1）高度的责任心、爱心、奉献精神及耐心:老年护士需具备的基本素质。老年人由于体力衰弱,多患有一种或多种疾病,而且心理状态极易受到各种因素影响,会有更多的健康问题和需求,对护士的依赖性较大,增加了老年护理的复杂性和难度。所以,老年护士要以高度的责任心关注、关爱老年人,不论其地位高低、收入多少,应一视同仁,以足够的爱心、耐心对待老年人,以满腔热情投入老年护理工作中。

（2）认真恪守"慎独"精神:对待感觉迟钝、反应不灵、言语不清或昏迷的老年患者,在独自进行护理时,始终恪守"慎独"精神,态度认真,严格按照护理操作规程执行。在任何情况下都应忠实于患者的健康利益,为患者的健康高度负责,不做任何有损患者健康的事情。

（二）专业素质

老年人患病率高,临床表现复杂而不典型,且老年人感受性较低,病情不易发现,加上老年人病情发展迅速,很容易延误病情。因此,老年护士要全面掌握护理专业理论知识,具备熟练的护理操作技能,有较强的分析问题和解决问题的能力。此外,护士必须掌握相关学科的知识,如老年心理学、健康教育的理论与技能、与老年人沟通的技巧等,以便应用最好的方法为老年人解决问题,满足老年人的健康需求。

（三）身体、心理素质

随着老年人口的增加,需要护理、照顾的老年人数量逐年增多,对护士需求量增大。老年人患病后病程较长,护理时间也随之增加,加之护理工作的细致性、护士数量不足等,导致工作繁重,护士要承担较大的身、心两方面的压力。因此,护士要有健康的体魄、健全的心理,有较强的应急和应变能力,适时自我心理调节,保持乐观、积极的生活态度。

四、国内外老年护理的发展

老年护理学的发展起步较晚,它伴随着老年医学发展,是相对年轻的学科。世界各国老年护理发展状况不尽相同,各有特点,这与人口老龄化程度、国家经济水平、社会制度、护理教育发展等因素有关。老年护理作为一门学科最早出现于美国,美国老年护理的发展对世界各国老年护理的发展起到了积极的推动作用。在美国,1900 年老年护理作为一个独立的专业被确定下来;1961 年美国护理协会设立老年护理专科小组;1970 年首次正式公布老年病护理执业标准;1975年开始颁发老年护理专科证书,同时《老年护理杂志》创刊,将老年病护理分会更名为老年护理分会,服务范围由老年患者扩展至老年人群;1993 年美国设置了老年护理执业考试,报考对象为注册护士且有 2 年老年护理工作经验者,考试合格可获得老年护理执业执照。

20 世纪 50 年代中期,中国老年学与老年医学研究开始起步。20 世纪 80 年代中期,北京、上海等地设立了老年病门诊与专科医院。我国老年护理学长期以来被归入成年人护理学范畴,加上高等护理教育的一度停滞,严重影响了老年护理学的发展。老年护理体系最早是用于医院老年患者的护理,如综合医院成立老年病科,开设了老年病门诊与病房,按专科收治和管理患者。1988 年我国第一所老年护理医院在上海成立,老年人专业机构护理逐步发展,其后随着社会经济的发展,各地相继成立了多种性质的老年人长期护理机构,如老年服务中心、老年护理院、托老所等,为社区内的高龄、病残、孤寡老年人提供上门医疗服务和生活照顾。近年来,随着社区卫生服务的深入普及,社区护理已将老年护理服务融入居家环境中,建立以居家为基础、社区为依托、机构为支撑的养老服务体系,为广大老年群体提供专业化的健康与生活服务。"社区居家养老"已成为我国政府引导、服务范围广泛的养老护理的主体方向。老年护理教育相对滞后,自 20 世纪

90 年代末,老年护理才陆续被部分护理高等院校及中等卫生职业学校列为必修课程。

思政课堂

实施积极应对人口老龄化国家战略,充分体现以人民为中心的发展思想。一方面,我们坚持发展为了人民,着力提升广大老年人的获得感、幸福感、安全感,推动实现全体老年人享有基本养老服务,针对孤寡老人进一步优化养老服务。另一方面,我们坚持发展依靠人民,积极看待老龄社会,积极看待老年人和老年生活,注重发挥好老年人积极作用,把积极老龄观、健康老龄化理念融入经济社会发展全过程。

→ 项目小结

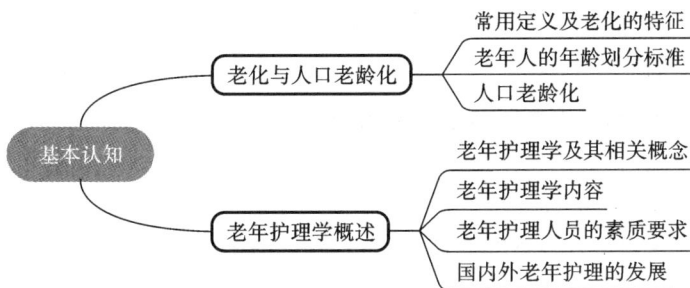

→ 直通护考

直通护考答案

一、A1/A2 型题

以下每一道题下面有 A、B、C、D、E 五个备选答案,请从中选择一个最佳答案。

1. 下列不属于老化特征的是( )。
   A. 规律性　　　B. 普遍性　　　C. 累积性　　　D. 危害性　　　E. 渐进性

2. 有关衰老的定义不正确的是( )。
   A. 老化前期的表现　　　　　　　B. 一个多因素、很困难的综合性生理变化过程
   C. 生物老化过程的结果　　　　　D. 信息的丧失与自由能力下降的表现
   E. 表现出形体、功能不断衰退、恶化至死亡的过程

3. 中国进入老龄化的时间是( )年。
   A. 1996　　　B. 1999　　　C. 2003　　　D. 2009　　　E. 2010

4. 我国老年人的划分标准为( )。
   A. 50 岁及以上　　　　　　B. 55 岁及以上　　　　　　C. 60 岁及以上
   D. 65 岁及以上　　　　　　E. 70 岁及以上

5. 老年护理被确定一门独立专业的时间是( )年。
   A. 1900 年　　　B. 1930　　　C. 1965　　　D. 1881　　　E. 1990

6. 世界上最早出现人口老龄化的国家是( )。
   A. 英国　　　B. 美国　　　C. 日本　　　D. 瑞典　　　E. 法国

7. 老年人口总数居世界首位的是( )。
   A. 中国　　　B. 日本　　　C. 英国　　　D. 美国　　　E. 瑞典

8. WHO 制定的老龄化社会定义是指发展中国家 60 岁及以上人口超过( )。

Note

A. 5%   B. 7%   C. 10%   D. 13%   E. 15%

9. 下列关于老年护理原则不包括的是（   ）。

A. 早期防护   B. 因人施护   C. 满足需求   D. 间断照护   E. 关注整体

10. 关于人口老龄化的概念，错误的是（   ）。

A. 人口老龄化随着经济的发展是可逆的   B. 人口老龄化和老年人口不同

C. 人口老龄化是老年人口数量绝对增加的过程   D. 人口老龄化通常是指群体老龄化

E. 人口老龄化初期对社会经济发展是有积极作用的

11. 下列关于老年人患病特点不包括的是（   ）。

A. 临床表现典型   B. 多种疾病同时存在   C. 临床表现典型

D. 并发症多   E. 病程长，恢复慢

12. 李女士，64岁，按照WHO对人年龄界限的新的划分标准，李女士属于（   ）。

A. 中年人   B. 年轻老年人   C. 中老年人

D. 老老年人   E. 长寿老年人

二、A3/A4 型题

以下提供若干组考题，每组考题共用一个题干。每道题下面A、B、C、D、E五个备选答案，请从中选择一个最佳答案。

（13～14 题共用题干）

目前，我国60岁及以上人口约2.6亿人，占总人口的18.7%，我国是世界上唯一老年人口超过2亿的国家。

13. 下列关于我国人口老龄化特点，说法不正确的是（   ）。

A. 老年人口规模庞大   B. 老龄化进程发展迅速

C. 我国属于"富老同步"   D. 老龄化超前于现代化

E. 老龄化、高龄化、空巢化同时出现

14. 关于人口老龄化对策，不包括（   ）。

A. 完善养老服务   B. 发展老龄产业   C. 降低人口增长

D. 加快经济发展   E. 发展老年护理教育

（陈燕珊）

老年人的健康保健与养老照顾

学习目标

【知识目标】

1. 掌握老年保健、养老照顾的概念。

2. 熟悉老年保健的原则、任务和策略;识别促进老年健康的保健方式。

3. 了解国外老年保健的发展概况和我国主要的养老照顾模式。

【能力目标】

1. 学会分析老年保健的影响因素。

2. 运用所学知识正确为重点保健人群制订健康保健计划。

【思政目标】

能树立热爱老年护理事业的思想,具有较好的应急处理能力和团队协作精神,护理中尊重老年人,对老年人有足够的耐心、细心、爱心和责任心。

项目导言

随着世界人口老龄化及我国庞大的老年人口数量,老年人的健康保健与养老照顾对维护和促进老年人的健康非常重要。做好老年保健工作,既延长老年人生活自理的年限,又为老年人提供适宜、舒适和满意的健康保健服务,有利于促进老年人健康长寿,提高老年人的生活质量,同时促进社会、家庭的稳定及和谐发展。

任务一　老年保健概述

案例引导

李大妈,68岁,从事教师工作多年,患高血压、糖尿病十余年,刚退休在家,唯一的儿子、儿媳妇定居外地,由老伴照顾其生活。

问题:

如何指导李大妈进行自我保健?

Note

老年人随着年龄的增长,其健康越来越受到大家的重视。由于老年人生理健康状况逐渐衰退,心理承受能力逐渐减弱等因素影响,老年保健应该从多方面、多角度出发,依据老年人的具体身体状况及生活自理能力进行健康保健活动。

一、老年保健的概念

根据世界卫生组织(WHO)老年卫生规划项目,老年保健(health care in elderly)是指在平等享用卫生资源的基础上,充分利用现有的人力、物力,以维护和促进老年人健康为目的,发展老年保健事业,使老年人得到基本的医疗、护理、康复、保健等服务。

老年保健的目的不单纯是延长老年人的寿命,而是最大限度地延长和提高老年人独立生活的自理能力,减少对他人的依赖,提高老年人的生活质量和幸福感。

二、老年保健重点人群

1. 高龄老年人　根据年龄划分,80岁及以上老年人为高龄老年人。高龄老年人具有体质特殊、心理脆弱的特点,60%~70%的高龄老年人同时患有多种慢性病。由于工作和社会环境的变迁,高龄老年人会表现出不同性质的行为障碍。随着年龄的增长,老年人的健康状况令人担忧。因此,高龄老年人对医疗、护理、健康保健等方面的需求增加。

2. 独居老年人　随着社会的发展和人口老龄化、高龄化及我国独生子女特殊家庭结构的特点,独居老年人家庭比例逐年升高,家庭趋于小型化。特别是在我国农村,许多青年人外出打工,导致老年人独居成为普遍现象。独居老年人外出购置生活必需品、定期复诊、就医买药缺少陪伴,对医疗保健、社区服务需求量增加。因此,为老年人提供健康咨询或开展社区老年人保健服务是适应人口老龄化的必然发展。

3. 丧偶老年人　据统计,女性丧偶的概率高于男性,丧偶对老年人的日常生活影响极大,带来的心理问题也极其严重。丧偶老年人数量随年龄增长而增加,常年共同生活相互依赖、相互扶持的生活状态被突然打破,丧偶一方脱离原有生活模式,失去关爱及照顾,顿感空虚、寂寞、生活乏味,甚至积郁成疾。据WHO报道,丧偶老年人的孤独感与心理问题发生率均高于有配偶者,尤其是新丧偶者,常导致原有疾病复发或加重,严重影响了老年人的身心健康。

4. 患病老年人　老年人患病后,身体状况、生活自理能力均下降,需要长期系统的治疗,导致家庭经济负担加重。为缓解经济压力,老年人常自行购药、服药,因此延误疾病的诊断和治疗。故必须做好老年人的保健咨询、体格检查、健康教育,促进老年人的身心健康。

5. 新近出院的老年人　近期出院老年人因所患疾病身体尚未完全康复,需坚持继续治疗,遇到不利因素的影响,就可能导致疾病复发,甚至恶化、死亡。因此,从事社区医疗保健的人员应根据实际情况,做好定期随访,有利于老年人身体康复。

6. 精神障碍老年人　老年人精神障碍主要是痴呆,因为痴呆,原有生活失去规律,甚至不能自理,长期导致营养不良和(或)原有慢性病复发或加重。因此,精神障碍老年人需要的医疗和护理服务高于其他人群,应引起社会和家庭的高度重视。

三、老年保健人群服务需求

(一)老年人的精神需求

随着年龄增长,老年人对亲人陪伴、关爱的需求增加。据研究资料显示,常年寂寞的老年人多集中在70~79岁,经常孤独和总是孤独的老年人占17.1%,有时孤独的老年人占40.2%,这说明近半数老年人有潜在的精神需求。为此,应重视老年人精神养老,健全老年人精神关怀、心理疏导等健康干预服务,为缓解老年人精神需求提供情绪疏导、认知调节的活动场所。

(二)老年人对生活照护的需求

由于年龄的不断增长,老年人大多患慢性病,对照护需求增加,对社会依赖性增强。有关调查结果显示,自身活动受限、生活不能自理的高龄老年人或需要帮助的老年人占 3.9％～8.4％。为了提高老年人的生存质量,满足老年人的生活照护和心理需求,实现健康养老,结合我国特殊家庭结构老年人照护功能的逐步减弱,如何增加老年人的自理年限,提高其生活质量,是对老年护理事业的严峻考验,也是目前社会发展的客观问题。

(三) 对保健服务机构和福利设施需求

老年人对保健服务和福利设施需求增加。尽管我国政府已投入了大量的人力和物力来建设养老体系,但依旧不能满足庞大老年人口的多层次需求,老年人希望社会福利能尽量弥补由于社会和经济压力造成的身心影响。为此,结合我国特殊家庭结构,借鉴发达国家的先进经验,制订适合老年人特点的照顾服务项目,鼓励地方丰富服务特色,创新和优化服务方式,着力保障特殊老年人的养老服务需求,确保人人享有平安、健康养老。

(四) 医疗服务需求

随着老年人身体机能逐渐退化,老年人对医疗服务的需求日益增加。相关资料显示,我国老年人由于生理功能和机体抵抗力下降,慢性病的患病率、发病率是总人口的 2～3 倍。有超过六成的老年人同时患多种慢性病,病情较严重影响日常生活者接近 70％。这就使老年人的医疗服务需求比一般人大很多。在医疗服务价格不变的条件下,人口老龄化导致的医疗费用负担年递增率为 1.54％。据老龄化趋势预测,未来 15 年人口老龄化造成的医疗费用负担将比目前增加 26.4％,老年人医疗卫生和保健服务需求明显高于其他人群。

任务二　老年保健的原则、任务和策略

一、老年保健的原则

老年保健的原则是开展老年保健工作的基本准则,为老年保健工作提供保障。

(一) 全面性原则

老年人健康包括躯体、心理和社会三方面的健康,因此,老年保健应该多层次、多角度进行。全面性原则具体如下:①老年保健的对象应该是全体老年人;②不仅要重视老年人身体健康,而且要注意老年人心理健康及社会适应能力,提高老年人的社会适应性和生活质量;③重视老年人疾病和功能障碍的预防、治疗和康复的同时,注意健康促进和维护。因此,建立全面完善的老年保健服务、顺应社会发展,可以更好地适应老年人的健康需求。

(二) 区域化原则

老年保健的区域化原则是为了使老年人获得更方便快捷的保健服务。社区为组织者,家庭、邻居辅助,为需要帮助的老年人提供医疗保健和生活照料等社会支持。由于老年人普遍存在不愿意离开熟悉的生活环境和进入各种医疗机构的特殊心理,故老年保健要以社区为基础、家庭为单位,将医疗、护理、康复、保健融为一体,充分发挥老年人的主观能动性,做到疾病的早预防、早发现、早诊断、早治疗,实施以预防为主的健康宣教。

(三) 功能分化原则

老年保健的功能分化与老年人对老年保健的需求成正比,在对老年保健有充分认识的基础上,为老年人提供有计划、有组织、多方面、多功能的保健服务。由于老年人的特殊心理状态、机体机能及社会适应能力,老年保健者不仅需要从事老年医学研究的医护人员,还需要精神病学家、心理学家及社会工作者的参与,在人力配备上显示出功能分化,以更好地为老年人服务。

Note

（四）联合国老年政策原则

联合国老年政策原则包括老年人的独立性原则、参与性原则、尊严性原则、自我实现或自我成就原则以及保健与照顾原则。

1. 独立性原则

（1）老年人应通过收入、家庭、社会支持及自助,获得足够的衣、食、住、行和保健。

（2）老年人应有继续工作或获得其他收入的机会。

（3）老年人应参与决定退出劳动力队伍的时间和方式。

（4）老年人应有机会获得适宜的教育和培训。

（5）老年人应生活在安全且适合个人选择及适应能力变化的环境中。

（6）老年人应尽可能长期在家居住。

2. 参与性原则

（1）老年人应保持融入社会,积极参与制定、实施与其健康直接相关的政策和措施,并与年轻人分享他们的知识和技能。

（2）老年人应寻找和创造为社区服务的机会,在适合他们兴趣和能力的位置做志愿服务。

（3）老年人应建立自己的协会或组织。

3. 尊严性原则

（1）老年人生活应有尊严和保障,避免受到剥削和身心虐待。

（2）所有老年人都应被公正对待,并客观评价他们对社会的贡献。

4. 自我实现或自我成就原则

（1）老年人应具有追求充分发展他们潜力的机会。

（2）老年人应具有享受社会教育、文化、精神和娱乐资源的权利。

5. 保健与照顾原则

（1）老年人应享有与其社会文化背景相适应的家庭及社区照顾和保护。

（2）老年人应享有卫生保健护理服务,以维持或重新得到最佳的生理、心理与情绪健康水平,预防或推迟疾病的发生。

（3）老年人应享有社会和法律服务,以提高自主能力,并得到更好的照顾和保护。

（4）老年人应利用适宜的服务机构,获得政府提供的保障、康复、心理和社会性服务及精神支持。

（5）老年人居住在任何住所,均应享受人权和基本自由,包括充分尊重他们的尊严、信仰、利益、需求、隐私,以及对其自身保健和生活质量的决定权。

（五）费用分担原则

老年保健的费用大多来自家庭,我国独生子女特殊家庭结构、日益增长的老年保健需求使家庭对老年保健的费用力不从心。为了解决这一矛盾,政府、单位、保险公司、子女与老年人各自承担一部分,这种费用分担原则既减轻家庭负担,又促进社会和谐。

二、老年保健的任务

开展老年保健工作的目的是运用老年医学知识开展老年病的防治工作,加强老年病的监测,控制慢性病和伤残的发生。开展老年人健康教育,指导老年人日常生活和健身锻炼,促进健康意识和自我保健能力,延长健康期望寿命,提高老年人生活质量,为老年人提供满意的医疗保健服务。

遵循我国"人人享有基本养老"的理念,社区卫生服务中心、老年医疗机构、社会保险机制等应与养老服务无缝衔接,充分利用社会资源,做好老年保健工作,实现健康养老。

（一）老年人医院保健

各级医院内医护人员应掌握老年人的基本特征,了解老年疾病的临床特点,运用所学医学及护理知识配合医生、社区,有针对性地做好住院老年患者、居家老年人的治疗、护理和健康教育工作。

(二)养老服务机构保健

介于医院和社区、家庭中间的养老服务机构,如老年人医疗中心、老年人疗养院、日间老年护理站,养(敬)老院、老年公寓等服务机构的老年保健护理。养老服务机构可以增进老年人对所面临健康问题的了解和调节能力,指导老年人每日按时服药、康复训练,帮助老年人满足生活需要,提高老年人生存质量。

(三)老年人社区医疗保健

社区医疗保健服务是老年保健的重要场所,是提供老年人医疗保健服务的主要形式,可以降低社会医疗负担,既有利于满足老年人不脱离社区、家庭环境对养老保健的心理需求,又能提高老年人基本医疗、护理、健康保健、康复等服务的质量。

三、老年保健的策略

由于文化背景和社会经济条件差异,不同国家老年保健体制和体系不尽相同。我国老年保健策略是指为了保障老年人身心健康和提高生活质量而制定的一系列政策和措施。结合我国现有的经济条件和文化基础,建立符合我国国情的老年保健体制和体系。构建完善的多渠道、多层次、全方位(包括政府、社区、家庭)共同参与的老年保障体系,如老年保健服务网络,达到延长老年人口寿命、促进人际关系和谐,提高生活质量和社会保障力的目的。根据老年保健目标,针对老年人的特点和权益,将我国老年保健策略归纳为"老有所医""老有所养""老有所乐""老有所学""老有所为""老有所教"。

(一)老有所医——老年人的医疗保健

多数老年人的健康状况随着年龄的增长而下降,疾病逐渐增多。"老有所医"和老年人的生活质量密切相关。目前,我国已基本实现全民医保,参保率稳定在95%以上。医保制度建立和完善过程中,在筹资和待遇等政策的设置上也凸显了对老年人的优惠和照顾,同时探索建立长期护理保险制度,解决失能老年人的照护问题,减轻失能老年人家庭经济负担。国家大力发展老年健康事业,着力构建综合连续、覆盖城乡的老年健康服务体系,但由于各地区经济发展水平不一,在医疗保健资源方面还存在着地域分布不均衡等问题。我国还需继续强化基本医保、大病保险与医疗救助三重保障功能,健全多层次医疗保障体系,不断提升老年医疗服务质量,为实现"老有所医"提供可靠的服务保障。

(二)老有所养——老年人的生活保障

我国养老的主要方式是家庭养老。由于家庭养老功能逐渐弱化,故逐步被社会养老取代,社会养老主要方式是社会福利保障机构。建立健全的社区老年服务机构、增加养老金的投入、确保老年人的基本生活和服务保障将成为老年人"老有所养"的重要依托。

(三)老有所乐——老年人的文化生活

老年人在劳动生产岗位上奉献了自己的一生。国家、政府和社区都有责任为老年人的"老有所乐"创造条件,如建立老年活动中心,开展琴棋书画、组织观光旅游、养花种草、唱歌跳舞、文体游戏等活动。既可提高老年人的文化修养,又能促进老年人的身心健康,还能避免老年人过早脱离社会。

(四)老有所学——老年人的文化修养

老年大学为老年人提供了再次学习的机会,也是老年人融入社会交往的有利基础。根据老年人的兴趣爱好,选择学习内容,如绘画、烹调、下棋、少儿教育、医疗保健等。在学习过程中,大家可以互相关心、相互交流借鉴生活经验,有助于挖掘潜能、发挥特长,进一步提升老年人的文化修养。

（五）老有所为——老年人的发展与成就

老年人是社会主义物质文明和精神文明的创造者、继承者和传播者。在人生岁月中积累了丰富的经验和广博的知识，虽然在体力和精力上不如年轻人，但仍是社会的宝贵财富，不少老年人仍然在不同岗位上发挥余热。可将"老有所为"分为两类：一类是直接参与社会发展，将自己的知识和经验直接用于社会活动，如从事各种技术咨询服务、医疗保健服务、人才培养等；另一类是间接参与社会发展，如参加社会公益活动、编史或编写回忆录、参与家务劳动等。这样既增加了家庭收入，又提高了老年人在社会和家庭中的地位，对改善老年人的生活质量起到了积极的作用。

（六）老有所教——老年人的教育及精神生活

良好的身体素质和心理状态是老年人幸福生活的基础保障，愉快的生活氛围、丰富的精神文化生活和良好的教育为老年人适应"角色"的转变提供精神食粮。因此，社会、家庭有责任帮助老年人进行科学的教育方式，让他们拥有健康、丰富、高品位的精神文化生活。

思政课堂

司堃范：中华孝亲敬老楷模

司堃范，女，1930年出生，1959年入党，曾任北京朝阳医院外科护士长。1985年获国际红十字会"南丁格尔"奖章，之后相继获得卫生部先进工作者、首都十大社会公益之星、首都十大公德人物、北京市十大志愿者、中华孝亲敬老楷模、全国离退休先进工作者等荣誉。

1988年退休后，她在朝阳区团结湖社区担任社区工作者，为团结湖社区患病的孤寡老年人和空巢老人建立了病历档案，二十二年如一日，义务承担起照顾他们的责任。她倡议和组织了"独居姐妹互助组"和"低龄老人帮助高龄老人的服务组"，促进独居老人之间互相关怀。2005年，她建立了"司堃范志愿者爱心工作室"，开通了"司堃范为老服务热线85981121"。在她的精神感召带动下，北京朝阳医院青年自1989年至今一直跟随她开展志愿服务。她说："志愿服务是我一生的追求，我要让南丁格尔奖章永远闪光"。

任务三　老年人自我保健与社区老年保健

案例引导

张奶奶和老伴孙爷爷今年均70多岁了，子女在外地工作。张奶奶有高血压病史10年，间断服药，平时血压控制不理想，因突发缺血性脑卒中导致右侧肢体偏瘫，伴失语而住院治疗。病情稳定后转入康复中心进行肢体和语言康复训练，经康复治疗后肢体功能障碍有所减轻，有人搀扶方可行走；可说单音如"水""饭"。出院指导：出院后需继续康复训练。

问题：

1. 如何指导张奶奶做健康保健？
2. 老年人自我保健策略有哪些？
3. 如何为张奶奶选择一种最佳的养老照顾模式？

案例分析

Note

一、概述

老年保健包括自我保健和由健康保健人员等提供的营养保健、运动保健、睡眠保健、心理健康保健等方面的内容和措施,主要分为自我保健与社区老年保健。

二、老年人自我保健的定义和措施

(一)老年人自我保健的定义

自我保健的目标是实现人人享有卫生保健。世界卫生组织(WHO)对自我保健的定义如下:自我保健是指个人、家庭、邻居、亲友和同事自发的卫生活动,是指人们为保护自身健康所采取的一系列综合性的保健措施。

自我保健包括两个部分:一是个体不断获得自我保健知识,形成自我保健的意识;二是利用学习和掌握的保健知识,根据自己的健康保健需求,主动地进行自我保健。

(二)老年人自我保健的措施

1. 自我监测 自我监测包括自我观察和自我检测。自我观察即通过"视""嗅""听""触""叩"等方法检测自身健康状况,及时发现异常或危险信号,如观察生活过程中身体不适的特征、与生命活动有关的基本生理指标、观察身体结构和功能的变化等。通过自我观察,掌握自身健康状况,及时调节生活、保健方式。自我检测指通过自己所能掌握的方法、器械进行身体指标测量,如体温、心率、血糖、血压等。及时发现异常指标,做到早发现、早诊断、早治疗。

2. 自我预防 自我预防是以提高身体素质、降低疾病发生概率为目的。自我预防的主要措施包括:建立健康的生活方式;养成良好的生活、饮食、卫生习惯;调整和保持平和的心理状态;坚持适量运动,科学锻炼;定期进行体格检查。

3. 自我护理 运用生活常识及所学医学保健知识,进行自我调节、自我参与、自我照顾和自我防护,目的是增强生活自理能力,提高生活质量。

(1)自我调节:为适应社会的不断发展,老年人自我调节的关键是拥有宽阔的胸怀。其一是正确处理好夫妻、子女关系,相互尊重,善于发现优点,不斤斤计较,创造良好的家庭氛围;善于沟通,从子女身上获得信息、知识,在家庭中永葆智者风范。其二是老年人要学会自我欣赏,随着生活水平的不断提升,得体的装扮既可以提高外表的整洁度和个人气质,又是热爱生活的表现,还可以带来内心的坚定与自信。

(2)自我参与、自我照顾:老年人在力所能及的范围内参与社会、家庭活动,不仅可以快速适应社会的发展,又可以为家庭减轻负担,达到自我照顾、自我充实的目的。

(3)自我防护:老年人要正视身体老化的规律性、客观性,养成良好的生活、卫生、饮食习惯。保持平稳的心理状态,坚持锻炼,提高身体素质,降低疾病的风险。发生疾病及时到医院治疗,切勿将保健食品当药品,也不能擅自乱服药,以免造成经济上的浪费和延误最佳治疗时机。

4. 自我急救 自我急救可以为疾病赢得黄金抢救时间。老年人及其家属具有一定的急救知识,能最大限度地提高治疗效果,挽救患者生命,主要包括如下内容:①熟记120急救电话;②外出时随身携带自制急救卡,写明姓名、年龄、家属联系电话、所患主要疾病、血型等关键内容;③患有冠心病、高血压、糖尿病、支气管哮喘等慢性病老年人随身携带急救药盒;④患有心肺疾病的老年人家中要配备吸氧装置;⑤掌握简单的止血包扎和心肺复苏术。

5. 自我治疗 自我治疗是指患者对一些慢性病和轻微损伤,自己施行简单的处理措施,如糖尿病患者自己进行饮食、运动、睡眠调理,血糖监测,皮下注射胰岛素;心肺疾病患者可在家中用氧气袋、小氧气瓶等吸氧;颈椎病患者采用局部热敷,自我保健按摩;常见慢性病患者自我按时按量服药等。

知识拓展

美国老年学会推荐的"老年保健标准"

1. 锻炼　一是体能锻炼，每天要做操或散步，活动关节和肌肉；二是脑力锻炼，每天要看书或学习一门新课程；三是精神锻炼，回忆过去或幻想未来，探讨一个新问题或新概念，尽量使自己融入多彩的世界，而不脱离于生活。

2. 娱乐　要学会"玩"，玩得投入、放松、痛快、潇洒。要保持心情愉快，开怀大笑。

3. 睡眠　定时睡眠，尽量不使用催眠药。睡眠时间因人而异，不必固定，以醒来感觉舒适为标准，白天也要注意休息。

4. 氧气　使生活环境充满新鲜空气，室内要经常通风换气。要常去大自然中呼吸新鲜空气。

5. 营养　定时定量摄取合乎营养的膳食，提倡平衡饮食，包括奶、蛋、肉、水果蔬菜和五谷杂粮，做到低脂、少盐、高蛋白。

6. 目的　生活要有目的性，做到"老有所为"，精神有所寄托。

三、社区老年保健

随着我国人口老龄化、特有家庭结构、疾病谱的改变等因素，心脑血管病、肿瘤等慢性病发病率逐年上升。城市大多为独生子女家庭，工作压力大；农村由于生活所迫子女外出务工，老年人生活活动以社区为主，因此老年人长期的保健、预防、医疗、护理、康复等服务多以社区保健的方式来完成。

（一）社区老年保健服务对象

老年保健的重点人群是社区老年保健服务对象，包括高龄老年人、丧偶老年人、独居老年人、近期出院的老年人、精神障碍老年人及无劳动能力、无生活来源、无法定赡养人的"三无"老年人和失能、半失能老年人。

（二）社区老年保健服务需求

我国是世界上人口老龄化速度非常快的国家之一，老年人口的增长量和增长速度惊人，庞大数量的老年人所带来的健康问题导致卫生服务需求的暴增，对我国卫生保健工作提出了极大的考验和挑战。

1. 老年人的健康状况　老年人的健康状况衡量应从多方面综合考虑，包括日常生活能力、躯体健康、心理健康和社会适应等。

（1）老年人疾病谱的变化：近年来老年人心脑血管病、肿瘤等慢性病发病率显著上升。

（2）患慢性病的老年人占老年人人群比例大。最近的老年人健康普查显示，82%的老年人患有慢性病。

（3）老年人具有多种疾病并存的特点，涉及身体多系统、多脏器。

（4）老年人获取保健知识的途径局限，由于自我保健意识和保健能力与经济、文化知识、思想觉悟等有关，因此，老年人自我保健意识普遍较差。

2. 老年人对社区卫生服务的需求　老年人健康状况及慢性病患病率决定了老年人社区卫生服务的需求量，老年人慢性病患病率高、病程长，且常伴有多种并发症，是对医疗保健服务需求量较大的群体。虽然老年人对社区卫生服务利用率相对来说并不高，但对社区卫生服务潜在的需求却是巨大的。调查研究发现，老年人社区卫生服务需求的内容呈现多样化，老年人对社区卫生服务需求较多的是健康咨询、保健指导、体格检查、疾病诊疗、上门复诊服务，其次对家庭护理、家庭保健、家庭医生在内的社区日间护理站和康复机构的社区卫生服务有一定的需求。希望社区能满足护理照料及慢性病康复、护理指导等需求,在医疗上的需求主要集中在慢性病、慢性病急性发作的治疗和医疗机构开设老年专科门诊。

3. 对社区卫生服务的启示 随着人口的老龄化、家庭日趋小型化等社会因素的变化,传统家庭养老功能逐渐弱化,家庭对老年人的照顾、护理力不从心,"老老照顾""远程照顾""单身自我照顾"的趋势逐渐增加。老年人生活自理能力下降、患病率高,是医疗保健高需求人群,又是最不具备支付相关费用能力的人群,目前的医疗服务模式尚不能满足他们的健康需求。为此,以需求为导向,以老年健康为目的,大力发展社区卫生服务和社区护理,为老年人提供经济、便捷、有效、健康生活的卫生服务势在必行。

(三) 社区老年保健原则

(1) 初级保健与三级预防相结合原则。

(2) 连续性服务原则:从健康危险因素的监测到机体最初出现功能失调、发生疾病、治疗和康复的各个阶段,全程提供服务。

(3) 协调性服务原则:社区老年健康服务工作者不能代替各专科医疗,所以他们应掌握各级各类医疗机构、专家、家庭和社区内外的资源情况,并与其建立相对固定的联系,以便协调各专科问题,实现双向转诊,为老年人提供更全面深入的保健服务。

(4) 可及性服务原则:社区健康服务的一个显著特点是可及性。开展可及性服务能使社区中的老年人在任何时候都能在社区得到经济、周到的卫生服务。

(5) 综合性服务原则:服务对象不分性别、疾病种类,服务社区所有人;服务范围包括个人、家庭、社区;服务内容涉及生理、心理和社会文化各个方面;服务方式是预防、治疗和康复相结合。

(6) 建立健康档案。

(7) 进行生活质量评价。

任务四　老年保健的发展

老年护理的发展与人口老龄化程度、国家经济水平、社会制度等密切相关。欧美等国家由于进入老龄化社会比较早,已经建立规范、完善的老年保健制度和方法。我国由于经济发展与人口老龄化进程的不平衡以及老年人口众多等因素,老年保健工作起步较晚,发展缓慢,还需要逐步建立正规、全面、系统的老年保健模式。

一、国外老年保健的发展

(一) 美国老年保健的发展

美国的老龄化问题也非常突出,国家对老年保健也非常重视。早在1915—1918年,美国的老年保健问题就被提出来。1934年,罗斯福总统建立了经济保障咨询委员会,起草《社会保障法》。1939—1949年,蓝盾、蓝十字和其他商业保险成为支付医疗费用的主要渠道。1949年,杜鲁门总统要求议会加快医疗保险制度的实施。1965年,进行《社会保障法》的修订,将老年健康保险写进《社会保障法》中。从1966年7月开始,美国老年人开始享有老年健康保险。健康保险包括两部分内容:A类是强制性的住院保险,用于支付住院治疗费用、家庭保健治疗费用和医院临终关怀费用;B类是附加医疗保险,支付医生的服务费用和医院门诊服务费,包括急诊、门诊手术、诊断检查、实验室服务、门诊治疗、职业疗法、病理诊断及永久性医疗装备费等。美国的老年服务机构有护理之家、日间护理院、家庭养护院等。

美国的老年人健康照护制度是自由市场制的典型代表。大部分美国老年人偏好居家养老社区照顾模式,这种选择促进了社区照护的发展。专门为老年人建立的居住社区,独立居住型、护理居住型和持续照顾型等老年社区得到了政府、开发商和老年人的青睐,称为"国家-社区型"老年福利模式。

(二)英国老年保健的发展

作为老年保健发源地,英国老年保健分为医院和社区两个部分,医院设有老年病科及老年病床,并且有老年专科医生。社区建立了较为完善的社区之家或护理之家,实行社区老年家庭访视。社区护士定期对社区内 65 岁及以上的老年人进行访视调查,对老年人进行健康生活指导,发现问题及时处理或报告全科医生。目前,老年综合性医院对长期患病的老年人实行"轮换住院制度",并有专门的机构为老年人开展戏剧与音乐欣赏、讲授工艺、培养兴趣爱好等活动,以促进老年人身心健康,减少疾病的发生。社区卫生服务在英国卫生系统中的地位及对维护居民健康的重要作用,引起了国际卫生界的广泛关注,其社区卫生服务的模式和经验被许多国家借鉴和效仿。

在医疗方面,英国采取由签订的全科医生提供的社区首诊体系。在养老照护方面,英国部分实施高技术的照护服务,社区养老照护资源的整合十分完善。

(三)日本老年保健的发展

日本是世界上第一长寿国,经济发达,但人口老龄化非常严重。经过多年对老年问题的探索,已经形成了集预防保健、生活照料和疾病护理为一体的网络系统,提供"医院-社区-家庭护理机构"的连续性服务,对保持老年人的身心健康起了很大作用。日本的老年保健制度是在 20 世纪 70 年代以后逐步建立和完善起来的,有《老年保健法》《老年福利法》《护理保险法》。自 1982—1993 年三次制定、修改并推行了老年保健事业发展计划,以配合"老年人保健福利十年战略"的实施。

日本的老年保健事业对不同老年人有不同的对策,以建立多元化的养老服务为主要特点,具体措施如下。

1. 独居、虚弱老年人

(1)建立完善的急救医疗保健体系。

(2)建立市(镇、村)老年人福利中心,以确保老年人的安全、消除老年人孤独心理、帮助老年人日常生活、促进老年人健康为目的。

2. 长期卧床老年人

(1)老年人服务总站:为老年人提供医疗、保健与福利的综合性服务体系,结合老年人特点,尽量归类完善,实施个体化保健服务。

(2)家庭服务支持中心:为老年人提供适当的保健、医疗、福利等综合信息,为老年人申请公共保健福利服务,负责介绍和指导护理器械的具体使用方法等。在中心开展功能康复训练、医疗保健、交友等各种有意义的活动,接受并帮助解答来自老年人照顾者的各种咨询和问题。

(3)访问护理服务中心:针对有慢性病的老年人开展的服务,主要由保健护士为老年人提供解答医嘱、服药、病情变化、心理问题等咨询服务。

(4)福利器械综合中心:为减轻家庭及照顾者的负担,促进老年人自愿参与社会活动,中心免费为老年人提供或租借日常生活必需用具和健身器械,负责讲解各种器械的使用方法和训练指导。

3. 痴呆老年人

(1)痴呆老年人日间护理站:为白天家庭照顾有困难的痴呆老年人提供饮食、沐浴、安全、陪伴等日间照护服务。

(2)痴呆老年人小组之家:让痴呆老年人融入大家庭中生活,由专业人员提供个体化护理,延缓痴呆的发展,为痴呆老年人创造安定、舒适的生活环境。

(3)痴呆老年人综合护理联合体系:与医院老年科、社区老年人保健机构联合,及早发现并收治、护理痴呆老年人;保护走失的身份不明的痴呆老年人,并提供以咨询、诊断、治疗、护理、照护为一体的综合性服务。

4. 健康老年人

(1)建立"生机勃勃"推进中心:以促进老年人"自立、自护、参与、自我充实、尊严"为原则,为老年人提供各种信息和咨询,如法律知识、生活常识、子女教育、医疗保健、心理咨询等,提高老年人社会适应能力。

(2)建立"银色人才"中心,为老年人提供再就业机会。

(3)提供专用"银色交通工具",鼓励老年人的社会参与,适应社会发展。

二、国内老年保健的发展

为了加速我国老年医疗保健事业的发展,适应中国人口老年化发展速度,国家、政府对老年保健工作十分重视,颁布和实施了一系列政策及法律法规。根据我国基本国情,建立有中国特色的老年社会保障制度和社会互助制度,遵循以家庭养老为主、社区服务为辅的原则,建立以生活照护、体育健身、文化教育、法律服务、老年福利和医疗保健为主要内容的老年综合性服务体系。

(一)我国老年保健发展历史

我国老年护理于 1977 年开始恢复;1982 年批准成立了中国老龄问题全国委员会;1994 年经卫生部和民政部批准,中国老年保健医学研究会成立,并制定了《中国老龄工作七年发展纲要》(1994—2000);1995 年卫生部成立了老年卫生工作领导小组,并提出老年卫生工作对策;1996 年颁布实施了《中华人民共和国老年人权益保障法》,对老年人的赡养与抚养、社会保障、参与社会发展及法律责任等做出了明确的法律规定,各省、自治区、直辖市制定了维护老年人合法权益的地方性法规;1999 年全国成立了老龄工作委员会。与此同时,建立了老年大学、老年保健服务机构、老龄互助协会及老年学研究会等非政府群众组织。农村 70% 的村民委员会建立了村老年人会所。目前地方各级政府已经成立了具有中国特色的政府与非政府老龄工作组织网络。

2000 年中国政府制定了《关于加强老龄工作的决定》,确定了 21 世纪初老龄工作和老龄事业发展的指导思想、基本原则、目标任务,切实保障了老年人的合法权益,完善社会保障制度,逐步建立国家、社会、家庭和个人相结合的养老保障机制;2001 年为加快老龄事业发展步伐,重点解决老龄事业发展中的突出问题,落实"老有所医""老有所养""老有所乐""老有所学""老有所为""老有所教",将老龄事业推向全面发展的新阶段,国务院印发《中国老龄事业发展"十五"计划纲要(2001—2005 年)》;2011 年国务院颁布《社会养老服务体系建设规划(2011—2015 年)》,提出"社会养老服务体系建设应以居家为基础、社区为依托、机构为支撑";2012 年新修订的《中华人民共和国老年人权益保障法》首次明确规定"国家逐步开展长期护理保障工作,保障老年人的护理需求",在老年长期照护保障制度化上迈出了新的一步。《"健康中国 2030"规划纲要》提出,到 2030 年,15 分钟基本医疗卫生服务圈基本形成,每千常住人口注册护士数达到 4.7 人。

知识拓展

中华人民共和国老年人权益保障法(节选)

第三十八条 地方各级人民政府和有关部门、基层群众性自治组织,应当将养老服务设施纳入城乡社区配套设施建设规划,建立适应老年人需要的生活服务、文化体育活动、日间照料、疾病护理与康复等服务设施和网点,就近为老年人提供服务。

发扬邻里互助的传统,提倡邻里间关心、帮助有困难的老年人。

鼓励慈善组织、志愿者为老年人服务。倡导老年人互助服务。

（二）我国老年保健特点

1. 重视三级医疗预防保健网　城市、农村的三级医疗预防保健网都把老年医疗保健纳入工作任务之中；省、市二级和三级医院对社区老年医疗保健工作进行技术指导；有条件的医院创建老年病科（房）、老年门诊和老年家庭病床，开展方便老年人的医疗护理、家庭护理和社区康复工作。

2. 开展老年健康教育　根据老年人的不同特点，广泛开展以老年自我保健、疾病防治知识为主的老年健康教育，使广大老年人掌握基本的保健知识和方法。

3. 多家机构共同参与　医护人员走出医院，到社会保健、福利机构进行指导，进行老年常见病、慢性病、多发病的研究和防治工作，并开展老年人健康教育及体格检查。

4. 开展院外保健服务项目　目前老年保健机构有敬老院、养老院、社会福利院、老年公寓、托老所（包括日托、全托和临时托3种形式）等。鼓励老年人参加各种形式的文化娱乐、体育等健身活动，以增强体质，降低发病率，延缓衰老。

5. 深入开展老年保健的研究　中国老年保健医学研究会是从事老年保健研究工作者、临床医务工作者和老年保健管理工作者的学术性、专业性和自愿性的结合，为非营利的全国性社会团体。为广泛开展老年医学的研究，全国已建立不同规模的老年医学研究所（室）40多个，开展了一些有价值的调查研究。

6. 加强对老年医学保健人才的培训　医学院校开设老年医学和老年护理等专业课程，培养专门从事老年医疗和护理工作的人才。

7. 大力发展农村养老机制　建立和完善农村社会养老保险是社会稳定发展的需要。农村要坚持以家庭养老为主，在城镇建立以基本养老保险、基本医疗保险、商业保险、社会救济、社会福利和社会服务为主的养老保健体系的基础上，进一步完善社会救助，不断巩固农村合作医疗制度，积极探索多种医疗保障制度，解决农民养老问题。

随着社会人口老龄化的发展，建立和完善老年保健组织和养老照护机构，为老年人提供合理、满意的医疗保健服务和养老照护服务，同时指导老年人加强自我保健意识和自我保健能力，是当今社会的突出问题。做好老年保健工作，有利于提高老年人的生活质量，延长其生活自理的年限和寿命，促进其身心健康，构建具有中国特色的老年护理体系，对推进老年护理事业的发展具有重要意义。

（戴富芳）

任务五　老年人的养老照顾

随着社会经济、人口老龄化、经济全球化、市场化的发展，养老照顾问题成为各国普遍关心的社会问题，各国正努力探索构建社会养老保障体系和养老照顾模式，制定社会保障制度，解决养老照顾问题。《"健康中国2030"规划纲要》提出，推动居家老年人长期照护服务发展，全面建立经济困难的高龄、失能老年人补贴制度，建立多层次长期护理保险制度。

一、养老、照顾和长期照护的概念

1. 养老　指老年人随着年龄的增长，躯体功能逐渐衰退，退出生产领域，日常生活自理能力减弱，需要外界提供经济、生活和心理情感等方面的支持。

2. 照顾　又称照护，也称全面或者全方位照料和护理。照顾是一个综合概念，指为因高龄、患病等身心功能存在或可能存在障碍的老年人提供医疗、保健、护理、康复、心理、营养及生活服务等全面的服务。广义的"照顾"概念不仅指因生理疾病所需要的照顾,还包括因健康所引起的心理和社会适应性等方面的疾患和受损所需要的照顾。

3. 长期照护　美国学者桑特勒、纽恩2005年提出,指在持续的一段时间内为丧失活动能力或从未有过活动能力或从未有过某种程度活动能力的人,提供一系列健康护理、个人照护和社会服务项目,主要是为了提高其生活质量而不是解决特定的医疗问题,用于满足基本需求而非特殊需求。其服务显著的特点是由专业性机构,如医院、护理院等提供长期性和连续性的照护,如以家庭为场所的长期照护服务,则需要由有组织和经过培训的居家照护服务者来提供。老年长期照护是介于老年养老服务与医疗服务之间的照护服务,一般可达半年或数年以上,甚至在生命存续期内都需要他人给予各种帮助。非常基本的照护服务内容有护理服务、生活照护服务、物资援助服务和特殊服务。

二、养老照顾模式

中国老年人口巨大,《2022年度国家老龄事业发展公报》显示,截至2022年底,我国60岁及以上老年人口28004万人,占总人口的19.8%,我国已进入中度老龄社会。其中65岁及以上老年人口20978万人,占总人口的14.9%。传统家庭结构的变化难以承担家庭养老的重任,社会养老机构还不能完全满足老年人的养老与照顾需求,需要完善以居家为基础,以社区为依托,以机构为补充,医养结合的养老服务体系。我国的社会养老服务体系主要由居家养老、社区养老和机构养老等部分有机组成,其中居家养老是我国采取的主要养老模式,也是学者最为推崇的一种养老模式。

1. 居家养老　以家庭养老为主,社区、相关机构养老为辅的模式,家人、志愿者和专门护士共同为老年人提供养老服务。居家养老模式是一种基于传统家庭养老的新型养老模式,为基于家庭的老年人提供全面的生活护理、医疗保健、精神慰藉和其他服务。对身体状况较好、生活基本能自理的老年人,提供家庭服务、老年食堂、法律服务等服务;对生活不能自理的高龄、独居、失能等老年人提供家务劳动、家庭保健、辅具配置、送饭上门、无障碍改造、紧急呼叫和安全援助等服务。其优点是符合我国传统的"孝道",减轻家庭和政府的负担,可使老年人获得专业的照护。但也存在不足,包括社区服务利用率不高、设备不完善、服务质量有待提高等。

2. 社区养老　居家养老服务的重要支撑,具有社区日间照护和居家养老支持两大功能,主要面向家庭日间暂时无人或无力照护的社区老年人提供服务。在城市,应增强社区养老服务能力,打造居家养老服务平台,倡议、引导多种形式的志愿活动及老年人互助服务,动员各类人群参与社区养老服务。在农村,以乡镇敬老院为基础,推动日间照护和短期托养的养老床位逐步向区域性养老服务中心转变,向留守老年人及其他有需要的老年人提供日间照护、短期托养、配餐等服务,以建制村和较大自然村为基点,积极探索农村互助养老新模式。

3. 机构养老　主要通过社会、政府、家人或老年人自己获得经济来源,通过专业化设施和专业化人员向缴费的老年人提供一定的有偿或者无偿的生活照顾或者精神慰藉,以此来保障老年人安度晚年,具体包括养老院、社会福利院、敬老院及老年公寓等。养老机构主要为失能、半失能的老年人提供专门服务,重点实现生活照护、康复护理和紧急救援目标。我国机构养老虽然出现较晚,但发展速度较快。其优点是提供的服务更科学、专业,不足是总体数量不足且资源利用率低下,缺乏来自家庭的认同感和亲人的关怀提示。

4. 医养结合　指将医疗资源与养老资源相结合,养老机构和医院功能相结合,即集医疗、护理、康复、养生、养老于一体,实现社会资源利用的最大化,为老年人提供生活照护和医疗、康复、护理服务的新型养老照顾模式。"医"主要包含急诊医疗、健康管理、康复和护理。与一般养老机构相比,"医养结合"服务重点是患有慢性病、易复发病、大病恢复期、残障、失能以及绝症晚期老

Note

年人,为其提供养老和医疗服务。《"十四五"国民健康规划》提出加快推进医养结合发展,健全医疗卫生机构和养老服务机构合作机制,为老年人提供治疗期住院、康复期护理、稳定期生活照料、安宁疗护一体化的服务,进一步增加居家、社区、机构等医养结合服务的供给。鼓励农村地区通过托管运营、毗邻建设、签约合作等多种方式实现医养资源共享,开展医养结合示范项目,提升服务质量和水平。

5. 其他 智慧养老模式、互助养老照顾模式、以房养老模式、旅游养老模式、候鸟式养老模式、异地养老模式、乡村田园养老模式等。

思政课堂

实施积极应对人口老龄化国家战略,发展养老事业和养老产业,优化孤寡老人服务,推动实现全体老年人享有基本养老服务。

——习近平总书记在党的二十大报告中提出

项目小结

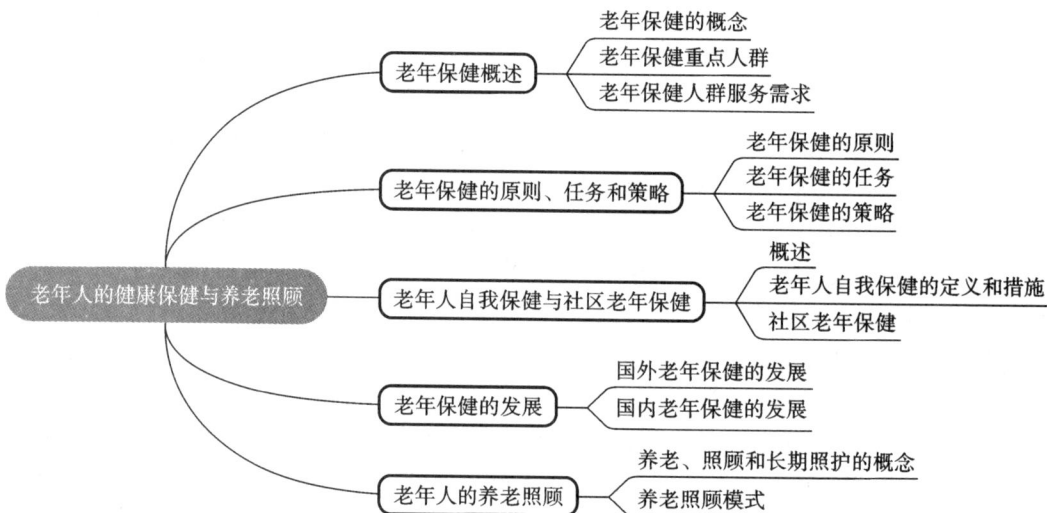

直通护考

一、A1/A2 型题

以下每一道题下面有 A、B、C、D、E 五个备选答案,请从中选择一个最佳答案。

1. 老年保健重点人群不包括( )。

A. 高龄老年人   B. 长期住院老年人   C. 独居老年人

D. 丧偶老年人   E. 精神障碍老年人

2. 老年保健起源于( )。

A. 美国   B. 日本   C. 英国   D. 中国   E. 德国

3. 老年保健基本原则不包括( )。

A. 全面性原则   B. 区域化原则   C. 费用分担原则

D. 功能分化原则   E. 参与性原则

Note

4. 联合国老年政策原则不包括（　　）。

A. 独立性原则　　　　　　　　B. 全面性原则　　　　　　　　C. 照顾原则

D. 尊严性原则　　　　　　　　E. 参与性原则

5. 以社区为基础提供老年保健服务是下列哪项老年保健原则的含义？（　　）

A. 全面性原则　　　　　　　　B. 功能分化原则　　　　　　　C. 费用分担原则

D. 区域化原则　　　　　　　　E. 联合国老年政策原则

6. 开展社区保健的意义不包括（　　）。

A. 有利于卫生工作进一步适应社会主义市场经济体制改革

B. 有利于"人人享有卫生保健"目标的实现　　　C. 有利于卫生资源的合理配置和利用

D. 有利于基层卫生机构功能的准确定位　　　　E. 无益于控制医药费用的过快增长

7. 老年人自我保健的具体措施不包括（　　）。

A. 自我预防　　　　　　　　　B. 严重疾病的自我治疗　　　　C. 自我观察

D. 自我护理　　　　　　　　　E. 定期体格检查

8. 张大爷，72 岁，老伴已因病去世 5 年，子女在外地工作，该老年人患有冠心病及高血压。最不适合该老年人的保健场所是（　　）。

A. 敬老院　　　B. 养老院　　　C. 家中独居　　　D. 托老所　　　E. 老年公寓

9. 陈大妈，67 岁，经常到老年活动中心参加琴棋书画、阅读欣赏、体育文娱等活动，并热心参与社会公益活动，这主要体现了老年保健策略中的（　　）。

A. 老有所乐　　　B. 老有所学　　　C. 老有所为　　　D. 老有所养　　　E. 老有所教

10. 王老师，男，67 岁，退休。既往有高血压病史 11 年，规律服药控制良好，王老师应选择哪一种自我保健方法？（　　）

A. 非药物保健　　　B. 营养调整　　　C. 生活调理　　　D. 药物疗法　　　E. 物理疗法

二、A3/A4 型题

以下提供若干组考题，每组考题共用一个题干。每道题下面 A、B、C、D、E 五个备选答案，请从中选择一个最佳答案。

（11～12 题共用题干）

王奶奶，67 岁，老伴去世较早，没有子女，一个人生活。患有多种慢性病，有高血压、糖尿病史 10 多年，血压、血糖时有波动。今早起床突感头晕、心慌、出冷汗。幸亏邻居李奶奶过来邀约出去吃早点，迅速叫来其女儿一起将王奶奶送到医院治疗。

11. 王奶奶目前情况，应该选择以下哪一种养老方式？（　　）

A. 自我独立　　　　　　　　　B. 家庭养老　　　　　　　　　C. 社区养老

D. 原工作单位照顾　　　　　　E. 结伴养老

12. 王奶奶自我保健的核心内容是（　　）。

A. 自我预防　　　B. 自我观察　　　C. 自我治疗　　　D. 自我护理　　　E. 定期体格检查

（13～15 题共用题干）

郭大爷，65 岁，身体硬朗，一个儿子常年在外工作，和老伴居住。平时两人互相照顾，一起到老年大学学习画画，参加老年舞蹈团锻炼身体。

13. 结合郭大爷和老伴目前情况，适合哪一种保健场所？（　　）

A. 社区　　　　　　　　　　　B. 家庭　　　　　　　　　　　C. 社会福利保健机构

D. 养老院　　　　　　　　　　E. 社会保险机构

14. 目前来看，郭大爷和老伴不符合以下哪一个国家老年保健策略？（　　）

A. 老有所为　　　B. 老有所养　　　C. 老有所乐　　　D. 老有所学　　　E. 老有所交

15. 郭大爷和老伴自我保健的意义不包括(　　　)。

A. 自我保健是一种最充分的保健　　　　　B. 有利于老年人健康长寿

C. 有利于延长老年人生活自理的时间　　　D. 自我保健不符合中国国情

E. 自我保健是实现"人人享有卫生保健"目标的关键

(代明真)

老年人的健康评估

扫码看课件

学习目标

【知识目标】

1. 掌握老年人健康史的采集和体格检查的内容。
2. 熟悉老年人健康评估的注意事项。
3. 了解老年人心理评估及社会评估的内容。

【能力目标】

1. 能说出老年人心理评估和社会评估的主要内容,并根据评估的内容正确地使用量表。
2. 运用所学知识正确评估老年人躯体、心理、社会健康。

【思政目标】

能树立热爱老年护理事业的思想,具有较好的应急处理能力和团队协作精神,尊重、关爱老年人,对老年人有足够的耐心、细心、爱心和责任心。

项目导言

随着老年人年龄的增长,躯体、心理、社会等方面的健康问题亦随之增加,对老年人而言,对其健康影响最大的并不是疾病本身,而是因功能和认知改变带来的诸多问题。正确实施老年人健康评估,能有效预防老年人健康问题的产生,对维护和促进老年人健康、提高老年人的生活质量、降低医疗成本、节约康复和护理费用有着积极的作用。

案例引导

李奶奶,女,88岁,半年前丈夫去世,仅有一子,在国外工作,目前独居,经济状况尚可,自理能力差。平素体健,半年来体重下降 5 kg,医院体格检查显示无明显器质性病变。追问平日生活,自诉丈夫过世后很少外出,食欲有所减退,无明显饥饿感,食量减少。

案例分析

问题:

1. 通过对李奶奶进行健康评估,发现其目前存在哪些健康问题?
2. 对李奶奶进行健康评估时的注意事项有哪些?

Note

任务一　老年人的健康评估概述

一、老年人的健康评估的特殊性

随着年龄增长,老年人身体各器官功能逐渐退化,患病率明显增加,同一疾病在不同个体的不同时期的临床表现可能存在较大的差别。

(一)老年人身心变化特点

老年人个体差异较大,身心变化不同步,心理发展具有潜能和可塑性,智力、记忆能力均有不同程度的下降,会出现抑郁、焦虑等负面情绪,但情感和意志相对稳定。

(二)非典型性表现

老年人对疾病的耐受性较强,临床表现可能不典型,常为临床诊断带来较大难度。对老年人的诊断要做到客观,对生命体征的评估尤其重要。如果老年人的生活方式突然发生改变,也应引起重视。

二、老年人的健康评估的注意事项

由于生理功能衰退、感官功能缺损及认知功能的改变,导致老年人接收信息和沟通的能力下降,这就要求护士在为老年人进行健康评估的过程中应特别注意以下几个事项。

(一)提供适宜的环境

老年人的感觉功能降低,血流缓慢,代谢率及体温调节功能降低,容易受凉感冒,所以体格检查时应注意调节室内温度,以 22~24 ℃为宜。老年人视力和听力下降,评估时应避免光线直射,环境要尽可能安静、无干扰,并注意保护老年人的隐私。

(二)安排充分的时间

老年人由于感觉器官的退化,反应较慢,行动迟缓,思维能力下降,加上老年人往往患有多种慢性病,很容易感到疲劳。因此,所需评估时间较长。护士应根据老年人的具体情况,分次进行健康评估,这样既可以避免老年人疲惫,又能获得更详尽的健康史。

(三)选择得当的方法

对老年人进行躯体评估时,应根据评估的要求,选择合适的体位,重点检查易发生皮损的部位。对有移动障碍的老年人,可取合适的体位。检查口腔和耳部时,要取下义齿和助听器。有些老年人部分触觉功能消失,需要较强的刺激才能引起,因此在进行感知觉检查,特别是痛觉和温觉检查时,注意刺激强度和温度的控制,避免老年人受伤。

(四)运用沟通的技巧

老年人听觉、视觉功能逐渐衰退,交谈时会出现不同程度的沟通障碍。为了使沟通顺利进行,护士应尊重老年人,采用关心、体贴的语气提出问题,减慢语速,语音清晰,选用通俗易懂的语言,注意适时停顿和重复。适当运用耐心倾听、触摸、拉近空间距离等技巧,注意运用非语言性信息,增进与老年人的情感交流,以便收集到完整而准确的资料。在进行沟通时要因人而异,选择合适的沟通方法,例如,为认知功能障碍的老年人收集健康史时,询问要简洁得体,必要时可由其家属或照顾者协助提供。

任务二　老年人躯体健康评估

一、健康史的采集

收集老年人的一般资料。评估老年人的现病史,除了询问老年人本次就诊最主要、最明显的症状或体征及其性质、持续的时间外,还应询问本次患病的全过程,即发生、发展和演变过程。评估老年人的既往病史,询问老年人过去曾患过何种疾病,治疗及恢复情况,有无手术史、外伤史、食物及药物过敏史。了解老年人家族史,家族中有无遗传病。评估老年人的营养状况、活动能力、睡眠与休息情况、排泄能力、生活习惯、药物使用情况等。

健康史采集的常见问题:①记忆不确切;②反应迟钝,讲述不清;③隐瞒症状、主诉与症状不符等。故护士首先应建立良好的护患关系,对含糊不清、存有疑问或矛盾的内容应仔细核实,对于意识障碍或言语不清的老年人可向家属或照顾者求助。

二、体格检查

(一)全身状况

1. 营养状态　评估老年人每天活动量、饮食状况及有无饮食限制,测量身高、体重,计算体重指数(BMI)。体重指数(BMI)＝体重(kg)/[身高(m)]^2。体重指数正常为18.5～24.9 kg/m^2,低于18.5 kg/m^{2}提示体重过低,25.0～29.9 kg/m^{2}提示超重,≥30 kg/m^{2}提示肥胖。

2. 生命体征　老年人的生命体征有以下特点。

(1)体温:老年人基础体温较成年人低,尤其是70岁以上的老年人在感染时常无发热的表现。如果老年人午后体温比清晨高1 ℃以上,应视为发热。

(2)心率:接近正常成年人。老年人每次测量心率的时间不应少于30 s,同时注意心率的不规则性。

(3)呼吸:老年人正常呼吸频率稍快,为16～25次/分。评估呼吸时应注意呼吸的形态、节律及有无呼吸困难。在其他临床症状和体征出现之前,若呼吸＞25次/分,可能是下呼吸道感染、充血性心力衰竭等疾病的信号。

(4)血压:由于血管老化,老年人常血压偏高,当老年人同时患高血压和糖尿病或使用利尿药、扩血管药物及精神类药物时,容易发生直立性低血压。因此,诊治过程中需要注意测量卧、立位血压。若老年人从卧位改变为直立体位3 min内,收缩压下降≥20 mmHg或舒张压下降≥10 mmHg,同时伴有头晕或晕厥等脑循环灌注不足的症状时,称为直立性低血压。

3. 意识状态、智力　意识状态主要反映老年人对周围环境的认识和对自身所处状况的自我识别能力,通过评估意识状态,有助于颅内病变及代谢性疾病的诊断。通过测定老年人的记忆力和定向力,有助于早期痴呆的诊断。

4. 体位、步态　某些疾病可使体位发生改变,如心、肺功能不全的老年患者可出现强迫坐位,脊柱疾病的老年患者可出现强迫俯卧位。步态的改变有助于疾病的诊断,如慌张步态见于帕金森病,醉酒步态见于小脑病变。

(二)头面颈部检查

1. 头发　随着年龄增长,头发变灰白、稀少,并伴有脱发。

2. 眼睛　由于脂肪组织减少,眼睛凹陷,眼睑下垂,泪腺分泌减少,可出现眼干。老年人因晶状体和睫状体的老化,眼的远近调节功能下降,导致老花眼。常见的异常病变有白内障、青光眼等。

Note

3. 耳　外耳耳廓变大,皮肤干燥,听力逐渐下降可致老年性耳聋,严重者会导致全聋。

4. 口腔　唾液分泌减少,口腔黏膜干燥;味蕾退化,味觉不敏感;牙齿松动,脱落。

5. 鼻　黏膜干燥,鼻毛脱落,嗅觉灵敏度下降。

6. 颈部　颈部活动是否受限,气管是否居中,甲状腺大小,以及颈部血管的情况。

(三)胸部检查

因脊柱发生退行性改变引起驼背,导致胸廓变形,胸廓前后径增加而出现桶状胸。女性乳房变长和平坦,乳头内陷,易发生恶变。心前区检查心尖搏动的位置、心界的大小及有无杂音。

(四)腹部检查

老年人皮下脂肪堆积使得腹部隆起,但腹肌松弛易于触诊。由于肺扩张,膈肌下移,腹部触诊肋缘下易触及肝脏。肠蠕动减慢,肠鸣音减少,大便干结,易发生便秘。

(五)泌尿生殖系统检查

老年人因激素水平下降,老年女性表现为外阴逐渐萎缩,阴道自洁作用减弱,常出现外阴瘙痒及老年性阴道炎。老年男性前列腺增生,引起排尿阻力增大,出现排尿困难。随年龄增长,膀胱容量减少,较难触到膀胱。

(六)皮肤检查

皮肤变薄,可见到浅表毛细血管扩张。弹性组织减少或丧失,出现皱纹。汗腺和皮脂腺分泌减少,使得皮肤干燥而粗糙。表皮有色素沉着,在面部、手背、前臂、小腿及足背部出现老年斑。

(七)骨骼肌肉检查

肌张力下降,肌肉萎缩。骨骼中骨质流失,易导致骨质疏松症、骨质增生及骨折的发生。椎间盘退行性变使脊柱后凸变短变弯,出现头部前倾和驼背。关节发生退行性变,使关节疼痛,关节腔狭窄,活动受限。

(八)神经系统检查

由于运动神经和感觉神经对神经冲动的传导逐渐减慢,因此,老年人反应变慢,感觉迟钝,运动协调能力下降,深、浅反射会有不同程度地减弱或消失,甚至出现病理反射。

三、辅助检查

辅助检查是诊断老年疾病的重要依据,有助于判断老年人的机体功能是否正常。常用的检查项目包括各种辅助检查及器械检查等。

(一)实验室检查

1. 血液检查　由于骨髓造血功能下降,老年人红细胞、血红蛋白下降,贫血较常见。白细胞$(3.0\sim8.9)\times10^9/L$,有减少的趋势,T 淋巴细胞亦减少。血小板计数变化不甚明显,毛细血管脆性增加,容易引起皮下出血及紫癜。在健康老年人中,血沉范围很大,一般血沉在 $30\sim40$ mm/h 属于正常范围,如血沉≥65 mm/h 应考虑感染、肿瘤或结缔组织病等。

2. 尿液检查　老年人泌尿系统的防御功能下降,使尿中出现白细胞的比例升高,尿沉渣中的白细胞>20 个/HP 才有病理意义。老年女性中段尿培养菌落数$\geq10^4$ 个/ml、老年男性中段尿培养菌落数$\geq10^3$ 个/ml 为诊断真性菌尿的标准。

3. 生化检查

(1)电解质:血清钠、血清钾、血清氯与成年人比较无差异。老年男性的血清钙含量随年龄增长而减少,女性则增加。

(2)血糖:糖耐量随年龄增长而下降,空腹血糖随年龄增加而升高。多数患糖尿病的老年人是以餐后血糖升高为主,而空腹血糖正常。所以,为老年人测血糖,不仅要查空腹血糖,还要测餐后血糖。餐后血糖检测有助于老年糖尿病的早期诊断。

(3)血脂:老年人应常规检查血脂。其中胆固醇、甘油三酯升高,低密度脂蛋白(LDL)随年龄增加而升高,高密度脂蛋白(HDL)随年龄增加而下降。

(4)肝功能:老年人肝细胞数量随年龄增加而减少,清蛋白的合成功能下降,总蛋白含量轻度上升,A/G随年龄增加而降低。消化酶活性降低,胆红素代谢能力也减弱。

(5)肾功能:肾血流量减少,肾小球滤过率和内生肌酐清除率均下降。肾浓缩、稀释能力减退,尿比重减小,易发生水、电解质和酸碱平衡紊乱。

(二)心电图检查

老年人的心电图会出现轻度非特异性改变,包括低电压、P波轻度平坦、P-R间期延长、ST-T特异性改变、T波变平、电轴左偏倾向等。

四、自理能力和生活质量的评估

(一)自理能力评估

老年人的自理功能状态与健康水平改变有关,很大程度上影响老年人的生活质量。护士定期对老年人的功能状态进行客观评估,对维持和促进老年人的自理能力有重要的指导作用。

1. 功能状态评估的内容 功能状态的评估包括日常生活能力、功能性日常生活能力、高级日常生活能力三个层次。

(1)日常生活能力:常用日常生活活动量表评估老年人自我照顾和日常生活能力,如衣(穿脱衣、鞋及打扮)、食(进餐)、行(行走、改变体位、上下楼)、个人卫生(洗漱、淋浴、如厕)等方面。

(2)功能性日常生活能力:常用Lawton工具性日常生活活动(IADL)量表来评估老年人功能性日常生活活动能力,包括购物、使用电话、做饭、洗衣等。

(3)高级日常生活能力:反映老年人的智能能动性和社会角色功能,包括主动参加社交、娱乐活动及从事职业等。随着老年期生理变化或疾病的困扰,这种能力可能会逐渐丧失。高级日常生活能力的缺失,要比日常生活能力和功能性日常生活能力的缺失出现得早,一旦出现,就预示着更严重的功能下降。一旦发现老年人有高级日常生活能力的下降,就需要做进一步的功能性评估,包括日常生活能力和功能性日常生活能力的评估。

2. 常用的评估工具 医院、社区、康复中心等开展老年护理时,有多种标准化的评估量表可供护士使用。常用的评估工具包括Katz日常生活功能指数评价量表和Lawton IADL量表。

(1)Katz日常生活功能指数评价量表:由Katz等人设计制订的语义评定量表,可用于测量评价慢性病的严重程度及治疗效果,也可用于预测某些疾病的发展(表3-1)。

①量表的结构和内容:此量表将ADL功能分为6个方面,即进食、更衣、淋浴、移动、如厕和控制大小便,以决定各项功能独立完成的程度。

②评定方法:通过护士与被测者交谈或被测者自填问卷,确定各项评分,计算总分。

③结果解释:总分的范围是0~12分,分值越高,提示被测者的日常生活能力越强。

表 3-1　Katz 日常生活功能指数评价量表

生 活 能 力	项　　目	分　值
进食	进食自理不需要帮助	2
	需帮助备餐,能自己进食	1
	进食或经静脉给营养时需要帮助	0

Note

续表

生 活 能 力	项 目	分 值
更衣(取衣、穿衣、扣纽扣、系带)	完全独立完成	2
	仅需要帮助系鞋带	1
	取衣、穿衣需要帮助	0
淋浴(擦浴、盆浴或淋浴)	独立完成	2
	仅需要部分帮助(如背部)	1
	需要帮助(不能自行淋浴)	0
移动(起床、卧床,从椅子上站立或坐下)	自如(可以使用手杖等辅助器具)	2
	需要帮助	1
	不能起床	0
如厕(如厕大小便自如,便后能自洁及整理衣裤)	不需要帮助,或能借助辅助器具进出厕所	2
	需帮助进出厕所、便后清洁或整理衣裤	1
	不能自行进出厕所完成排泄过程	0
控制大小便	能完全控制	2
	偶尔大小便失控	1
	排大小便需别人帮助,需用导尿管或大小便失禁	0

注:总分 0～12 分,单项 0～2 分,分值越高,提示被测者的日常生活能力越强。

（2）Lawton IADL 量表:由美国的 Lawton 等人设计制订。

①量表的结构和内容:此量表将 IADL 功能分为 7 个方面,主要用于评定被测者的功能性日常生活能力。

②评定方法:通过与被测者、家属或护士等知情人的交谈或被测者自填问卷,确定各项评分,计算总分。

③结果解释:总分 0～14 分,分值越高,提示被测者的功能性日常生活能力越强。

（二）生活质量评估

生活质量作为个体生理、心理、社会功能的综合指标,常用来评估老年人的健康水平、老年疾病的临床治疗效果及预后等。生活质量评价是老年人对生活及其各方面的主观评价,可以反映内、外环境因素对老年人的生理功能、精神和心理状态、社会活动及生活美满程度的影响。

1. 生活质量的内涵 世界卫生组织(WHO)认为,生活质量是指不同文化和价值体系中的个体,对其生存目标、期望、标准及所关心的事情相关的生存状况的体验,也就是指人们对生活的适应状态和主观感受。通常通过人们对工作、生活、婚姻家庭等领域的态度和满意度等主观指标来测量与评估。

2. 常用评估工具 生活质量评估常用生活质量评定表(表 3-2)评估。该量表从身体健康、心理健康、社会适应和环境适应四大方面对老年人的生活质量进行评价,评定结果分别按单项分和总分进行分析,得分越高说明老年人的生活质量越高。

表 3-2 生活质量评定表

项 目	分 值
一、身体健康	
1. 疾病症状	

项　　目	分　值
(1) 无明显病痛	3分
(2) 间或有病痛	2分
(3) 经常有病痛	1分
2. 慢性病	
(1) 无重要慢性病	3分
(2) 有,但不影响生活	2分
(3) 有,影响生活功能	1分
3. 畸形残疾	
(1) 无	3分
(2) 有(轻、中度驼背)不影响生活	2分
(3) 畸形或因病伤残,部分丧失生活能力	1分
4. 日常生活功能	
(1) 能适当劳动、爬山、参加体育活动,生活完全自理	3分
(2) 做饭、管理钱财、料理家务、上楼、外出坐车等有时需人帮助	2分
(3) 丧失独立生活能力	1分
本项共计得分:(　　　)	
二、心理健康	
1. 情绪、性格	
(1) 情绪稳定,性格开朗,生活满足	3分
(2) 有时易激动、紧张、忧郁	2分
(3) 经常忧郁、焦虑、压抑、情绪消沉	1分
2. 智力	
(1) 思维能力、注意力、记忆力都较好	3分
(2) 智力有些下降,注意力不集中,遇事易忘,但不影响生活	2分
(3) 智力明显下降,说话无重点,思路不清晰,健忘、呆板	1分
3. 生活满意度	
(1) 夫妻、子女、生活条件、医疗保健、人际关系等都基本满意	3分
(2) 某些方面不够满意	2分
(3) 生活满意度差,到处看不惯,自感孤独苦闷	1分
本项共计得分:(　　　)	
三、社会适应	
1. 人际关系	
(1) 夫妻、子女、亲戚朋友之间关系融洽	3分
(2) 某些方面虽有矛盾,仍互相往来,相处尚可	2分
(3) 家庭矛盾多,亲朋往来少,孤独	1分

Note

续表

项　目	分　值
2. 社会活动	
（1）积极参与社会活动,在社团中任职,关心国家集体大事	3分
（2）经常参与社会活动,有社会交往	2分
（3）不参加社会活动,生活孤独	1分
本项共计得分:（　　）	
四、环境适应	
1. 生活方式	
（1）生活方式合理,无烟、酒嗜好	3分
（2）生活方式基本合理,已戒烟,酒不过量	2分
（3）生活无规律,嗜烟,酗酒	1分
2. 环境条件	
（1）居住环境、经济收入、医疗保健较好,社会服务日趋完善	3分
（2）居住环境不尽如人意,有基本生活保障	2分
（3）住房、经济收入、医疗费用等造成生活困难	1分
本项共计得分:（　　）	

注:评定结果分别按单项分和总分进行分析,得分越高说明老年人的生活质量越高。

任务三　老年人心理健康评估

一、认知评估

认知是人们认识、理解、判断、推理事物的过程,通过行为、语言表现出来,反映了个体的思维能力。因认知功能影响老年人晚年生活的质量,故评估者应充分认识被评估者的认知水平,在制订和执行护理计划时,以被评估者的理解能力和认知层次为前提,充分调动被评估者的潜能,有针对性地进行健康指导,促进其身心康复与发展。老年人的认知评估包括思维能力、语言能力以及定向力三个方面。

（一）老年人的认知变化

1. 感觉的变化　由于老年人的感觉器官随年龄的增长而发生敏感性变化,导致其感觉反应异常。

2. 知觉的变化　由于老年人的感觉器官敏感性随年龄增长而发生变化,出现知觉反应相对减慢。但人们对周围事物的知觉是在过去经验基础上进行的,老年人的经验丰富,其知觉的正确性一般仍较高。老年人常发生定向力障碍,影响其对时间、人物的辨别。

3. 记忆的变化　老年人记忆衰退的个体差异很大,出现有早有晚,速度有快有慢,程度有轻有重,说明老年人的记忆能力存在很大的潜能。为延缓记忆衰退,老年人可坚持适当的脑力锻炼和记忆训练,以提高记忆能力。

4. 思维的变化　老年人的思维特点是不能集中精力思考问题,思维迟缓,联想缓慢,计算速度减慢,计算能力减退,尤其是心算能力明显减退。

（二）认知状态的评估范围和内容

1. 简易智力状态检查　主要用于筛查有认知缺损的老年人,适合于社区和人群调查(表3-3)。

（1）量表结构和内容：该量表共 19 项，30 个小项，评估范围包括 11 个方面。

（2）评定方法：评定时，向被评估者直接询问，被评估者回答或操作正确记"1"，错误记"5"，拒绝或说不会记做"9"和"7"，全部回答或操作正确为 30 分。

（3）结果解释：简易智力状态检查的主要统计量是所有记"1"的项目和小项的总和，即回答或操作准确的项目和小项数，称为该检查的总分，范围是 0～30 分，分界值与受教育程度有关，未受教育（文盲）组 17 分，教育年限低于 6 年组 20 分，教育年限不低于 6 年组 24 分，低于分界值的可认为有认知功能缺损。

表 3-3　简易智力状态检查的评估范围

评估范围	项　目	评估范围	项　目
1. 时间定向	1、2、3、4、5	7. 重复能力	15
2. 地点定向	6、7、8、9、10	8. 阅读理解	16
3. 语言即刻记忆	11（分 3 小项）	9. 语言理解	17（分 3 小项）
4. 注意和计算能力	12（分 5 小项）	10. 语言表达	18
5. 短期记忆	13（分 3 小项）	11. 绘图	19
6. 物品命名	14（分 2 小项）		

2. 简易操作智力状态问卷　由 Pfeiffer 于 1975 年编制，评估内容包括定向、短期记忆、长期记忆和注意力 4 个方面，10 项内容，如"今天是星期几？""今天是几号？"等。评估时要结合被评估者的教育背景做出判断，适合用于老年人认知状态的前后比较。

二、情绪和情感的评估

情绪和情感直接反映人们的需求是否得到满足，是身心健康的重要标志。

（一）焦虑

焦虑是个体感受到威胁时的一种紧张、不愉快的情绪状态，可出现生理和心理两方面的变化。生理方面主要有心悸、食欲下降、睡眠障碍等；心理方面则表现为注意力不集中、易激惹等，但无法说出具体明确的焦虑对象。常用的评估方法有以下几种。

1. 会谈　会谈是评估情绪和情感常用的方法，用于收集有关情绪和情感的主观资料。可从下列问题开始，"老人家，您现在感觉怎么样？""有没有让您感到特别高兴或愤怒的事情？""您这种心态有多长时间了？"。在取得第一手资料后，护士最好与老年人的子女、配偶等进行交流，核实有关信息。

2. 观察与测量　观察与测量是用于收集情绪和情感的客观资料的方法。呼吸频率、心率、血压、皮肤颜色和温度、食物和睡眠状态等可随情绪改变而变化，如紧张时皮肤苍白，焦虑和惊恐时多汗，情绪抑郁时食欲减退、睡眠障碍等。评估者应在熟悉常见情绪表现的基础上，就以上各项目对被评估者进行观察与测量，并对会谈所收集的主观资料进行验证。

3. 量表评定法

汉密顿焦虑量表：由汉密顿于 1959 年编制，是一个使用较广泛地用于评定焦虑严重程度的他评量表（表 3-4）。

（1）量表的结构和内容：该量表包括 14 个条目，分为精神性和躯体性两大类，各由 7 个条目组成。前者为 1～6 项和第 14 项，后者为 7～13 项。

（2）评定方法：采用 0～4 分的 5 级评分法，各级评分标准：0—无症状；1—轻度；2—中等，有肯定的症状，但不影响生活与劳动；3—重度，症状重，需进行处理或影响生活和劳动；4—极重度，症状极重，严重影响生活。由经过训练的两名专业人员对被评估者进行联合检查，然后各自独立评分。除第 14 项需结合观察外,所有项目根据被评估者的口头叙述进行评分。

（3）结果解释:总分超过 29 分,提示可能为严重焦虑;超过 21 分,提示有明显焦虑;超过 14 分,提示有肯定的焦虑;超过 7 分,可能有焦虑;小于 7 分,提示没有焦虑。因子分计算:精神性焦虑因子分为第 1~6 项与第 14 项分数之和再除以 7;躯体性焦虑因子分为 7~13 项分数之和再除以 7。

表 3-4　汉密顿焦虑量表

项　　目	主　要　症　状
1. 焦虑心境	担心、担忧,感到有最坏的事将要发生,容易激怒
2. 紧张	紧张感、易疲劳、不能放松,易哭、颤抖、感到不安
3. 害怕	害怕黑暗、陌生人、一人独处、动物、乘车或旅行、公共场合
4. 失眠	难以入睡、易醒、睡眠浅、多梦、夜惊,醒后感觉疲倦
5. 认知功能	注意力不集中、注意障碍、记忆力差
6. 抑郁心境	丧失兴趣、抑郁,对以往爱好缺乏快感
7. 躯体性焦虑(感觉系统)	肌肉酸痛、活动不灵活、肌肉和肢体抽动、牙齿打战、声音发抖
8. 躯体性焦虑(肌肉系统)	视物模糊、发冷发热、软弱无力、浑身刺痛
9. 心血管系统	心动过速、心悸、胸痛、血管跳动感、晕厥感、脉搏脱漏
10. 呼吸系统	胸闷、窒息感、叹息、呼吸困难
11. 消化系统	吞咽困难、嗳气、消化不良(进食后腹痛、腹胀、恶心、胃部饱胀)、肠动感、肠鸣、腹泻、体重减轻、便秘
12. 泌尿生殖系统	尿频、尿急、停经、性冷淡、早泄、阳痿
13. 自主神经系统	口干、潮红、苍白、易出汗、紧张性头痛、毛发竖起
14. 会谈时行为表现	①一般表现:紧张、不能松弛、忐忑不安、咬手指、紧握拳、面肌抽动、手发抖、皱眉、表情僵硬、肌张力高、叹息样呼吸、面色苍白 ②生理表现:吞咽、打嗝、安静时心率快、呼吸快、腱反射亢进、震颤、瞳孔放大、眼睑跳动、易出汗、眼球突出

4. 焦虑可视化标尺　请被评估者在可视化标尺相应位点上标明其焦虑程度(图 3-1)。

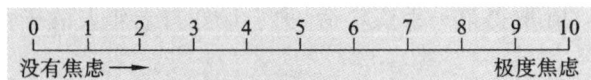

图 3-1　焦虑可视化标尺

（二）抑郁

抑郁是个体失去某种其重视或追求的东西时产生的情绪体验,是一种非常常见的情绪反应。处于抑郁状态者可有情感、认知、动机及生理等多方面的改变。情感方面主要表现为情绪低落,悲观失望,自我感觉低沉,生活枯燥无味,哭泣,无助感;认知方面表现为注意力不集中,思维缓慢,不能做出决定;动机方面表现为过分依赖,生活懒散,逃避现实,甚至想自杀;生理方面表现为易疲劳,食欲减退,睡眠障碍,运动迟缓以及机体其他功能减退。

常用的评估方法有以下 3 种。

1. 观察与访谈　可通过和被评估者交谈,收集与抑郁有关的主观资料,并结合对被评估者语言与行为的观察,综合判断有无抑郁情绪存在,其内容主要包括情绪低落、哭泣、睡眠障碍、食欲减退、体重下降、心慌、易疲劳、无助感等。

2. 量表评定法 较多用于老年人抑郁评估的量表。

(1)汉密顿抑郁量表:由汉密顿于1960年编制,是临床上评定抑郁状态时应用广泛的量表。

①量表的结构和内容:汉密顿抑郁量表经多次修订,常用版本有17、21和24项三种。

②评定方法:所有问题均指被评估者近几天或近一周的情况。大部分项目采用0～4分的5级评分法。各级评分标准:0—无,1—轻度,2—中度,3—重度,4—极重度。

③结果解释:总分能较好地反映抑郁的严重程度,即病情越重,总分越高。总分超过35,可能为严重抑郁;总分超过20,可能是轻度或中度的抑郁;如总分小于8,则无抑郁症状。

(2)老年抑郁量表:由Brink等人于1982年创制,是老年人专用的抑郁筛查表(见表3-5)。

①量表的结构和内容:该量表共30个条目,包含情绪低落,活动减少,易激惹,退缩痛苦的想法,对过去、现在与将来的消极评分。

②评定方法:每个条目要求被评估者回答"是"或"否",其中第1、5、7、9、15、19、21、27、29、30条用反序计分(回答"否"表示抑郁存在)。每项表示抑郁的回答得1分。

③结果解释:该表可用于筛查老年抑郁症,但对其临界值仍然存在疑问。用于一般筛查目的时建议采用的衡量标准:总分为0～10,正常;总分11～20,轻度抑郁;总分21～30,中重度抑郁。

表3-5 老年抑郁量表

指导语:请选择最切合您最近一周感受的答案。

项 目	回	答
*1. 您对生活基本满意吗?	是	否
2. 您是否已放弃了许多活动与兴趣?	是	否
3. 您是否觉得生活空虚?	是	否
4. 您是否常感到厌倦?	是	否
*5. 您觉得未来有希望吗?	是	否
6. 您是否因为脑子里一些想法摆脱不掉而烦恼?	是	否
*7. 您是否大部分时间精力充沛?	是	否
8. 您是否害怕会有不幸的事降落到您头上?	是	否
*9. 您是否大部分时间感到幸福?	是	否
10. 您是否常感到孤立无援?	是	否
11. 您是否经常坐立不安,心烦意乱?	是	否
12. 您是否希望待在家里而不愿意做些新鲜事?	是	否
13. 您是否常常担心将来?	是	否
14. 您是否感觉记忆力比以前差?	是	否
*15. 您觉得现在生活很惬意吗?	是	否
16. 您是否常感到心情沉重、郁闷?	是	否
17. 您是否觉得像现在这样活着毫无意义?	是	否
18. 您是否总为过去的事忧愁?	是	否
*19. 您觉得生活很令人兴奋吗?	是	否
20. 您开始一件新的工作很难吗?	是	否
*21. 您觉得生活充满活力吗?	是	否

Note

37

续表

项 目	回	答
22. 您是否觉得您的处境已毫无希望？	是	否
23. 您是否觉得大多数人比您强得多？	是	否
24. 您是否常为一些小事伤心？	是	否
25. 您是否觉得想哭？	是	否
26. 您集中精力有困难吗？	是	否
*27. 您早晨起来很快活吗？	是	否
28. 您希望避开聚会吗？	是	否
*29. 您做决定很容易吗？	是	否
*30. 您的头脑像往常一样清晰吗？	是	否

注：每项表示抑郁的回答得1分，其中有"*"者为反序计分条目，总分越高，说明抑郁程度越严重。评判标准：0～10分为正常；11～20分为轻度抑郁；21～30分为中重度抑郁。

3. 抑郁可视化标尺 请被评估者在抑郁可视化标尺相应位点上标明其抑郁程度（图 3-2）。

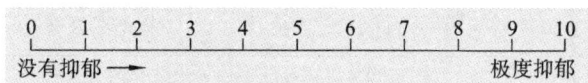

图 3-2 抑郁可视化标尺

三、人格评估

人格是指个体在适应社会生活的成长过程中，经遗传与环境交互作用形成的稳定而独特的身心结构。人格是以人的性格为核心内容。

（一）老年人人格的变化

老年人的人格与年龄增长无关，总体上是稳定连续的，在进入老年期的过程中，由于欲望和要求日趋减少，动机和精神逐渐减退，常表现为退缩、孤独、内向和情绪波动。虽然人格在个体之间有明显的区别，但一般情况下，老年人的人格变化有以下共同特点。

1. 自我为中心 老年人作为一家之长，是家庭的支柱，成年期既要照顾老年人又要照顾小孩，如今父母离世、子女成人，在家庭中变为要求别人照顾自己、围着自己转。

2. 性格内向 由于退休，生活范围缩小，社会活动减少，与人的交流变少，表现为性格内向，不容易接受新鲜事物，不愿参加社会活动。

3. 适应能力下降 难以承受重大生活事件的打击。

4. 缺乏灵活性 待人处事常表现为刻板、固执，缺乏灵活性。

5. 猜疑与妒忌心理 认为自己老了，什么也不干了，对社会没有贡献了；因过去的老同事、老朋友相遇未主动打招呼，认为别人看不起自己，产生自卑心理；对青年人的升职、加薪产生妒忌心理，认为自己很失败。

6. 办事谨小慎微 老年人处理事物常看重是否正确、准确，不重视速度，思前想后，反复推敲，显得保守。

（二）评估方法

人格评估的目的是测定老年人目前的精神状态和有无精神障碍等问题。老年人人格评估的方法多用投射法和问卷法，护士在评估时应结合老年人日常生活的行为状况、习惯、生活经历等资料进行综合评价。

1. 投射法　在评估时对被评估者给予刺激,让其在不受限制的情况下,表现出自己的反应,使其不知不觉地表露出人格特点。投射法能够动态地观察到被评估者无意识的深层表现,主要用来测量老年人的自我功能、人格特点、自我认知和对人认知的方式等。常用的评估工具为罗夏墨迹测验(Rorschach inkblot test),是由瑞士精神病医师罗夏于1921年创造,是对老年人进行各种人格测验中应用广泛的工具。

2. 问卷法　主要指自陈式人格问卷和人格检查表。常用的评估工具包括明尼苏达多相人格调查表(MMPI)和艾森克人格问卷(EPQ)。

任务四　老年人社会健康评估

一、角色评估

对老年角色功能的评估,其目的是明确被评估者对角色的感知、对承担的角色是否满意,有无角色适应不良,以便及时采取干预措施,避免角色功能障碍给老年人带来生理和心理两方面的不良影响。

(一) 角色的内涵

1. 角色(社会角色)　角色这一词源于戏剧舞台上的用语,是社会对个体或群体在特定场合下职能的划分,代表了个体或群体在社会中因地位及社会期望表现出的符合其地位及社会期望的行为。老年人一生中经历了多重角色的转变,从婴儿到青年、中年直至老年;从学生到踏上工作岗位直至退休;从儿女到父母直至祖父母等,适应对其角色功能起着相当重要的作用。

2. 角色功能　指从事正常角色活动的能力,包括正式的工作、社会活动、家务活动等,老年人由于身体功能老化及某些功能的退化而使这种能力下降。个体对老年角色的适应与性别、个性、文化背景、家庭背景、社会地位、经济状况等因素有关。

(二) 角色功能的评估

可通过交谈、观察两种方法收集资料,评估的内容包括以下方面。

1. 角色的承担

(1) 一般角色:了解老年人过去的职业、退休日期和现在有无工作,退休对其生活方式、人际关系的影响,对目前的角色是否适应。评估角色的承担情况,询问其:最近一星期内做了什么事?哪些事占用了大部分时间?对他而言什么事是重要的?什么事情很困难?

(2) 家庭角色:老年人离开工作岗位后,家庭成了主要的生活场所,并且大部分家庭有了第三代;老年人由父母上升到祖父母的位置,增加了老年人的家庭角色,常常承担起照顾第三代的任务;老年期又是丧偶的主要阶段,若老伴去世,则要失去一些角色。另外,性生活的评估,可以了解老年人的夫妻角色功能,有助于判断老年人社会角色及家庭角色形态。

(3) 社会角色:社会关系形态的评估,可提供有关自我概念和社会支持资源的信息。老年人不能明确表述每日活动,提示社会角色的缺失或不能融合到社会活动中去。

2. 角色的认知　让老年人描述对自己角色的感知和角色的期望,角色发生变化后对自己生活方式和人际关系的影响,同时还应询问别人对他的角色期望认同度。常用的询问包括"您退休后是否适应?""您愿意为子女做家务吗?""您愿意参加老年人的活动吗?"等。

3. 角色的适应　让老年人描述对自己承担的角色是否满意及与自己的期望角色是否相符,观察有无角色适应不良的身心行为反应。

二、家庭评估

（一）家庭的定义与特征

家庭是由婚姻、血缘或收养而产生的亲属间共同生活的小型群体。狭义的家庭是指一夫一妻制的个体家庭，又称单偶家庭。广义的家庭是指婚姻出现后的各种家庭形式，可以是血缘家庭、亚血缘家庭或非血缘家庭。家庭的特征如下：①家庭是群体而不是个体，至少应包括 2 个或 2 个以上的成员。②婚姻是家庭的基础，是建立家庭的依据。③组成家庭的成员应共同生活，有较密切的经济情感交往。

（二）家庭功能的评估

对家庭的评估有助于了解家庭对老年人健康的影响。评估内容包括家庭成员基本资料、家庭结构与类型、家庭成员的关系和家庭功能等。常用于家庭功能评估的量表有 APGAR 家庭功能量表、Procidano 和 Heller 的家庭支持量表，用于评估老年人的家庭支持情况。

（三）家庭压力的评估

家庭压力指可引起家庭生活发生重大改变、造成家庭功能失衡的所有刺激性事件。家庭压力的评估主要是通过与被评估者或其家庭成员交谈，明确被评估者的家庭近期有无以上压力事件发生，家庭成员对这些压力事件的感知如何，对家庭成员的身心影响如何，所采用的应对方式有哪些，可用于应对压力的家庭资源又有哪些。

1. 照顾者的压力　照顾者在照顾期间感受到的与照顾有关的压力。在老年人身体虚弱、自理能力差、病情严重或病程长，以及照顾者出现身心等应激反应时，照顾者的压力会增大。照顾者的压力程度取决于主观和客观两个方面。

2. 照顾者的压力评估　内容包括照顾老年人的数量及他们自己可以完成的活动；照顾者必须为老年人提供的照顾措施，照顾老年人所需的时间和自己能支配的时间；照顾者能获得的支持帮助有哪些等。当照顾者压力过大时可以出现各种身心应激状态，同时影响到对老年人的照顾。

三、环境与文化评估

（一）环境评估

环境评估能帮助老年人选择一个良好的独立生活的养老环境。狭义的环境是指环绕所辖的区域，如病室、居室，广义的环境指人类赖以生存、发展的社会与物质条件的总和。

1. 物理环境　一切存在于机体外环境的物理因素的总和，包括空间、声音、温度、湿度、采光、通风、气味、整洁、室内装饰布局及各种与安全有关的因素，如大气污染、水污染和各种机械性、化学性、温度性、放射性、过敏性、医源性损伤因素等。

2. 社会环境　经济状况、生活方式、社会关系与社会支持等。

（二）文化评估

文化是在某一地域内大多数社会成员所必须遵循的社会规范。广义的文化即社会及成员所特有的物质财富和精神财富的总和。狭义的文化则为精神文化，主要包括思想意识、道德规范、宗教信仰、习俗、知识等。老年人文化评估的主要内容包括价值观、信念、宗教信仰、风俗习惯等。

思政课堂

　　2017 年 10 月，习近平总书记在党的十九大报告中指出，要"积极应对人口老龄化，构建养老、孝老、敬老政策体系和社会环境，推进医养结合，加快老龄事业和产业发展"。

Note

项目小结

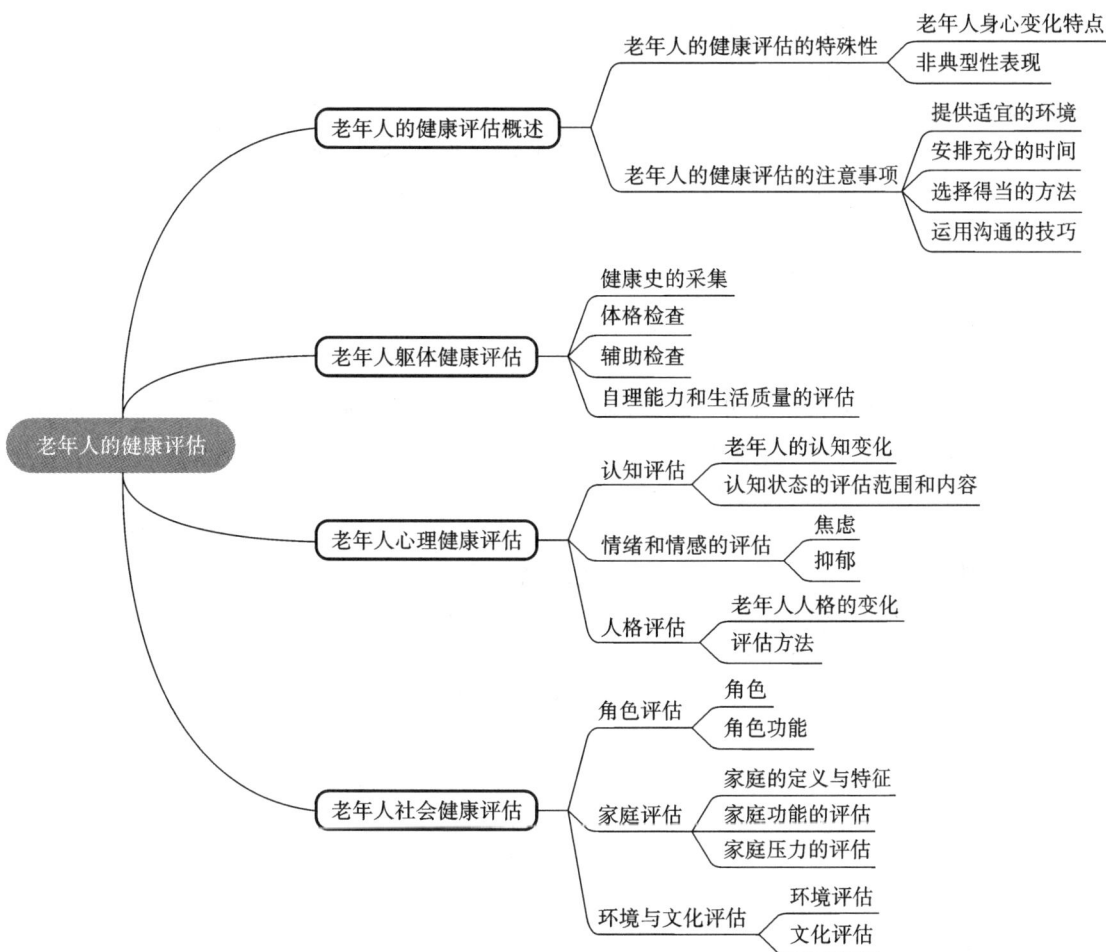

直通护考

一、A1/A2 型题

以下每一道题下面有 A、B、C、D、E 五个备选答案,请从中选择一个最佳答案。

1. 对老年人进行评估时,室内温度最好保持在（　　）。

A. 16～18 ℃　　　B. 18～20 ℃　　　C. 20～22 ℃　　　D. 22～24 ℃　　　E. 24～26 ℃

2. 老年人与成年人无明显差异的检查结果是（　　）。

A. 血钾　　　　B. 血脂　　　　C. 血糖　　　　D. 血压　　　　E. 血沉

3. 下述关于老年人躯体健康的评估不包括（　　）。

A. 健康史的采集　　　　　　B. 身体评估　　　　　　C. 功能状态的评估

D. 社会功能评估　　　　　　E. 辅助检查

4. 老年人生命体征改变正确的是（　　）。

A. 老年人基础体温较成年人高　　　　　　B. 老年人心率较成年人快

C. 老年人呼吸较成年人慢　　　　　　　　D. 老年人血压较成年人低

E. 老年人易出现直立性低血压

Note

5. 关于老年人健康评估注意事项中,下列不正确的是(　　)。

A. 应尽量保持安静、舒适

B. 应注意刺激强度适当,避免损伤老年人

C. 应避免一次评估时间过长而引起老年人疲乏

D. 可配合书面语言和体态语言进行沟通

E. 调节室内温度至 18～20 ℃为宜

6. 某老年人,男,69 岁,近 1 个月来感到不明原因紧张不安、心烦意乱、坐卧不安、失眠,有时有不安的预感,注意力难以集中。生活中稍有不如意就心烦意乱,经常与他人发生冲突等。评估时主要的工具是(　　)。

A. Pfeffer 功能活动问卷　　　　B. 汉密顿抑郁量表　　　　C. 汉密顿焦虑量表

D. 老年抑郁量表　　　　E. Katz 日常生活功能指数评价表

(7～8 题共用题干)

王老太,70 岁。近来性格有明显改变,对周围事物不感兴趣,对生活悲观失望,感觉生活无意义,并伴有失眠、自责,时常有轻生念头。

7. 为王老太进行健康评估的重点是(　　)。

A. 躯体健康评估　　　　B. 心理健康评估　　　　C. 社会健康评估

D. 生理功能评估　　　　E. 文化状况评估

8. 根据王老太目前的状态,应选用的评定表是(　　)。

A. 日常生活功能指数评价表　　　　B. 生活质量评定表　　　　C. 汉密顿焦虑量表

D. 老年抑郁量表　　　　E. 智力状态检查表

(李　艳)

老年人日常生活护理

学习目标

【知识目标】

1. 熟悉老年人日常生活起居的护理、日常生活安全的防护措施、老年人休息与睡眠的特点与影响因素。

2. 掌握老年人的饮食原则、进食观察、饮食护理、老年人活动的防护措施。

3. 掌握尿失禁、尿潴留、便秘、腹泻、排便失禁老年人的护理。

【能力目标】

1. 学会对老年人日常生活起居、饮食、皮肤清洁实施正确的护理。

2. 学会为老年人布置舒适的睡眠环境及为老年人更换纸尿裤。

3. 运用所学知识正确对尿失禁、尿潴留、便秘、腹泻、排便失禁老年人实施护理与指导，正确指导老年人进行活动。

【思政目标】

积极关注老年人的生活状况，树立正确的护理理念；弘扬中华民族的传统美德，尊老、爱老、敬老；与老年人沟通时语气亲切、自然，具有良好的职业道德，保护老年人的隐私。

项目导言

老年人随着年龄的增长，机体的各个系统和器官随着老化的进程逐渐出现退行性改变，使老年人的日常生活自理能力下降，严重影响老年人的生活质量。因此，应当重视老年人的日常生活护理，给老年人创造舒适、安全的生活环境，指导和鼓励老年人培养良好的生活习惯，选择合理的膳食营养，进行适当的活动，使老年人生活质量得到提高，从而过上独立、舒适的生活。

任务一　老年人的生活环境

案例引导

张爷爷，76岁，患慢性支气管炎2年，有时会出现胸闷、憋气，需要间断性低流量吸氧。张爷爷冬季紧闭门窗，不喜欢开窗通风，经常在房间里看报纸或听戏。问其原因，张

Note

爷爷回答,"这样可以减少冬季慢性支气管炎的发生,减少胸闷、憋气的次数。"

问题:

1. 张爷爷冬季的日常生活方式正确吗?

2. 如何对张爷爷进行冬季日常生活的健康宣教?

冬季开窗通风,保持室内的空气新鲜。严寒的冬季紧闭门窗,使得室内的空气不能及时地流通而污浊不堪,影响健康。因此,冬季在调节室内温度的同时,还应注意开窗通风,保持室内空气流通和调节湿度。特别是在天气晴朗时要及时开窗通风,以保持空气新鲜。最好每天不少于两次通风换气。

冬日暖阳,经常晒太阳,对老年人健康十分有益。老年病专家研究发现,长期待在室内,较少到户外接受阳光照射的老年人,普遍出现维生素 D 缺乏症状,发生骨质疏松症。那些常在窗前晒太阳的老年人,也同样出现骨质疏松症,这是由于窗户玻璃过滤掉了部分紫外线,而这些紫外线对促进人体合成维生素 D 是必不可少的。因此,专家鼓励老年人冬季多去户外晒太阳,有助于预防骨质疏松症。

进行适当的身体锻炼。冬季,如果老年人身体情况允许,可根据自己的身体情况进行锻炼,以增强体质,预防和治疗疾病的发生。

一、老年人居室环境要求

国内外研究均已表明,老年人的居室环境安排对健康和长寿有一定的影响。而老年人居室内活动时间较多,因此,老年人居室环境在设置上应以健康、方便、安全、舒适为原则。

1. 房屋的出入口与走廊 老年人居住的居室应选择朝阳、天然采光、自然通风、隔音效果好的位置。楼梯处应光线明亮,地面防滑,两侧墙壁安装扶手,台阶终止处涂上醒目的颜色标记。

2. 室内设备 老年人室内陈设应符合简洁大方、便于活动的特点,各个房间之间保持平坦、无障碍且防滑,以方便老年人行走和轮椅通过。老年人视力下降,尤其是暗适应能力下降,室内及拐角暗处要经常保持一定的照明,以防老年人跌倒。

3. 床单位 床铺应软硬适中,一般以木板床加松软适中的棉垫为宜,不用偏软的弹簧床或海绵垫。床的高度要方便老年人站起、坐下,一般不超过 35 cm,以坐下时双脚能平稳着地为宜。配备床头柜或床旁桌,床头分别设置可调光的照明设备。必要时,床旁安装扶手,以方便老年人站起时抓握。对长期卧床、生活尚能部分自理的老年人,可选用带有轮子的床上桌,以供老年人梳洗、用餐、阅读等。被褥的选择以轻暖、易于洗涤的棉制品为宜。

4. 卫生间 卫生间是老年人使用频率较高而又容易发生意外的地方。厕所和浴室宜邻近卧室或在卧室内,通风良好。便器宜选坐式,高度 45 cm 左右,便器旁安装扶手、呼叫器等(图 4-1),夜间应有灯以看清便器的位置,排便环境要隐蔽。浴盆安装宜低,浴盆旁边安装扶手,沐浴时浴室温度应保持在 24～26 ℃。浴盆内铺防滑橡胶垫,确保卫生间地面无积水,要有防滑设施。

5. 舒适 主要指居室的温度、湿度、通风、光线和装饰等对老年人的影响及调节。

(1)温度:一般老年人居室内适宜的温度为 22～24 ℃。室温过高会使神经系统受到抑制,呼吸和消化功能受到干扰,不利于体热的散发,影响体力的恢复;而室温过低则因冷的刺激,可使老年人畏缩,缺乏活动的动力,肌肉紧张而产生不安。

(2)湿度:老年人居室湿度一般以 50%～60% 为宜。室内湿度过高,机体水分蒸发减少,可抑制出汗,老年人会感觉潮湿、胸闷,尿液排出量增多,肾负担加重,同时湿度过高有利于细菌繁殖。室内湿度过低,空气干燥,机体水分蒸发快,可引起口干舌燥、咽痛、口渴,在老年人气道感染时尤为不利。

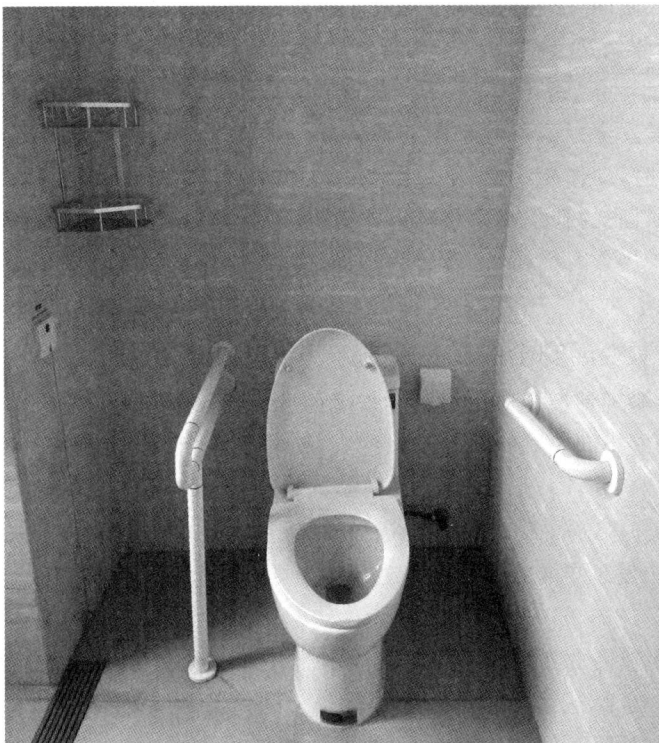

图 4-1 坐便器

（3）通风：通风换气可使室内的空气与外界空气交换，调节室内的温度和湿度，增加空气中的氧含量，降低二氧化碳及微生物的密度。室内应每天定时通风换气，一般情况下开窗通风 30 min 左右即可达到置换室内空气的目的。通风时避免吹对流风，以免着凉。

（4）光线：日光是维持人类健康的要素之一，老年人接受适量的日光照射，能使照射部位温度升高、血管扩张、血流增快，改善皮肤和组织的营养状况，使人食欲增加。另外，日光中的紫外线有强大的杀菌作用，并可促进体内合成维生素 D。因此，室内应经常开窗，让阳光直接射入。

（5）装饰：室内的布局应以整洁美观为主，颜色应用适宜。这样不但可以增强老年人身体的舒适感，而且可使老年人精神愉快。从颜色对心理影响的效果来看，绿色使人安静、舒适，浅蓝色使人心胸开阔、情绪稳定，白色使人感到冷漠、单调，红色使人兴奋、烦躁，奶油色则给人以柔和、悦目、宁静感。

二、老年人日常生活起居的护理

由于老年人生理功能逐渐减退，全身肌力减弱，关节活动欠灵活，视觉、听觉也有所减退，因而较易发生意外，所以老年人在日常生活起居中要采取必要的安全措施。

1. 老年人起居动作要轻缓 突然、快速改变体位时常会出现头晕、眼花甚至跌倒的情况，因此老年人要注意以下几点。

（1）起床、下床时动作要缓慢，由卧位到坐位后要停一会儿，再由坐位到站立位。

（2）改变体位动作时要缓慢，久坐后应在原地站立一会再走；由蹲位到站立位时，也应缓慢站起来，等一会再走。尽量少做低头弯腰的动作。

（3）不宜长时间站立，更换衣物、鞋袜时最好采取坐位，必须保证不单腿站立。

2. 行走时给予必要的帮助 年老体弱、高龄老年人行走时可用拐杖辅助，拐杖着地的一端最好带有橡皮头以防地滑。必要时予以搀扶或老年人自己扶着室内的墙壁、桌椅向前走。行走的时间不能太长，一旦感到疲倦及时休息。

3. 出行时要有人陪同　老年人经常到户外活动是非常有益于身心健康的,但要合理安排外出的时间,雨雪天、大雾大风、寒冷天气、高温炎热时不宜外出。外出时最好有人陪同或者结伴而行,出行前做好充分的准备,避免独自一人外出。

4. 日常生活起居安全指导

(1) 做家务劳动时,动作要缓慢,不急躁,避免意外情况发生。

(2) 尽量不穿塑料底的鞋子和高跟鞋以防滑倒,尽量减少爬高爬低。

(3) 使用热水袋、热敷时严格掌握温度和时间,以防烫伤。

(4) 对吸烟的老年人劝其戒烟,尤其防止床上吸烟,以防火灾。

三、老年人日常生活安全的防护措施

老化的生理性和病理性改变所造成的不安全因素,严重威胁老年人的健康,甚至生命。家庭生活中老年人常见的安全问题有坠床、误吸、交叉感染、烫伤等,应注意预防,采取有效措施,保证老年人安全。

1. 防坠床　有意识障碍的老年人应加床挡;睡眠中翻身幅度较大或身材高大的老年人,应在床旁用椅子护挡;如果发现老年人睡在近床边缘时,要及时护挡,必要时把老年人移向床中央,以防坠床摔伤。

2. 防误吸　老年人进食和服药时应尽量采取坐位或半坐卧位,速度要慢,集中注意力,不要边吃边讲话。卧床喂食时,应适当抬高头部并偏向一侧。误咽可引起吸入性肺炎或窒息。

3. 防交叉感染　老年人免疫功能低下,对疾病的抵抗力弱,是发生交叉感染的特殊群体,所以不宜过多会客,必要时可谢绝会客。老年人之间尽量避免互相走访,尤其气道感染或发热的老年人更不应串门,以防交叉感染。

4. 防烫伤　老年人感觉迟钝,对冷热感觉不灵敏,使用热水袋、热敷、家庭沐浴时,应严格掌握温度及时间,注意观察,以防烫伤。

四、社区安全护理

1. 定期为老年人进行体格检查　定期体格检查可使许多老年疾病在无症状期内被发现,促使老年人了解、关心自身健康,增强遵医行为,提高治疗效果,改善疾病的预后。

2. 建立老年人健康档案　通过建立老年人健康档案,便于评估老年人的健康状况,为长期观察、连续追踪所患疾病的发生、发展过程,实施有针对性、系统性的保健计划和措施提供可靠依据。

3. 加强老年人的安全教育　老年人由于身体各器官功能衰退,机体调节能力逐渐降低,日常生活自理能力逐渐下降,如动作不协调、行动不稳、易发生跌倒等危险。社区护士应根据老年人的需求,做好安全教育,进行安全指导。同时,做好老年人照顾者的安全知识培训,防止各种不安全事件的发生,确保社区及家庭老年人的安全。

4. 营造安全的社区环境　在老年人较集中的社区,环境设施应考虑到弥补老年人身体各功能的减退和丧失,以方便老年人行动为原则,例如,将台阶改为坡道,以方便使用轮椅的老年人通过。避免噪声和空气污染,为老年人营造一个舒适、安全、卫生、健康的活动环境。

5. 建立良好的邻里关系　老年人体质虚弱、行动不便,常常会成为犯罪分子袭击的目标,容易发生意外事件,社区里的老年人之间应该多沟通、互留电话,做到互通信息、加强了解、互相关心、互相帮助,建立良好的邻里关系,保障社区安全。

6. 心理健康教育　邀请心理专家举办老年心理健康讲座,并根据老年人的特长和爱好,依托社区活动中心成立诗书画协会、老年舞蹈队等文化队伍,通过开展大众读书会、书画会等各种文化活动,陶冶情操、培养健康心灵,筑牢心理安全防线。

任务二　老年人的营养饮食与排泄护理

案例引导

李奶奶,76 岁,退休干部,独居,患糖尿病 10 年。李奶奶喜欢吃甜食和肥肉,不喜欢吃豆类食品。平时女儿炒菜如果盐放的少,味道淡,饭就吃得少。

问题:

1. 李奶奶的饮食合理吗? 如何才能做到饮食合理?

2. 如何对李奶奶进行饮食方面的健康宣教?

案例分析

进入老年期后,因消化系统的结构与功能发生了改变,老年人必须针对其特殊需求,全面、适量、均衡地摄入营养,以延缓衰老、抵抗疾病、维护健康。

一、老年人的营养要求

1. 水　水是人体重要的组成成分,占机体总量的 $50\%\sim60\%$,在尿液、血液、消化液以及细胞内外液中大量存在。水是代谢载体,糖类、脂肪及蛋白质等在代谢中均会产生水。

2. 糖类(碳水化合物)　糖类的供给量应根据老年人的具体情况做适当调整,一般糖类的供给量应占总热量的 $55\%\sim65\%$。老年人摄入的糖类以多糖为宜(如谷类、薯类),在摄入多糖的同时,还可摄入维生素、膳食纤维等其他营养素,不宜过多摄入单糖、双糖(如白糖、红糖),以免诱发心血管疾病及糖尿病。

3. 蛋白质　老年人的体内代谢过程以分解代谢为主,蛋白质消耗增加,需要摄入较为丰富的蛋白质来补充组织蛋白的消耗,但由于其体内的胃蛋白酶、胰蛋白酶分泌减少,过多的蛋白质可加重老年人消化系统和肾的负担,因此老年人每日的蛋白质摄入量不宜过多,每日按每千克体重摄入 $1\sim1.2$ g,以占食物总热能的 15% 为宜。老年人的胃肠道吸收功能较差,每日膳食中的蛋白质以优质的完全蛋白质和半完全蛋白质为主,即动物蛋白和植物蛋白。

4. 脂肪　老年人由于胆汁分泌减少,对脂肪的消化能力降低,脂肪应占膳食总热量的 20%,不可超过 30%。摄入过多的脂肪,不利于消化,影响心血管的功能。若摄入脂肪过少,又将影响脂溶性维生素的吸收。故原则是选用不饱和脂肪酸含量较高的植物油,减少饱和脂肪酸和胆固醇的摄入,多摄入植物油,如花生油、豆油菜油、玉米油等,少摄入动物性油脂(如猪油、肥肉、酥油等)。脂肪以每日每千克体重摄入 1 g 以下为宜,身材肥胖或超重者的摄入量还应严加限制。

5. 维生素　人体维生素可分为两种类型,一种是水溶性维生素,包括 B 族维生素和维生素 C,B 族维生素包括硫胺素(维生素 B_1)、核黄素(维生素 B_2)、烟酸、吡哆醇(维生素 B_6)、泛酸、叶酸、氨基苯甲酸(PABA)等;另一种是脂溶性维生素,包括维生素 A、维生素 D、维生素 E、维生素 K 等。维生素是人体健康的必需营养素,一旦缺乏,便会出现相应的疾病。

6. 矿物质　人体中除 C、H、O、N 外,其他化学元素统称为无机盐,分为大量元素(占体重比例为 0.01% 以上)和微量元素(占体重比例为 0.01% 以下)两种,其中的碘、铁、铜、锌、锰、钴、钼、铬、硒、氟 10 种元素是维持机体生命活动必不可少的,在体内不能产生与合成,需由食物提供,被称为必需微量元素。镍、硅、钒、硅等为非必需微量元素。

Note

7. 膳食纤维 膳食纤维是高分子糖类,不能被人体的消化酶消化,但能被细菌所分泌的纤维素酶分解为多糖类物质。膳食纤维主要存在于谷类、薯类、豆类、蔬菜、水果等食物中,虽然不能被人体所吸收,但在促进肠蠕动和通便、促进胆固醇代谢、防止心血管疾病、降低餐后血糖、预防结肠癌等方面起着十分重要的作用。

二、老年人的饮食原则

1. 减少单糖及双糖食物,放宽对主食类食物的限制 单糖和双糖可以使血糖、血脂升高;蔗糖(双糖)分布于点心、面包、饼干、巧克力等。

2. 限制脂肪摄入量 摄入过多脂肪可致高血脂、动脉粥样硬化。脂肪含量高的食物有猪油、奶油、牛油等。

3. 食用优质蛋白 优质蛋白容易被人体消化吸收,如瘦肉、牛奶、蛋、鱼、大豆制品等。

4. 多吃含膳食纤维的食物 膳食纤维促进肠蠕动,有利于粪便排出。膳食纤维含量高的食物有蔬菜中的白菜、油菜、菠菜,水果中的苹果、梨、香蕉等,谷物中的麦片、玉米、高粱等。

5. 多吃含矿物质的食物 富含铁的食物有菠菜、瘦肉、蛋黄、肝脏。富含铜、锌的食物有肝脏、肾、鱼、虾。含硒的食物有小麦、玉米、白菜、南瓜、蒜。富含碘的食物有海带、紫菜、海鱼、海盐。

6. 多吃含维生素的食物 富含维生素 D 的食物有海鱼、肝脏、蛋黄、奶油、奶酪等;富含维生素 E 的食物有谷类、小麦胚芽油、坚果、肉、乳制品等;富含维生素 K 的食物有酸奶酪、蛋黄、大豆油、鱼肝油等。

总之,饮食要合理搭配。老年人的膳食要注意多样化,粗细搭配。多食杂粮、豆类、鱼类、蛋类、奶类、海产品类、蔬菜和水果等,保持营养素平衡和营养素之间比例适宜,形成适合老年人的科学合理的饮食结构,做到"四低、一高、一适当",即低脂、低胆固醇、低盐、低糖、高膳食纤维、适当蛋白质。

三、老年人进食观察

(一)进食的总量

进食的总量要根据老年人自身的特点来定。每天进食量应根据上午、下午、晚上的活动量均衡地分配到一日三餐中。主食"宜粗不宜细",老年人每天进食谷类 200 g 左右,并适当地增加粗粮的比例。蛋白质宜"精",每天由蛋白质供给的热量,应占总热量的 15%,原则上应量少质优,优质蛋白质占蛋白质总量的 50% 以上,如豆类、鱼类等。脂肪宜"少",老年人应将由脂肪供给的热量控制在 20%~25%,尽量选用富含不饱和脂肪酸的植物油,减少饱和脂肪酸和胆固醇的摄入。但是,脂肪的摄入也不能过少,否则会影响脂溶性维生素的吸收。维生素和无机盐应充足,老年人要多吃新鲜瓜果、绿叶蔬菜,增加钙、铁和维生素摄入,减少盐的摄入,提高预防和抵抗疾病能力。

(二)进食的速度

老年人进食速度宜慢,有利于食物的消化和吸收,同时预防在进食过程中发生呛咳或噎食。

(三)进食的温度

老年人进食的温度以温热不烫嘴为宜。这是因为老年人唾液分泌减少,口腔黏膜抵抗力低,不宜吃过热食物,同时也不宜吃过凉的食物,凉的食物容易伤脾胃,影响食物的消化和吸收。

(四)进食的时间

根据老年人生活习惯,合理安排进餐时间。一般早餐时间为 6~7 时,午餐时间为 11~12

时,晚餐时间为 $17\sim19$ 时。老年人除了应保证一日三餐正常进食外,为了适应其肝糖原储备减少及消化吸收能力降低等特点,可适当在晨起、餐间或睡前补充一些糕点、牛奶等。总体原则是少食多餐,有利于消化吸收,减轻消化系统的压力。

四、老年人的饮食护理

1. 一般护理 室内空气要新鲜,尽量让老年人与家人一同进餐;鼓励老年人自己进餐,且进餐前洗手;进餐时最好取坐位,围好餐巾。向老年人介绍食物的特点,增加老年人的食欲。老年人唾液分泌减少,口腔黏膜的润滑作用减弱,进餐前可少量饮水湿润口腔。

2. 偏瘫老年人 避免口内积攒食物,每次送入口内的食物不宜过多;食物应从没有麻痹的一侧送入口中。

3. 视觉有障碍的老年人 告知老年人食物的摆放位置,从斜后方用手引导老年人触摸餐具的性状及摆放位置,同时为老年人详细讲述食物的种类。将食物摆放位置作为一个时钟来考虑,例如,"在 12 点的方向有汤"的说明方法,就能够让老年人更容易理解。为了避免老年人烫伤,护士应先测试食物的温度。

4. 咀嚼有障碍的老年人 在烹饪时采用切小块、研碎、切花刀等方法使食物尽量煮烂;如果有鱼类食物应将鱼刺剔去后放入盘中;提醒老年人小口、慢食。

五、排尿的护理

(一)尿失禁老年人的护理

1. 尿失禁的概念 尿失禁指膀胱括约肌丧失排尿控制能力,使尿液不自主地流出。

2. 老年人尿失禁分类

(1)真性尿失禁:老年人患有严重脑动脉硬化、脑血管意外、颅脑肿瘤、脑内感染等疾病时,大脑皮质控制功能降低或失去控制功能,则会发生尿失禁。有关统计显示,约 80% 的尿失禁老年人属于此类。位于骶椎以上的脊髓病变时,可导致排尿反射功能丧失而发生神经性尿失禁。

(2)充盈性尿失禁:由于前列腺增生肥大、尿道狭窄、膀胱结石、膀胱颈肿瘤或直肠内粪块嵌塞等引起下尿路梗阻,膀胱内积存尿液过多使膀胱过度膨胀,膀胱松弛收缩困难或环境不允许正常排尿时,尿液被迫呈点滴状外溢。

(3)压力性尿失禁:因为老化的原因,膀胱颈括约肌松弛,此时若有腹部压力增高,使膀胱内压力超过膀胱出口及尿道阻力,即可出现尿液外溢。咳嗽、喷嚏、大笑、腹肌收缩、快步走等增加腹部压力时则发生尿失禁,多见于肥胖和多次生育的老年女性。

(4)急迫性尿失禁:指老年人有排尿感,但不能控制排尿。泌尿系统炎症可以引起逼尿肌反射,使膀胱逼尿肌收缩而产生急迫性尿失禁,这种尿失禁是暂时性的,待炎症控制后尿失禁也会好转。此外,老年女性的无菌性尿道炎同时合并萎缩性阴道炎时,也可引起急迫性尿失禁。

3. 尿失禁的护理措施

(1)心理护理:尿失禁老年人容易产生自卑、恐惧、抑郁、自我厌恶等不良反应,因此护士应主动关心、理解和尊重老年人,给予安慰和鼓励,消除老年人的不良情绪,并提供必要的帮助,使其树立起战胜疾病的信心,积极配合治疗及护理。

(2)皮肤护理:保持老年人皮肤及床单的清洁干燥。床上铺隔尿垫或中单,给老年人使用尿垫及一次性纸尿裤,用温水擦洗老年人会阴部的皮肤,勤换床单、衣裤、尿垫。根据老年人的皮肤情况,定时翻身、按摩受压部位,预防压力性损伤发生。

(3)使用合适的接尿器:外部引流时女性老年人用女式尿壶,紧贴外阴接取尿液;男性老年人可用尿壶接取尿液,也可用阴茎套连接集尿袋接尿。使用尿壶时,注意保护尿壶与老年人的接触部位,防止摩擦或损伤局部。

微课:
排尿护理

Note

49

（4）重建正常的排尿功能。

①持续的膀胱训练：观察老年人的排尿反应，定时使用便器，养成规律的排尿习惯。开始时白天间隔1~2 h使用一次便盆，以后间隔时间逐渐延长，以促进排尿功能的恢复。使用便盆时，可用手按压膀胱，协助排尿，但需注意用力适度。向老年人解释膀胱训练的原理及治疗目的，指导其配合方法，取得其理解与合作。

②摄入适当的液体：若病情允许，指导老年人白天摄入液体2000~3000 ml，老年人多饮水可促进排尿反射，并可增加尿量冲洗尿道，预防泌尿系统感染。但睡前应限制饮水，减少夜间尿量，以免影响老年人休息。

③肌肉力量的锻炼：指导老年人取立位、坐位或卧位，试做排尿动作，先慢慢收紧肛门、阴道（此项专指女性）及尿道，同时放松大腿和腹部肌肉，每次收紧尽量不少于3 s，然后慢慢放松，每次10 s左右，连续10次，每日进行数次，以不感觉疲劳为宜。同时，训练老年人间断排尿，即在每次排尿时停顿或减缓尿流，从而达到抑制不稳定的膀胱收缩，减轻排尿紧迫感程度和频率。

（二）尿潴留老年人的护理

1. 尿潴留的概念　尿潴留指膀胱内潴留大量的尿液而又不能自主排出，表现为下腹胀满、排尿困难、耻骨上膨隆、扪及囊性包块，叩诊为实音。

2. 尿潴留的护理措施

（1）心理护理：从老年人的角度出发，安慰老年人，消除其焦虑和紧张情绪。

（2）提供隐蔽环境：为老年人创造一个隐蔽的排尿环境，关闭门窗，用屏风遮挡；合理安排治疗及护理时间，使老年人不受影响，身心放松，安心排尿。

（3）调整舒适体位：调整姿势协助老年人取适当体位，如摇起床头，辅助卧床老年人坐起，尽可能地使老年人以习惯的姿势排尿。对需绝对卧床休息的老年人，应事先有计划地训练其床上排尿，以免因不适应排尿姿势的改变而导致尿潴留的发生。

（4）诱导排尿：利用条件反射（如让老年人听流水声或用温水冲洗会阴部）诱导排尿。

（5）热敷、按摩下腹部：嘱老年人平卧，双下肢屈曲外展，尿道口前放一便器。护士站立在老年人的右侧，双手平放于膀胱底部和体部，轻揉膀胱两侧5~10 s，随即用双手五指按膀胱底部和体部。按摩时不可用力过猛，操作轻柔。

（6）必要时在无菌操作下行导尿术：遵医嘱行导尿术或留置导尿时，严格执行无菌操作原则，并注意观察老年人尿液的颜色、量及有无泌尿系统感染等情况。

六、排便的护理

（一）便秘老年人的护理

便秘（constipation）指排便困难或排便次数减少，且粪便干结，便后无舒畅感。老年人便秘属于慢性便秘，慢性便秘常使用罗马Ⅱ标准来诊断。罗马Ⅱ标准：在不用泻药的情况下，过去12个月中至少12周连续或间断出现以下2个或2个以上症状即称为便秘：①大于1/4的时间排便费力；②大于1/4的时间粪便是团块或硬结；③大于1/4的时间有排便不尽感；④大于1/4的时间有排便时肛门阻塞感或肛门梗阻；⑤大于1/4的时间排便需用手协助；⑥大于1/4的时间每周排便少于3次。

便秘是老年人的常见症状，其便秘程度随年龄增长而加重。据资料统计，老年人的便秘发生率为5%~30%，长期卧床老年人可高达80%，严重影响老年人的生命质量，护士应尽力给予老年人帮助（便秘的护理详见项目五）。

（二）腹泻老年人的护理

1. 腹泻的概念　腹泻指排便次数增多，粪质稀薄，或常有黏液、脓血或未消化的食物，常伴有腹痛、恶心、呕吐、肠鸣,有急于排便的需要和难以控制的感觉。

2. 腹泻老年人的护理措施

(1) 心理护理:给老年人安慰和鼓励,消除老年人的不良情绪,树立起战胜疾病的信心。协助老年人清洗沐浴及更换衣裤、床单、被套,使老年人感到舒适。

(2) 卧床休息:减少肠蠕动,注意腹部保暖。

(3) 合理饮食:鼓励老年人多饮水,酌情给予清淡的流质或半流质食物,避免油腻、辛辣、高纤维食物。严重腹泻时可暂禁食。

(4) 补充水、电解质:按医嘱给予止泻药、口服补盐液或静脉输液。

(5) 保护皮肤:每次便后用软纸轻擦肛门,温水清洗,并在肛门周围涂油膏保护局部皮肤。

(6) 密切观察病情:记录排便的性质、次数等,必要时留取标本送检。向老年人讲解有关腹泻的知识,指导老年人注意饮食卫生,养成良好的卫生习惯。

(三) 排便失禁老年人的护理

1. 排便失禁的概念 排便失禁指老年人不自主地排出粪便。

2. 排便失禁老年人的护理措施

(1) 心理护理:排便失禁的老年人心情紧张而窘迫,会感到自卑和忧郁。护士应尊重、理解老年人,给予心理安慰与支持,帮助其树立信心,配合治疗和护理。

(2) 补充水分:如无禁忌,保证老年人每天摄入足量的液体。

(3) 保护皮肤:每次便后用温水洗净肛门周围及臀部皮肤,保持皮肤清洁干燥。必要时,肛门周围涂抹油膏以保护皮肤,避免破损感染。注意观察骶尾部皮肤变化,预防压力性损伤的发生。

(4) 帮助老年人重建控制排便的能力:了解老年人排便时间,掌握规律,定时给予便器,促使老年人按时排便。教会老年人进行肛门括约肌及盆底部肌肉收缩的锻炼;指导老年人坐位或卧位试做排便动作,先慢慢收缩肌肉,然后再慢慢放松,每次 10 s 左右,连续 10 次,每次锻炼 20 ～ 30 min,每天数次,以老年人不感到疲乏为宜。

技能训练 1 　 更换纸尿裤

一、工作任务

郑奶奶,75 岁,教授,缺血性脑卒中,左侧偏瘫,长期卧床,不能自行排大小便,需要使用纸尿裤。但郑奶奶每次不愿意更换,内心感到自卑。午饭后 1 h,郑奶奶将大便排泄到纸尿裤上。根据照护计划需要为郑奶奶更换纸尿裤。

二、任务分析

(一) 更换纸尿裤的目的

为排便失禁的老年人保持会阴部的清洁,提高老年人舒适度。

(二) 更换纸尿裤的观察要点

(1) 定时查看纸尿裤的浸湿情况,并及时更换,防止发生尿布疹及压力性损伤。

(2) 为老年人更换纸尿裤时应使用温热毛巾擦拭或清洗会阴部,减轻异味,保持局部清洁干燥。

(3) 更换纸尿裤时分清纸尿裤前后片,动作轻柔、敏捷,防止擦伤老年人的皮肤,注意给予保暖及保护隐私。

Note

三、任务实施与评价

操作流程	操作内容	任务评价			
		自评	互评	教师评价	企业评价
评估和沟通	（1）与老年人沟通交流，进行综合评估：全身情况（精神状态、饮食、睡眠、排便等）；局部情况（肢体活动度、有无导管等）。 （2）解释、说明更换纸尿裤的重要性和配合要点，态度和蔼，尊重老年人，注意保护隐私				
准备	（1）护士准备：着装整洁，修剪指甲，洗净并温暖双手，戴好口罩。 （2）老年人准备：理解、配合，平卧床上。 （3）物品准备：纸尿裤、卫生纸、水盆、温水、毛巾、生活垃圾桶、医疗垃圾桶、免洗洗手液、口罩、记录单、笔等。 （4）环境准备：环境整洁，光线明亮，温度适宜，调节室温至 18～22 ℃、相对湿度 60% 左右				
实施： 更换纸尿裤	（1）携用物至床旁，关闭门窗，将水盆、毛巾放至床旁坐椅上。 （2）掀开盖被至对侧，协助老年人取平卧位，解开纸尿裤粘扣，展开两翼至身体两侧，将纸尿裤前片从两腿间后撤。 （3）协助老年人翻身侧卧，将污染纸尿裤内面对折至臀下。 （4）试水温（40～45 ℃），用卫生纸擦拭尿便污渍，取湿热毛巾从前往后擦拭会阴部及臀部，观察老年人会阴部及臀部皮肤情况，避免发生尿布疹。 （5）撤下污染纸尿裤，放入生活垃圾桶。将清洁纸尿裤前后两片纵向对折（紧贴皮肤面朝内），开口朝外铺于老年人臀下，后片压于老年人身下。 （6）协助老年人平卧，拉平身下清洁纸尿裤，从两腿间向前向上兜起纸尿裤前片，将前片两翼向两侧拉紧，将后片纸尿裤粘扣粘于纸尿裤前片粘贴区，整理大腿内外侧纸尿裤边缘至服帖。 （7）整理老年人背部衣物，盖好盖被				
健康教育	结合老年人情况和本次工作任务开展健康教育				
整理记录	（1）整理：整理床单位，开窗通风，物品处理。 （2）洗手。 （3）记录：老年人臀部及会阴部皮肤情况、排泄物情况等				

四、注意事项

（1）更换纸尿裤时，将纸尿裤大腿内、外侧边缘展平，防止侧漏。

（2）根据老年人胖瘦情况选择适宜尺寸的纸尿裤，注意不要粘贴得太紧，以能放入一指为度。

（3）老年人使用纸尿裤时，每次更换或排便后应使用温热毛巾擦拭或清洗会阴部及臀部，减轻异味，保持局部清洁干燥。

（4）如有大便，先用卫生纸擦净，撤离纸尿裤，再清洗。如局部皮肤发红，则可涂凡士林或鞣酸软膏保护。

（5）操作过程动作轻柔、敏捷，防止擦伤老年人的皮肤。

（6）注意遮盖老年人，以防受凉及保护老年人隐私。

（7）观察皮肤情况，防止压力性损伤的发生。

（宋 楠）

任务三 老年人的休息与活动护理

休息与活动是人类的基本需要，是维持人体健康的必要条件。休息与活动在老年人的生活方式中占有重要位置。老年人通过休息来恢复精力和体力，通过活动来促进血液循环，维持和促进健康，预防各种疾病的发生。

一、老年人休息与睡眠

休息指一段时间内相对地减少活动，使人从生理和心理上得到放松，恢复精力和体力的过程。老年人群作为脆弱人群，需要相对较多的休息。睡眠占人一生中 1/3 的时间。睡眠是休息的深度状态，也是休息和消除疲劳的重要方式。睡眠对于维持老年人的健康具有十分重要的意义。然而老年人睡眠节律紊乱，失眠发生率较高，大大降低了睡眠质量。睡眠障碍对老年人的危害很大，严重影响老年人的生活质量，诱发和促进某些疾病，如冠心病、原发性高血压、胃炎、消化性溃疡的发生和发展。

1. 老年人休息与睡眠的特点 老年人的睡眠时间一般比青壮年少，一般每天 6 h 左右。除此之外，老年人的睡眠还有如下特点：睡眠浅而且容易惊醒，夜晚有效睡眠时间减少；夜晚睡眠时间减少，白天打瞌睡时间增多；睡眠时间比较早，早睡早起；睡眠适应能力降低。

2. 影响老年人睡眠的因素 老年人睡眠障碍常见类型包括失眠症、睡眠呼吸暂停综合征、嗜睡症、不宁腿综合征等。导致老年人睡眠障碍主要有以下几方面的因素。

（1）生理因素：随着年龄的增加，老年人中枢神经系统的结构和功能发生退行性改变，导致睡眠调节能力下降。老年期激素分泌水平发生较大的变化，褪黑素和生长激素分泌下降导致体内激素水平失衡，引发相应的睡眠障碍，如各期的睡眠减少等。另外，老龄相关的白内障可使下丘脑视交叉上核对睡眠觉醒节律的调节能力下降。

（2）疾病与药物：老年人是各种躯体疾病的易感人群。多数躯体疾病都能不同程度地导致老年人的睡眠障碍，如冠心病、躯体疼痛、夜间尿频等。另外，由于老年人常患有多种慢性病，需要长期用药，而很多药物对睡眠都有明显影响。

（3）心理因素：一方面，各种负性生活事件，如退休、丧偶、失去亲友、患病、无人照料等较中青年时期明显增多；另一方面，由于体力、精力下降，老年人更易出现孤独感、焦虑及抑郁等心理问题。

（4）环境因素：老年人对环境变化较为敏感，如光线、噪声等。

3. 老年人睡眠护理 影响老年人睡眠质量甚至导致老年人失眠的因素有很多，如疾病的疼痛、呼吸困难、情绪变化、更换环境、夜间尿频等。首先对老年人进行全面评估，找出影响其睡眠质量的原因，再进行对因处理。

（1）生活规律，养成良好的睡眠习惯：老年人的睡眠存在个体差异，为了保证白天正常活动和社交，使其生活符合人体生物节律，应提倡早睡早起、午睡的习惯。对于已养成的不良睡眠习惯，不能强迫其立即纠正，需要多解释并进行诱导，使其睡眠时段尽量正常化。向老年人宣传锻炼促进睡眠的重要性，指导其参加力所能及的日间活动，适度的疲劳有助于入睡。

（2）睡前充分放松：①老年人晚饭宜清淡，不宜吃太饱，以免引起多梦。②睡前精神放松，避

Note

53

免过度兴奋。睡前可轻微地活动或散步半小时,或者自我按摩腰背部肌肉,聆听舒缓音乐等,注意此时不宜做高强度活动。③热水泡脚:睡前用热水泡脚 $10\sim20$ min,可以清洁皮肤,并起到催眠的作用。值得注意的是,偏瘫及患糖尿病的老年人存在肢端感觉障碍,泡脚时应注意水温的调控,并有专人看护,以免发生烫伤。④晚饭后不宜多饮水,睡前排尿,避免因夜间尿频而影响睡眠质量。

(3)保持睡前情绪稳定:情绪对老年人的睡眠影响很大。由于老年人思考问题比较专一,且较固执,遇到问题会反复考虑而影响睡眠。当不良情绪影响老年人睡眠时,护士应给予心理护理,及时指导、安慰,减轻其压力,稳定情绪。对有些可能造成情绪波动的问题和事情,不宜在睡前告诉老年人。另外,睡前不宜看紧张或兴奋的电视节目,如喜剧片或恐怖片,勿饮酒、浓茶或咖啡。

(4)提供舒适的睡眠环境:正确选择卧具,讲究睡眠姿势。应创建一个安静、安全、舒适、整洁的睡眠环境。调节适宜的温度和湿度,一般温度为 $22\sim24$ ℃,湿度为 $50\%\sim60\%$;保持适当夜间照明,光线适宜,空气新鲜。老年人应选择软硬适中的床,如在木板床上铺柔软并有适当厚度的褥子或床垫等,睡床应基本上能保持脊柱的生理正常状态。被子、床单、枕头须整洁,使人感觉舒适。枕头软硬适中,枕芯可为木棉、棉花、荞麦皮或谷壳等。枕头高度以侧卧时头部与躯干保持水平或稍低于从肩膀到同侧颈部的距离为准,一般为 $8\sim15$ cm,老年人睡姿以右侧卧位并身体稍弯曲较为适宜,这样有利于肌肉组织松弛,可消除疲劳,帮助胃中食物向十二指肠方向推进,避免心脏受压。右侧卧位过久可调换为仰卧位,舒展上肢和下肢,将躯干伸直。勿用手压胸部,不宜抱头枕肘,全身肌肉尽量放松,保持血液循环通畅,呼吸自然平和。

(5)慎用镇静剂、催眠药:对于失眠的老年人,可在医生的指导下短期使用镇静剂、催眠药,以帮助睡眠。但剂量宜小不宜大,次数宜少不宜多,疗程宜短不宜长,药物宜交替应用,不宜固定服用一种催眠药,镇静剂、催眠药不宜与酒类或兴奋药合用。

(6)睡眠异常的观察与护理:护士在评估老年人的睡眠状况时,还需注意睡眠型态的变化,尽早发现老年人出现其他问题的先兆。如老年人突然早起或失眠,可能是情绪紊乱的表现;心脏或呼吸系统的疾病也可能导致睡眠紊乱;夜间躁动不安及意识混乱则可能是服用镇静剂产生的不良反应;夜间尿频可能预示着糖尿病、高血压、肾动脉硬化等疾病的发生。

二、老年人的活动

老年人适当的活动可以保持良好的肌张力,增强运动系统的耐力,保持关节的弹性和灵活性,增强全身活动的协调性。坚持活动可改善肺功能,促进血液循环,增加血管弹性,有效预防和延缓心血管疾病的发生和发展。活动可促进消化,预防便秘,且有助于缓解心理压力,促进身心放松,改善睡眠。对于患糖尿病的老年人来说,活动是维持正常血糖的必要措施。

(一)影响老年人活动的因素

活动涉及的身体组织器官非常广泛,如肌肉骨骼系统、神经系统、心血管系统等。正常运动时,一般会出现心率增加、系统性血管阻力增加、血压上升、心输出量轻微上升、肌肉张力增加等变化,而老年人由于组织器官功能的衰退,其活动具有特殊性。

1. 心血管系统 ①最大耗氧量下降:老年人活动时的最大耗氧量会下降,并随年龄的增加而递减。②最快心率下降:研究发现,当老年人做最大限度的活动时,其最快心率要比成年人低,一般最快心率为170次/分。这主要由于老年人的心室壁弹性降低,致使心室的再充填所需时间延长,因此影响整个心脏的活动。③心搏出量下降:当老年人增加活动量时,血管扩张能力下降,回心血量减少,导致心搏出量下降。④心输出量下降:由于最大心搏出量下降,最大活动量时会导致心输出量无法上升到预期值。

2. 肌肉骨骼系统 肌肉细胞因为老化而减少,肌肉变硬,肌张力下降,失去弹性,骨骼支撑力下降,使得老年人活动时容易跌倒。老化对骨骼系统的张力、弹性、反应时间以及执行能力均有负面的影响,这是造成老年人活动量减少的原因之一。

3. 神经系统 老化会造成脑组织血流减少、大脑萎缩、运动纤维丧失、神经轴突和树突伴随着神经元的变性而减少,神经传导速度减慢,老年人可出现步态不稳、蹒跚步态,或出现"拖足"状态,手的摆动幅度减小,转身时不稳,容易发生跌倒,故老年人应注意活动的安全性。

4. 其他因素 老年人常患有多发性慢性病,使得老年人对活动的耐受力下降。如帕金森病对神经系统的侵犯,造成老年人步态的迟缓及身体平衡感的丧失;骨质疏松症会造成老年人的活动能力受限,而且容易跌倒造成骨折等损伤。此外,老年人还可能因为服用药物而产生疼痛、不良情绪等而不愿活动;随着社会的发展,现代化交通工具普及,出门以车代步,上楼使用电梯等相应减少了活动的机会。因此,老年人经常参加一些体育锻炼,适当地进行一些健身活动,是很有必要的。

(二)老年人活动的指导

科学的锻炼对人的健康最为有益,老年人的运动要有足够的运动强度且安全。

1. 老年人的活动种类 广义的老年人活动包括日常生活活动、家务活动、职业活动以及娱乐体育活动。科学的体育锻炼对人的健康最为有益,老年人活动种类的选择宜在物理治疗师及健康训练专业人士的指导下进行。一般根据老年人的年龄、身体状况及场地条件,选择适当的运动项目,如慢跑、游泳、健身操、广场舞、乒乓球、太极拳与气功等。

2. 老年人的活动强度 应根据个人的能力及身体状况来选择。

(1)适宜心率:运动时的心率可反映机体的摄氧量,而摄氧量又是机体对运动量负荷耐受度的一个指标,因而可通过观测心率变化来控制运动量。运动时的适宜心率(次/分)=170-年龄,身体健壮者运动时的适宜心率(次/分)=180-年龄,计算运动时心率应采用测量 10 s 心率乘 6 的方法,而不是采用直接测量 1 min 心率的方法。

(2)心率恢复情况:运动结束后在 3 min 之内心率恢复到运动前水平,表明运动量较小,应加大运动量。在 3~5 min 恢复到运动前水平,表明运动量合适。10 min 以上才能恢复,表明活动强度过大,应适当减小运动量。

(3)结合自我感觉判断:运动时全身有热感或微微出汗,运动后感觉轻松愉快或稍有疲劳,食欲增加,睡眠良好,表示运动量适宜,效果良好;运动时不出汗,心率不增加,说明运动量较小,应增加运动量;如果运动后感觉疲乏、气促、食欲减退等,则说明运动量过大,应减小运动量。

此外,患病老年人运动强度的确定应非常慎重,最好在专业人员的指导下进行,并在运动过程中注意备好相应的急救药和严密监测,一旦有明显不适,应立即停止运动,及时就医。

3. 助行器具的使用 对于活动障碍的老年人,可选择助行器具。两上肢肌力差、不能充分支撑体重时,应选用腋窝支持型步行器;上肢肌力较差、提起步行器有困难者,可选用前方有轮的步行器;截瘫患者可选用交互型步行器或轮椅;握力好、上肢支撑力强的患者可选用单足手拐,平衡能力和协调能力较差者可选用三足或四足拐杖;握力差、前臂力较弱而不必用腋拐者可选用肘拐;截瘫或外伤较严重者可选用腋拐。

4. 老年人活动的注意事项

(1)因人而异,正确选择:老年人应根据自己的年龄、身体状况及场地条件,选择适当的运动项目。活动的设计应符合老年人的兴趣并在其能力范围内。活动目标的制订必须考虑到他们对自己的期望,这样制订出来的活动目标老年人才会觉得有价值而容易坚持。

(2)循序渐进:机体对运动有一个逐步适应的过程,所以运动量由小到大,动作由简单到复杂,不要急躁冒进,急于求成。应先选择不费力的活动开始,再逐渐增加活动的量、时间、频率,且每次给予新的活动内容时,都应该评估老年人对此项活动的耐受性。

（3）持之以恒：通过锻炼增强体质、防治疾病，要有一个逐步积累的过程。且取得疗效以后，仍需坚持锻炼，才能保持和加强效果。

（4）活动时间：老年人活动的时间以每天1～2次、每次0.5 h左右为宜，一天活动总时间以不超过2 h为宜，一般每周坚持3～5天。活动时间可选择在早上起床后，注意不宜太早，应在日出后再进行。因为植物在阳光照射下进行光合作用，这时空气中含氧量较高，有利于活动。另外，傍晚时人的体力、身体反应的敏感性和适应力都处于较佳状态，因此傍晚活动也能达到较好的效果。若在饭前活动，至少休息30 min才能进食，饭后2 h内不宜运动。临睡前2 h左右应结束锻炼，避免过度兴奋而影响入睡。

（5）活动场地与气候：活动场地尽可能选择空气新鲜、安静清幽的公园、庭院、湖滨等地。空气污浊、噪声较大的场所及市镇街道不宜作为运动场地。注意气候变化，夏季户外活动要防止中暑，冬季则要防跌倒和感冒。

任务四　老年人的清洁与舒适护理

老年人皮肤逐渐老化，保存水分的能力减弱，汗腺、皮脂腺分泌减少，使其皮肤易干燥、脱屑，对外界各种刺激的耐受性及损伤后的愈合能力下降，皮肤病逐年增多，如出现老年斑、老年性湿疹、老年皮肤瘙痒症等。这些给老年人带来了不便，特别是长期卧床的老年人，保持皮肤清洁卫生、干燥及预防压力性损伤尤为重要。得体舒适的衣着，也有助于老年人的健康。做好老年人的清洁护理，保证衣着舒适卫生，是老年人日常生活护理必不可少的内容。

一、老年人皮肤的保护

1. 防止各种损伤　尤其是物理性的伤害。要注意保暖，避免风吹、日晒、雨淋。行路不稳的老年人，要防止摔倒，摔倒不仅伤筋动骨，使老年人饱受皮肉之苦，而且老年人伤口愈合速度也比中青年人慢。

2. 防止各种刺激　食物、饮料要妥善选择。尽量不用或少用刺激性物品，如烟、酒、浓茶、咖啡、辛辣食物、海鲜等。这样做能有效防止皮肤瘙痒、湿疹、荨麻疹的发生和复发。衣服尤其内衣以棉织物为好，棉织物对皮肤的刺激性小，也不易引起过敏。衣服要既能保温，又不过紧，以免妨碍血液循环。

3. 预防增生性损害引起的破溃与恶变　某些皮肤损害有碍观瞻，老年人可能不自觉地搔抓；有些长在面部的增生性损害，如老年疣，易受日光刺激而起某种变化；长在背上的老年血管瘤可因瘙痒而被抓破流血。这些都是进行老年人皮肤保护时不可忽略的问题。

二、老年人的清洁

1. 口腔清洁　刷牙是基本的口腔清洁方式，应坚持每天早晚刷牙，特别是晚上临睡前。有义齿的老年人，应先取下义齿，清洁口腔和义齿后再戴上。佩戴活动义齿的老年人，应在每次饭后取出义齿，用清水刷洗并除去污渍。在晚上睡觉前取出义齿放入杯子或专用容器内，用义齿清洁液或冷水浸泡去渍消毒，预防义齿性口炎发生。因义齿在高温下易变形，不可使用热水清洗或把义齿浸泡在热水里；也不能使用酒精浸泡，因为义齿多由塑料制成，容易与酒精发生化学反应，导致义齿的老化、变形。对已经没有牙齿，或者容易发生误吸的老年人，可以用海绵刷或纱布擦拭口腔。

2. 头发清洁　老年人的头发多干枯、易脱落，应根据自身特点定期洗头，干性头发可每周清洗1次，油性头发则每周清洗2次。根据发质选择合适的洗护用品，洗发时注意调节水温和室温，以免受凉；防止污水溅入眼睛和耳朵内；及时擦干头发，防止受凉；染发时注意选择安全的染发剂,使用前进行皮肤测试,以免出现过敏反应,两次染发间隔 3 个月以上。对卧床不起的老年人需要由护士帮助梳头、洗发。

3.皮肤清洁 老年人在日常生活中应注意保持皮肤卫生,特别是皱褶部位(如腋下、肛门、外阴等)的皮肤卫生。

(1)洗脸:每天早上起床后、晚上睡觉前都需要洗脸来保持脸部清爽。干燥季节洗脸之后最好再涂抹面霜或润肤露,以保持皮肤滋润。对能够行走的老年人,要鼓励其自己去梳洗室洗脸,协助行动不便但可以坐起者洗脸,可以帮助老年人戴上围裙,挽起衣袖,并且准备好擦脸的热毛巾。长期卧床不能自理的老年人需要护士为其洗脸,首先用热毛巾擦拭脸部,擦拭顺序依次为眼睛、前额、鼻子、脸颊、嘴,注意将耳朵后面、脖子周围擦拭干净,然后用干毛巾吸干水分,注意动作要轻柔。

(2)洗脚:洗脚可以保持足部的清洁,经常用热水泡脚不但可以使足部的污垢容易脱落,还可以促进足部和全身血液循环,消除疲劳并有益于睡眠。老年人泡脚的水温保持在 40 ℃ 左右比较合适,泡脚时间不宜太长,一般不超过半小时。在晚间热水泡脚后用磨石板去除过厚的角质层,再涂护脚霜,避免足部皲裂。而手足已皲裂的老年人可在晚间沐浴后或用热水泡手足后,涂上护手、护脚霜,再戴上棉质手套、穿袜子,穿戴一晚或 1~2 h,可有效改善皲裂状况。

(3)沐浴:沐浴是清洁身体的有效方法之一,沐浴方式有盆浴和淋浴两种,可根据老年人生活习惯和身体状况来选择。一般来说,盆浴身体负荷较大,容易疲劳,出入浴缸时的危险性也比较大,有时还存在感染的风险,因此淋浴是一种较为适合的洗澡方式。在老年人身体比较虚弱的情况下,可以坐在淋浴椅上让护士协助洗澡。建议冬季每周沐浴 2 次,夏季则可每天温水沐浴。沐浴的室温调节在 24~26 ℃,水温则以 40 ℃ 左右为宜,沐浴时间以 10~15 min 为宜,时间过长易发生胸闷、头晕等意外。应在餐后 1 h 后再沐浴,饱餐后立刻沐浴会影响消化吸收,饥饿时沐浴可引起低血糖,甚至虚脱或晕倒。有心血管疾病或多病的老年人沐浴时,应有人陪伴、扶持,且动作宜慢。沐浴时应避免碱性肥皂的刺激,宜选择弱酸性的硼酸皂、羊脂皂或沐浴液等,以保持皮肤 pH 在 5.5 左右。沐浴用的毛巾应柔软,洗时轻擦,以防损伤角质层。身体状况不允许沐浴时,可选择擦浴。

三、老年人衣着卫生

老年人服装款式和颜色应符合老年人的个性,适当的装扮有利于老年人社交的自信,服装应便于穿脱、活动,以实用、舒适、整洁、美观为原则。

1.整洁、美观 干净整洁的衣着,使老年人更精神、更健康。外穿衣裤可用熨斗熨平,以保持挺括。在尊重老年人原有生活习惯的基础上,注意衣服的款式和色彩要适合其个性、年龄以及社会活动需求。老年人的服饰打扮可适当考虑流行时尚,如选择有朝气的色调、大方别致的款式以及饰品等。色彩上尽量跳出灰、黑、蓝的框架。老年女性可选择隐格、隐条、细点、碎花等色彩雅致、花型新颖的服装。

2.实用、舒适 老年人的衣着要注意实用、舒适,应以棉织品为好。不宜选择纽扣多的衣服,如有纽扣,要注意纽扣不宜过小,以方便老年人自行系扣,必要时使用橡皮筋或魔术贴取代纽扣,也可在拉链上留有指环以便于拉动。衣服要合身,不能过紧,避免穿过长的裙子或裤子。

3.鞋子的选择 老年人鞋子选择的关键是舒适和合脚。鞋子应具有防滑功能、减震功能和稳定性。

(代明真)

项目小结

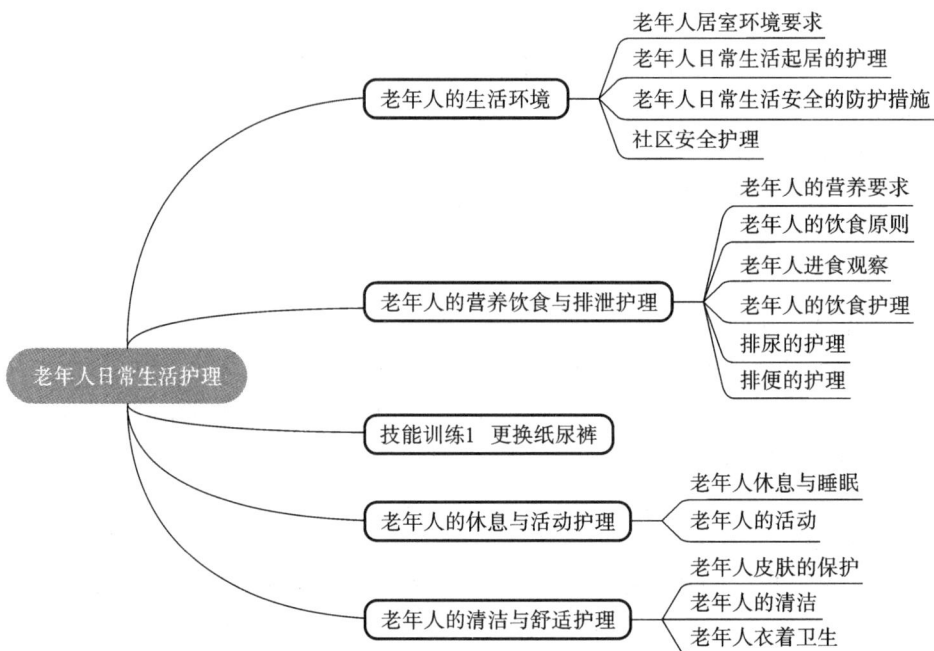

```
                                    ┌─ 老年人居室环境要求
                    老年人的生活环境 ┤   老年人日常生活起居的护理
                                    │   老年人日常生活安全的防护措施
                                    └─ 社区安全护理

                                              ┌─ 老年人的营养要求
                                              │   老年人的饮食原则
                    老年人的营养饮食与排泄护理 ┤   老年人进食观察
老年人日常生活护理                             │   老年人的饮食护理
                                              │   排尿的护理
                                              └─ 排便的护理

                    技能训练1  更换纸尿裤

                                          ┌─ 老年人休息与睡眠
                    老年人的休息与活动护理 └─ 老年人的活动

                                          ┌─ 老年人皮肤的保护
                    老年人的清洁与舒适护理 ┤   老年人的清洁
                                          └─ 老年人衣着卫生
```

直通护考

直通护考
答案

一、A1/A2 型题

以下每一道题下面有 A、B、C、D、E 五个备选答案,请从中选择一个最佳答案。

1. 以下对老年人饮食结构的描述,不正确的是(   )。

A. 应注意各类食物的合理搭配

B. 膳食不能多样化,以免增加老年人的胃肠负担

C. 可多食杂粮、豆类、鱼类等

D. 膳食应粗细搭配,花样更新

E. 应保持营养素平衡和营养素之间比例适宜

2. 老年人的饮食要做到"四低、一高、一适当",具体是指(   )。

A. 低脂、低胆固醇、低盐、低糖;高膳食纤维;适当蛋白质

B. 低蛋白、低胆固醇、低盐、低糖;高膳食纤维;适当脂肪

C. 低脂、低胆固醇、低盐、低糖;高蛋白;适当膳食纤维

D. 低脂、低蛋白、低盐、低糖;高胆固醇;适当膳食纤维

E. 低脂、低胆固醇、低盐、低糖;高糖;适当蛋白质

3. 王爷爷,82 岁,生活不能自理,咀嚼能力较差,患糖尿病 26 年,近期出现视力模糊的现象,生活基本不能自理,需要护士小李喂食。以下关于王爷爷的进食,描述正确的是(   )。

A. 如果老年人要求自己进食,可按时钟平面图放置食物

B. 早餐进食时间一般为 7～8 时,午餐进食时间一般为 11～12 时

C. 让王爷爷用手触摸碗壁来估计食物温度

D. 叮嘱王爷爷进食鱼类时要注意鱼刺,自己慢慢剔除

Note

E. 应在王爷爷进食后,多给予新鲜果汁,以补充维生素

4. 蒋奶奶,82岁,膀胱括约肌丧失排尿控制能力,尿液不自主地流出。这种排尿异常是( )。

  A. 尿失禁   B. 尿潴留   C. 尿路感染   D. 多尿   E. 少尿

5. 秦爷爷,80岁,下腹部胀满,排尿困难,耻骨上膨隆。扪及囊性包块,叩诊为实音。这种排尿异常是( )。

  A. 尿失禁   B. 尿潴留   C. 尿路感染   D. 少尿   E. 无尿

6. 下列哪项尿失禁的健康指导措施不正确?( )

  A. 加强皮肤护理   B. 白天少饮水,以减少尿量

  C. 酌情采取导尿术   D. 训练膀胱功能   E. 锻炼盆底肌

7. 为老年人更换纸尿裤时,以下不正确的是( )。

  A. 打开门窗,保持空气清新

  B. 观察会阴部皮肤情况,避免发生尿布疹

  C. 纸尿裤大腿内外侧边缘展平,防止侧漏

  D. 注意观察排泄物的性质、量、颜色和气味

  E. 如有异常及时报告医护人员

8. 王奶奶,83岁,行动不便,平时活动少,因牙口不好,长期吃精细食物,以流质食物为主,习惯性便秘多年。引起王奶奶便秘的主要因素是( )。

  A. 摄入膳食纤维较少   B. 排便习惯改变   C. 饮水过少

  D. 紧张焦虑   E. 环境改变

二、A3/A4型题

以下提供若干组考题,每组考题共用一个题干。每道题下面A、B、C、D、E五个备选答案,请从中选择一个最佳答案。

(9～11题共用题干)

张爷爷,72岁,常不自主的间歇排尿,排尿没有感觉。

9. 张爷爷此种情况可能是( )。

  A. 充溢性尿失禁   B. 急迫性尿失禁   C. 压力性尿失禁

  D. 反射性尿失禁   E. 部分性尿失禁

10. 关于尿失禁老年人的护理措施,不正确的是( )。

  A. 疏导和缓解老年人焦虑心理   B. 白天少饮水,以减少尿量

  C. 睡前少饮水,以减少尿量   D. 训练膀胱功能

  E. 锻炼盆底肌

11. 为老年人更换纸尿裤时,不正确的是( )。

  A. 关闭门窗,屏风遮挡   B. 向老年人解释配合要点

  C. 准备温水,控制水温在40～45 ℃   D. 将污染的纸尿裤向内折叠

  E. 更换纸尿裤后只需记录皮肤情况

(宋 楠)

老年人常见健康问题的护理

学习目标

【知识目标】

1. 掌握老年人跌倒、呛噎、压力性损伤、便秘、疼痛等常见健康问题的护理措施。

2. 熟悉老年人跌倒、呛噎、压力性损伤、便秘、疼痛等常见健康问题的护理评估。

【能力目标】

1. 学会对老年人常见健康问题进行正确的护理评估,并实施护理。

2. 运用所学知识正确实施助行器的使用帮助与指导、使用轮椅转运老年人、异物卡喉应对、压力性损伤的预防。

【思政目标】

能树立热爱老年护理事业的思想,具有较好的应急处理能力和团队协作精神,护理中尊重老年人,对老年人有足够的耐心、细心、爱心和责任心。

项目导言

随着老年人年龄的增长,跌倒、呛噎、压力性损伤、便秘、疼痛等常见健康问题的发生率不断上升而直接影响老年人的生活质量,并可加重原有疾病病情,延长病程,甚至威胁生命。积极实施老年人健康问题的管理与护理,能有效预防老年人健康问题的发生,对维护和促进老年人健康、提高老年人的生活质量,降低医疗成本,节约医疗康复和护理费用有着积极的作用。

任务一　跌倒的护理

案例引导

林爷爷,75岁,两小时前下楼梯时跌倒,当即不能站立,诉左髋部疼痛剧烈。既往患有双膝骨关节炎10余年,患高血压、糖尿病15年,长期服用降压药、降血糖药等。近期因搬新家、环境陌生而失眠,需服用催眠药助眠。曾在夜间如厕发生跌倒,当时小腿皮肤擦伤,无其他不适。

问题：

1. 林爷爷跌倒的危险因素有哪些？

2. 如何指导老年人预防跌倒的发生？

3. 对林爷爷应采取哪些护理措施？

跌倒(fall)是指个体突发的、不自主的、非故意的体位改变,倒在地上或更低的平面上(图 5-1)。根据国际疾病分类(ICD-10)对跌倒的分类,跌倒包括如下两类:①从一个平面至另一个平面的跌落;②同一平面的跌倒。

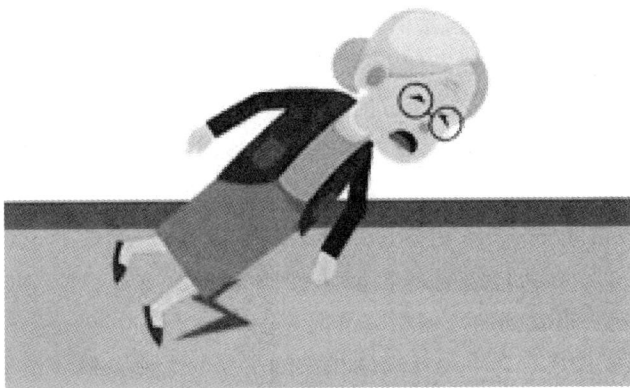

图 5-1 跌倒

老年人跌倒发生率高,根据全国疾病监测系统的数据显示,我国 65 岁以上老年人因伤致死的首要原因是跌倒,跌倒也是老年人发生创伤性骨折的主要原因。据报道,美国每年约有 30% 的 65 岁以上老年人发生跌倒,跌倒发生的比例随着年龄增长而增加,80 岁以上老年人跌倒的发生率高达 50%。大部分老年人的跌倒发生在自己家中。

跌倒可引起软组织损伤,造成肢体功能受限,甚至骨折,使老年人的生活质量下降,医疗费用增加,也可引发一系列心理问题,如跌倒恐惧,严重影响老年人的身心健康。同时,跌倒也给家庭和社会带来了巨大的负担。跌倒是可以预防的,如能及时对老年人进行跌倒风险的评估,有助于降低老年人跌倒的发生率,减轻老年人跌倒的损伤程度。

一、护理评估

跌倒后应尽早进行评估,评估的内容包括:①导致跌倒的原因;②跌倒的伤害程度。

(一)健康史

1. 一般资料 收集老年人的年龄、性别、文化背景、生活方式等。

2. 既往史 了解老年人的疾病史、用药史、跌倒史等。

3. 跌倒原因 跌倒是由多种因素互相作用的结果,包括内在因素和外在因素。内在因素包括生理因素、病理因素、药物因素和心理因素,外在因素包括环境因素、个人因素、社会因素等。

1) 内在因素

(1) 生理因素:随着年龄的增长,老年人的视觉、听觉、触觉、前庭功能等出现衰退,使传入中枢神经系统的信息减少,影响大脑分析、判断的准确性;老年人的平衡能力降低、肌肉力量减弱,造成步态协调性下降,增加跌倒的危险性。女性的跌倒发生率高于男性。

(2) 病理因素:下列疾病均可诱发跌倒。①骨关节疾病,如类风湿关节炎和关节畸形、骨质疏松症等。②心脑血管病,如椎基底动脉供血不足、高血压、直立性低血压等。③神经系统疾病,如

61

脑卒中、帕金森病、小脑疾病等。④感官系统疾病,如白内障、青光眼等。⑤心理及认知因素:痴呆、抑郁症。⑥其他:身体虚弱、贫血和糖尿病、足部疾病、水、电解质代谢紊乱等。

(3)药物因素:药物因素是导致老年人跌倒的重要因素。是否服药、药物的剂量及使用复方药都可能引起跌倒。很多药物,如镇静催眠药、止痛药、抗抑郁药、抗焦虑药、抗高血压药、抗心律失常药、利尿剂、氨基糖苷类抗生素和降血糖药等,可影响人的精神、神志、视觉、步态、平衡等而引发跌倒。

(4)心理因素:自信心和跌倒时的情绪是影响老年人跌倒的重要因素,沮丧、焦虑可能会削弱老年人的注意力,导致老年人对周围环境危险因素的感知力减弱,反应能力下降,增加跌倒的机会。跌倒可反复发生,且既往跌倒史会增加老年人的恐惧心理。

2)外在因素

(1)环境因素。①室内环境因素:如居住环境发生改变,灯光昏暗;地面潮湿、凹凸不平、有障碍物;家具摆放位置不合适、高度不适宜;楼梯台阶、栏杆、把手等安全措施缺失等都会增加跌倒的危险。②室外环境因素:台阶和人行道不平整、有障碍物及雨雪天气、人潮拥挤等都可能引发老年人跌倒。

(2)个人因素:鞋子尺寸不合适、裤腿过长、饮酒、使用辅助工具等都会增加跌倒的风险。

(3)社会因素:老年人的文化程度、收入水平、卫生保健水平、与社会的交往程度等都会影响其跌倒发生的概率。

(二)跌倒后的伤情评估

1. 跌倒现场状况 主要包括跌倒环境、跌倒性质、跌倒时着地部位、跌倒后能否独立站起、现场诊疗情况及现场其他人员看到的跌倒相关情况等。

2. 身体状况 主要检查有无出现与跌倒相关的受伤。老年人跌倒后容易并发多种损伤,如软组织损伤、骨折等,需重点检查着地部位、受伤部位,对老年人进行全面细致的体格检查。检查外伤及骨折的严重程度,同时进行头部、胸腹部、四肢等全面检查;观察患肢的意识状况、生命体征、面容、姿势等;检查患者听觉、视觉、神经功能等。

(三)辅助检查

为了明确跌倒对身体造成的损伤,可根据需要做影像学检查、实验室检查等。

(四)心理-社会评估

除了解老年人一般心理社会状况外,要特别关注有跌倒史的老年人有无跌倒后恐惧心理,有跌倒后恐惧心理的老年人往往会因为害怕跌倒而减少外出和活动,导致身体活动能力降低、活动范围缩小、人际交往减少,这既增加了再跌倒的危险,又会对老年人的身心产生负面影响,使老年人的生活质量下降。

知识拓展

住院患者跌倒伤害分级

住院患者跌倒伤害指住院患者跌倒后造成不同程度的伤害甚至死亡。住院患者跌倒伤害分级如下。

(1)轻度(严重程度1级):指住院患者跌倒导致青肿、擦伤、疼痛,需要冰敷、包扎、伤口清洁、肢体抬高、局部用药等。

(2)中度(严重程度2级):指住院患者跌倒导致肌肉或关节损伤,需要缝合、使用皮肤胶、夹板固定等。

(3)重度(严重程度3级):指住院患者跌倒导致骨折、神经或内部损伤,需要手术、石膏、牵引等。

(4)死亡:指住院患者因跌倒受伤而死亡,而不是由引起跌倒的生理事件本身而致死。

二、常见护理诊断/问题

1. 有受伤的危险 与跌倒有关。

2. 急性疼痛 与跌倒后损伤导致的疼痛有关。

3. 恐惧 与害怕再次跌倒有关。

4. 躯体活动障碍 与跌倒后损伤有关。

5. 知识缺乏 缺乏预防跌倒的相关知识。

三、护理措施

(一)跌倒后应急护理

老年人跌倒后,不要急于扶起,要分情况进行处理。

1. 现场确认伤情 ①询问老年人跌倒情况及对跌倒过程是否有记忆,若不能记起,提示可能为晕厥或脑血管意外,需要立即送至医院进行 CT、MRI 检查等确认。②询问有无剧烈头痛、手脚无力,观察有无口角歪斜、言语不利等,如有以上情况,提示可能为脑卒中,若立即扶起老年人可能加重脑出血或脑缺血,应立即拨打 120 急救电话,避免加重患者的脑部损伤。③检查有无骨折,查看患者肢体有无疼痛、畸形、位置异常,关节有无异常,肢体感觉有无异常或大小便有无失禁等,以确认骨折情形。

2. 神志不清老年人的处理 ①立即拨打 120 急救电话。②若有外伤、出血,立即进行包扎、止血。③如发生呕吐,应将老年人头偏向一侧,清理口、鼻腔的呕吐物,保持气道通畅。④有抽搐者,移至平整地面或身下垫软物,防止碰、擦伤,必要时使用牙垫等,防止舌咬伤,注意保护抽搐肢体,防止肌肉、骨骼损伤。⑤如发生呼吸、心跳停止,立即进行胸外心脏按压、口对口人工呼吸等紧急措施。

3. 正确搬运老年人 如果情况许可,可协助跌倒者缓慢站立,取坐位或卧位,确认无障碍后方可放手,并继续观察。如需搬运,尽量保持平卧姿势。

4. 查找跌倒危险因素 评估跌倒风险,制订防治措施及方案。

(二)一般处理

1. 病情观察 观察患者神志、心率、血压、呼吸等,警惕颅内出血及休克征象,严密观察生命体征、瞳孔大小及对光反射等。

2. 跌倒后的长期护理 大多数老年人跌倒后伴有不同程度的身体损伤,往往引发长期卧床。对于此类患者需要提供长期护理:①评估患者目前日常生活活动能力,提供相应的基础护理,满足老年人的日常生活需求。②预防长期卧床引发的并发症,如压力性损伤、肺部感染、尿路感染等。③指导老年人进行功能锻炼,预防废用综合征,促进老年人早日恢复健康。

(三)心理护理

针对老年人跌倒后的恐惧心理,帮助老年人分析跌倒的影响因素,进行早期危险因素识别,使老年人认识到跌倒是可以预防的。提高老年人对跌倒的认知能力,科学、有效地预防跌倒的发生,以减轻或消除老年人的恐惧心理。

(四)健康指导

跌倒的健康指导,着重于预防再次跌倒。积极开展老年人跌倒的预防指导,将有助于减少跌倒的发生,减轻老年人跌倒的严重程度。

1. 评估危险因素,制订针对性的指导措施 正确评估老年人的活动能力,对存在跌倒危险因素的老年人,帮助其分析目前可能诱发跌倒的因素,提出预防措施。同时,加强预防跌倒知识和技能的健康宣教,提高老年人及其家属预防跌倒的意识,指导老年人在跌倒时寻求帮助的方法。

2. 运动锻炼 指导老年人参加运动锻炼,根据自身身体状况选择合适的运动,如打八段锦、打

微课:预防老年人跌倒的健康宣教

太极拳、快走、慢跑等有氧运动,以增强老年人的肌肉力量、柔韧性、协调性和稳定性,减少跌倒的发生。

3. 正确用药 指导老年人按医嘱正确服药,不得自行增减剂量或更换药物。告知老年人药物的不良反应,并注意观察用药后反应。

4. 选择适当的辅助工具 指导老年人使用安全、方便的助步器(图 5-2),将拐杖、助步器等放在老年人触手可及的固定位置,有视觉、听觉及其他感觉障碍的老年人,应佩戴视力辅助设施、助听器等。

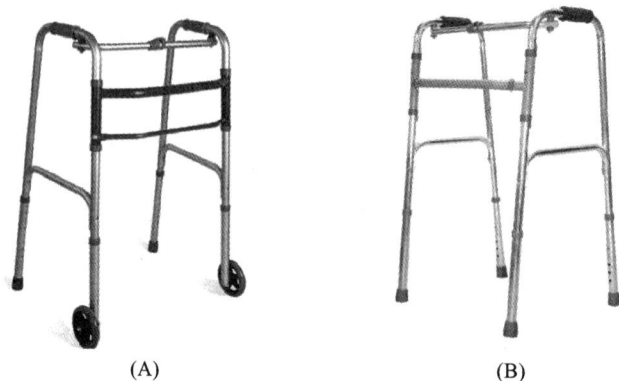

(A)　　　　　　　　　　　(B)

图 5-2　助步器

5. 创造安全的环境 ①室内光线充足,通风良好,地面干燥、平整。②室内设施应简单、便捷,家具靠墙摆放,便于老年人活动;卫生间安装坐便器,配置扶手、防滑垫等。③老年人衣着舒适、合身,避免穿过紧或过长的衣裤,以防走路时绊倒,不穿拖鞋、鞋底过软的鞋、过大的鞋、高跟鞋及易滑倒的鞋。④设置防跌倒警示牌,提醒患者及护士,共同维护老年人的安全。

6. 调整生活方式 ①上下楼梯应缓慢,尽可能使用扶手;转身、转头时动作缓慢。②步态平稳,尽量慢走,避免携带沉重物品。③避免去人多拥挤的地方,乘坐交通工具时要等车辆停稳以后再上下车。④避免长时间下蹲,由蹲位改为站立位时动作要缓慢,预防直立性低血压。⑤起床遵循"3 个 30 s"原则,即醒后 30 s 再坐起,坐起 30 s 后再站立,站立 30 s 后再行走。⑥睡前避免大量饮水,排空膀胱,可在床旁放置便器。⑦避免在他人看不到的地方独自活动。

7. 保证良好的睡眠质量 夜间睡眠质量不好导致老年人思维和判断力下降,容易跌倒。指导老年人早睡早起,午睡控制在 1 h 内,入睡前可喝热牛奶、泡脚、按摩等促进睡眠。

8. 预防骨质疏松症 为减轻跌倒后损伤,指导老年人增强膳食营养,保持饮食均衡。补充维生素 D 和钙,鼓励老年人适当晒太阳,促进机体对钙的吸收。

思政课堂

　　我们要在全社会大力提倡尊敬老人、关爱老人、赡养老人,大力发展老龄事业,让所有老年人都能有一个幸福美满的晚年。

——习近平总书记在 2019 年春节团拜会上的讲话

技能训练 2　手杖的使用帮助与指导

一、工作任务

　　林爷爷,75 岁,跌倒致股骨颈骨折治疗后,现在处于康复阶段,左腿活动不灵,康复师建议加强林爷爷的行走训练。请协助林爷爷使用四足手杖进行行走康复训练,并教会他上下楼梯、三点式步行、两点式步行。

二、任务分析

（一）手杖的作用

手杖是辅助行走的器具,通过器具的支撑,保持身体平衡,减少下肢承重,改善步态,改进步行功能,既能提高老年人的生活自理能力,改善生活质量,又能帮助老年人改善心理状态,提高老年人的自信心。

（二）手杖的选择

根据手杖的结构和功能可以分为单足手杖、多足手杖、直手杖、可调式手杖、带座式手杖、多功能手杖和盲人手杖等,其中单足手杖适用于握力好、上肢支撑能力强的老年人。多足手杖包括三足手杖和四足手杖,支撑面积较广而且稳定(图 5-3)。

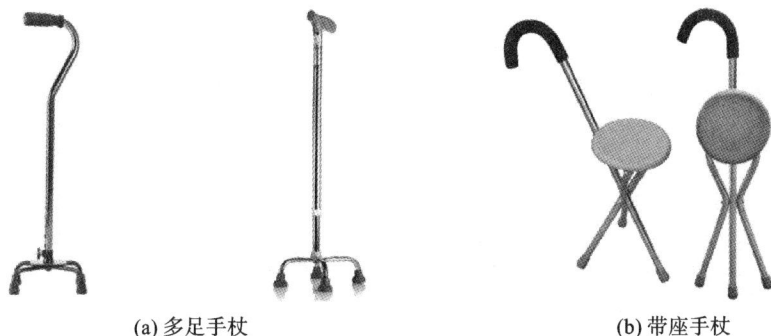

(a) 多足手杖　　　　　　　　　　　　(b) 带座手杖

图 5-3　手杖

手杖的高度:老年人以直立状态握住手杖,肘关节屈曲 15°～30°,腕关节背伸,小趾前外侧 15 cm 处至背伸手掌面的距离即为手杖的适当高度。站立困难者可仰卧位测量。

（三）手杖的观察要点

（1）检查手杖是否完好,手杖与地面接触的橡胶垫是否牢固,可调高度的手杖调节卡扣是否锁紧等。

（2）老年人活动后如出现下肢肿胀、紫斑等情况时,应注意调整步态,减少活动时间,并及时通知医生和护士。

三、任务实施与评价

操作流程	操作内容	任务评价			
		自评	互评	教师评价	企业评价
评估和沟通	（1）与老年人沟通交流,进行综合评估:全身情况(精神状态、饮食、睡眠、排便等),局部情况(肢体活动度、有无导管等),特殊情况(衣着宽松、穿防滑鞋等)。 （2）解释使用手杖的重要性和配合要点,态度和蔼亲切				
准备	（1）护士准备:着装整洁,修剪指甲,洗净并温暖双手,戴好口罩。 （2）老年人准备:理解、配合,有行走意愿,身体状况允许。 （3）物品准备:护理车、护腰带、毛巾、四足手杖、免洗洗手液、口罩、垃圾桶、记录单、笔等。 （4）环境准备:环境整洁,温度适宜,光线明亮,地面平坦、无积水、无障碍物				

续表

操作流程	操作内容	任务评价			
		自评	互评	教师评价	企业评价
实施	（1）检查手杖：护士教老年人检查四足手杖，保证完好。 （2）讲解示范：语速缓慢清晰地向老年人讲解四足手杖的放置位置和使用中的注意事项，示范三点式步行、两点式步行、上下楼梯的行走方法。 　①三点式步行：先伸出四足手杖，再迈出患足，最后迈出健足；或先伸出手杖，再迈出健足，最后迈出患足。要求患足努力做到抬腿迈步，避免拖拉。 　②两点式步行：伸出四足手杖的同时抬腿迈出患足，再迈出健足。 　③上下楼梯的训练：正确上下楼梯的原则是上楼梯先迈健腿，后迈患腿；下台阶先迈患腿，再迈健腿。可以将四足手杖放在扶手上，一同挪动。 （3）保护练习：为老年人系好护腰带，指导老年人健侧手拿手杖，手杖放在健脚外侧 15 cm 处，目视前方，保持身体直立。护士站在患侧保护，教老年人三点式行走，熟练后再教两点式步行、上下楼梯的方法				
健康教育	结合老年人情况和本次工作任务开展健康教育				
整理记录	（1）整理：遵守感染防控要求，包括废弃物处理、个人防护及手卫生等。 （2）记录：训练的时间、内容及老年人的反应				

四、注意事项

（1）使用手杖前，要告知老年人相关注意事项。

（2）严格遵从医生或康复师对手杖的选择和步行的指导要求来指导老年人。

（3）手杖应放置在老年人触手可及的固定位置。

（4）行走中注意观察老年人有无劳累，询问感受，避免拉、拽老年人胳膊，以免造成跌倒或骨折。

技能训练 3　使用轮椅协助老年人转移

一、工作任务

张爷爷，72 岁，小学退休老师。1 年前突发脑出血，经住院治疗出院后入住养老机构。张爷爷能正常交流，目前左侧肢体活动不便，右侧肢体活动正常，日常出行依赖轮椅。每天下午午睡后，护士按照照护计划使用轮椅协助张爷爷转移。

二、任务分析

（一）轮椅的种类及性能

轮椅种类较多，按用途可以分为标准型轮椅、站立轮椅、偏瘫用轮椅等，另外还有适用于双上肢无力的电动轮椅等。

轮椅适用于偏瘫、下肢残疾、胸以下截瘫患者及行动不便的老年人。有骨盆骨折未愈合或严重的臀部压力性损伤患者不宜选用坐式轮椅,视力、判断力和控制能力较差者不宜选用电动轮椅。

（二）轮椅的选择

选择轮椅的基本原则:位置稳定、舒适、使用方便、压力分布均匀、安全。

（1）老年人坐上轮椅后双大腿与扶手之间应有 2.5～4 cm 的间隙。

（2）轮椅靠背的上缘应在腋下 10 cm 左右。

（3）老年人坐上轮椅后,以坐垫的前缘离膝后 6.5 cm 左右为宜。

（4）轮椅的椅座上放置坐垫,以使老年人坐轮椅时感觉舒适和防止压力性损伤。

（5）老年人前臂放在扶手背上,肘关节屈曲正常约为 90°。

三、任务实施与评价

操作流程	操作内容	任务评价			
		自评	互评	教师评价	企业评价
评估和沟通	（1）与老年人沟通交流,进行综合评估:全身情况（精神状态、生命体征、饮食、睡眠、排便等）,局部情况（肌力、肢体活动度、皮肤情况、有无导管等）,特殊情况（衣着宽松、穿防滑鞋等）。 （2）解释轮椅转移的配合要点,态度和蔼亲切				
准备	（1）护士准备:着装整洁,修剪指甲,洗净并温暖双手,戴好口罩。 （2）老年人准备:理解、配合,有使用轮椅转移的意愿,身体状况允许。 （3）物品准备:选择适合老年人的轮椅,轮椅的轮胎气压充足,刹车制动良好,轮椅完好可以正常使用。必要时备毛毯、水杯。 （4）环境准备:环境整洁,温度适宜,光线明亮,地面平坦、无积水、无障碍物				
实施	（1）由床转移到轮椅。 ①被动转移。a.推轮椅至老年人床边,停在老年人健侧,与床沿成 30°～45°角,固定刹车,收起脚踏板。b.协助老年人坐到床边,穿好防滑鞋,嘱咐老年人双手搭在护士肩部,根据老年人患侧手的功能,合理摆放患侧手。c.两脚分开,前腿呈弓步放在老年人双腿之间,控制好老年人患侧下肢,后脚靠近轮椅外侧轮,双手扶老年人腰部,将老年人扶起站稳。d.以自己的身体为轴带动老年人身体转向轮椅并坐入轮椅。e.嘱老年人扶好扶手,手扶老年人肩部,绕到轮椅后方,两臂从老年人背后两肋下伸入,将老年人身体移向靠背,使其身体坐满轮椅座位。f.协助老年人调整舒适坐姿,扣好安全带,使其双脚放在脚踏板上。 ②协助转移。a.推轮椅至老年人床边,停在老年人健侧,与床沿成 30°～45°角,固定刹车,收起脚踏板。b.协助老年人坐到床边,穿好防滑鞋。c.协助老年人健侧身体向前移动,使老年人侧身坐在床边,嘱老年人健侧手扶住轮椅远侧扶手,健侧脚向前踏出一步,靠近轮椅中间位置。d.护士双脚分开站立,一脚靠近轮椅远侧轮子,另一脚靠在老年人患脚外侧,双膝微弯曲下蹲,双手扶住老年人腰臀部,嘱老年人将患侧手放在胸前。e.起立将老年人扶起,顺势带动老年人身体移向轮椅并坐入轮椅。f.协助老年人调整舒适坐姿,扣好安全带,使其双脚放在脚踏板上。				

Note

续表

操作流程	操 作 内 容	任 务 评 价			
		自评	互评	教师评价	企业评价
实施	（2）由轮椅转移到床。 ①被动转移。a.老年人坐于轮椅上，护士将老年人推至床边，使老年人健侧靠床，轮椅与床沿成 30°～45°角，固定刹车，收起脚踏板，松开安全带。b.护士两脚分开，前腿呈弓步放在老年人双腿之间，控制好老年人患侧下肢，后脚靠近床边。老年人双手搭在护士肩部，根据老年人患侧上肢功能，合理摆放患侧手。c.护士双手扶住老年人腰部并将老年人扶起站稳，护士身体转向床的同时带动老年人身体移向床沿并坐在床上。d.协助老年人坐稳，脱鞋，上床休息，取舒适体位。 ②协助转移。a.老年人坐于轮椅上，护士将老年人推至床边，使老年人健侧靠床，与床沿成 30°～45°角，固定刹车，收起脚踏板，松开安全带。b.协助老年人健侧身体向前移动，使老年人侧身坐在轮椅边，嘱老年人健侧手扶住床边，健侧脚向前踏出一步，靠近床的位置。c.护士双脚分开站立，一脚靠近床边，另一脚靠在老年人患脚外侧，双膝微弯曲下蹲，双手扶抱住老年人腰臀部，嘱老年人将患侧手放在胸前。d.护士起身带动老年人站起，顺势带动老年人身体移向床沿并坐在床上。e.协助老年人坐稳，脱鞋，上床休息，取舒适体位				
健康教育	结合老年人情况和本次工作任务开展健康教育				
整理记录	（1）整理：遵守感染防控要求，包括废弃物处理、个人防护及手卫生等。 （2）记录：训练的时间、内容及老年人的反应				

四、注意事项

（1）体位转移时注意保护老年人安全，注意在患侧保护老年人。

（2）协助老年人转移时，注意运用节力原则。

（3）转移时尽量保持床面和轮椅座位在同一水平高度。

（4）训练过程中随时观察老年人的反应，发现异常，应立即停止训练并报告医生。

（陈燕珊）

任务二　呛噎的护理

案例引导

林护士下午在病房巡视时，看见李大爷一边吃花生一边和家属大声聊天。林护士正要上前阻止，看见李大爷突然剧烈咳嗽，面部涨得通红，一手呈"V"字状紧贴于颈前喉部，表情痛苦。家属很慌张,不知道该怎么办。

问题:

1. 李大爷发生了什么健康问题?

2. 如何预防老年人出现这样的健康问题?

3. 林护士应立即采取什么护理措施?

呛噎指吞咽时发生误吸或食物团在咽、食管、贲门等部位发生梗阻、停滞,产生呼吸不畅或窒息感,表现为患者在进食中突然严重的呛咳,呼吸困难,出现面色苍白或青紫。老年人因为吞咽困难造成食物被误吸入气管引起吸入性肺炎的发病率高达40%～50%。呛噎窒息是一种十分紧急的情况,应立即处理。

一、护理评估

(一)健康史

1. 一般资料 收集老年人的年龄、性别、文化背景、生活方式等。

2. 既往史 了解老年人的疾病史、用药史、呛噎史等。

3. 呛噎原因 呛噎是多种因素互相作用的结果,包括内在因素和外在因素。内在因素包括生理因素、病理因素、药物因素和心理因素,外在因素包括食物因素等。

1)内在因素

(1)生理因素:老年人咀嚼功能较差,反应能力也比较慢,比较容易发生呛噎。

(2)病理因素:有帕金森病或其他脑器质性疾病的患者,因吞咽反射迟钝而发生呛噎;颅神经损害导致吞咽反射迟钝或消失而致食物误入气管;癫痫患者进食时如抽搐发作,可能造成呛噎。

(3)药物因素:服用抗精神药物出现锥体外系反应,若出现吞咽肌肉运动不协调,可使食物误入气管;在电休克治疗后,患者在意识模糊的状态下进食也容易造成呛噎、窒息。

(4)心理因素:老年人在用餐时谈话说笑或情绪激动,容易导致食道痉挛,引起呛噎。

2)外在因素 肉类、地瓜、年糕、汤圆、粽子、包子、蛋黄、香蕉、糖果、豆子、花生、瓜子等都是容易导致呛噎的食物。

(二)气道异物梗阻的识别

气道异物梗阻的识别是抢救成功的关键,异物可造成气道的部分或完全阻塞。

1. 气道部分阻塞 患者表现为突然剧烈呛咳,声音嘶哑、呼吸困难、面色口唇发绀,常一手呈"V"字状紧贴于颈前喉部。

2. 气道完全阻塞 患者面色灰暗,不能讲话、不能咳嗽、不能呼吸,甚至窒息,如不能及时解除梗阻,患者将很快丧失意识,甚至死亡。

(三)辅助检查

1. 反复唾液吞咽测试 评估老年人吞咽能力简单易行的方法。患者取坐位,卧床时取放松体位。先用人工唾液或1 ml水让患者口腔湿润,检查者再将食指横置于患者的喉结和舌骨处,嘱患者反复做吞咽动作,当确认喉结及舌骨随吞咽动作上举,越过食指后复位,即判定完成一次吞咽动作。观察30 s患者吞咽的次数和喉部上提的幅度。判断标准:30 s内能吞咽3次说明正常,30 s内吞咽2次或小于2次提示有呛噎的风险。

2. 洼田饮水试验 日本学者洼田俊夫提出的评价吞咽功能的方法,试验方法是让患者端坐,喝下30 ml温开水,观察所需时间和呛咳情况:1级—5 s内能顺利地1次将水咽下;2级—5 s内分 2 次及以上将水咽下而无呛咳;3 级—5 s 内能 1 次咽下,但有呛咳;4 级—5~10 s 分 2 次及以上咽下并有呛咳;5 级—10 s 内不能将水全部咽下并频繁呛咳。1 级为正常,2 级为可疑异常,3~5 级为异常。

3. 口腔功能的检查　口唇检查,牙齿及牙龈检查,口腔黏膜检查等。

（四）心理-社会评估

除了解老年人一般心理社会状况外,还要注意当老年人出现呛噎后,多数会产生焦虑、恐惧心理,进食时产生畏惧感,甚至拒绝进食,这会对老年人的身心造成负面影响,使老年人的生活质量下降。

二、常见护理诊断/问题

1. 吞咽障碍　与老化、进食过快、食物过硬或过于黏稠、疾病原因有关。

2. 有窒息的危险　与摄食-吞咽功能减弱有关。

3. 有急性意识障碍的危险　与有窒息的危险有关。

4. 恐惧　与担心窒息而害怕有关。

三、护理措施

（一）呛噎的急救处理

1. 背部叩击法　适用于有严重气道梗阻症状、神志清醒的患者。救助者站到患者身后,用一只手支撑胸部,让患者前倾,救助者另一只手的掌根部在两肩胛骨之间大力叩击 5 次。背部叩击法最多进行 5 次,如果梗阻已减轻或解除,不一定要做满 5 次。

2. 腹部冲击法

（1）互救腹部冲击法(海姆利希手法):适用于有严重气道梗阻症状、神志清醒的患者。患者取立位或坐位,救助者站在患者身后,双臂环抱患者腰部,让患者弯腰,头前倾,救助者一手握空心拳,握拳手的拇指侧紧顶患者剑突下和脐之间腹中线的部位,用另一手握紧此拳,用力快速向内、向上冲击腹部,最多重复 5 次。如果梗阻没有解除,继续交替进行 5 次背部叩击和 5 次腹部冲击。

（2）自救腹部冲击法:患者本人可一手握空心拳,握拳手的拇指侧紧顶剑突下和脐之间腹中线的部位,用另一只手紧握此拳,用力快速向内、向上冲击 5 次。患者也可将上腹部抵压在一个硬质的平面上,如椅背、桌沿等,连续向内、向上冲击 5 次。

应用腹部冲击法应注意检查有无危及生命的并发症,如腹部或胸腔脏器破裂、胃内容物反流造成误吸等。

3. 胸部冲击法　适用于肥胖不宜采用腹部冲击法的患者。救助者站在患者身后,双臂从患者腋下环绕其胸部,一手握空心拳,拇指置于患者胸骨中部,另一手紧握此拳,向内、向上有节奏地冲击 5 次,注意避开肋骨缘及剑突。

4. 胸部按压法　适用于无意识或救助中丧失意识的患者。患者仰卧,救助者位于患者一侧,按压部位与心肺复苏时胸外按压部位相同。

（二）一般护理

1. 体位　指导老年人尽量坐着用餐,痰多的老年患者尽量选择侧卧位或半坐卧位,以免发生呛噎。

2. 气道护理　老年人不小心发生呛噎后,少数会引发吸入性肺炎、肺部感染等并发症,护士应当做好呼吸道护理工作,避免并发症的发生。急救后,还应注意一直保持呼吸道的通畅,协助老年人漱口,帮助老年人定时翻身、拍背,指导老年人有效咳嗽咳痰,并注意进食后 30 min 内不进行容易引发呕吐的操作,如吸痰。

3. 饮食护理

（1）食物要求：老年人宜选择柔软、容易嚼碎的食物，蔬菜要切细，肉类最好制成肉末。

（2）进食指导：观察患者的食量、食速及体位，暴饮暴食的要控制食量和食速，小口送食。出现吞咽困难、面肌痉挛、唇舌震颤等症状者，要给予稀、软的流质或半流质饮食，叮嘱缓慢进餐或协助喂食，不可催促患者，忌食馒头、饼及坚硬的、长条、大块食物。若须吃，可将馒头、饼等泡在汤或牛奶、豆浆中充分软化，再捣碎成糊状，长条、大块的食物可切成细块并充分咀嚼。

（三）心理调适

指导老年人正确认识生活中的不如意，指导其认真学习呛噎的预防及急救知识，指导老年人正确用餐，多关爱老年人，以消除老年人因呛噎导致的用餐恐惧。

（四）健康指导

做到"四宜"：食物宜软，进食宜慢，饮酒宜少，心宜平静。进食做到规律、适量、小口、细嚼慢咽，饭前先喝少量汤，口中有食物时应避免大笑、讲话、行走或跑步等。

技能训练 4 气道异物梗阻急救

一、工作任务

王奶奶，65岁。今天王奶奶的儿子带着小孙女来医院看望她。王奶奶的儿子找护士了解她近期情况，小孙女将自己的果冻给奶奶吃，结果果冻卡在了王奶奶的喉部。王奶奶的脸涨得通红并很快面色青紫、双眼圆瞪、双手乱抓喉部，表情极为痛苦。正好护士和儿子回来看到这一幕，护士立即判断王奶奶发生了气道异物梗阻的情况。

问题：

按照紧急救助的原则，护士需要立即为王奶奶取出喉部异物，实施气道异物梗阻的应对措施。

二、任务分析

1. 气道异物梗阻的危害 异物卡在喉部甚至进入气管后，可部分或完全堵塞气道，可使患者迅速出现窒息，危及生命。

2. 气道异物梗阻的处理要点 气道异物梗阻会使患者很快因为严重缺氧而威胁生命，必须数分钟内紧急清除进入喉部或气道的异物，恢复气道的通畅。

3. 腹部冲击法的具体原理 护士环抱老年人，在其上腹部快速施压，造成膈肌突然上升，胸腔压力骤然增加。由于胸腔是密闭的，只有气管一个出口，故气管和肺内的大量气体就会突然涌向气管，将异物冲出，恢复气道通畅。

三、任务实施与评价

操作流程	操 作 内 容	任 务 评 价			
		自评	互评	教师评价	企业评价
识别与评估	（1）评估老年人：迅速识别老年人是否出现气道异物梗阻，老年人的意识状况，是否能够站立或坐起。 （2）安慰老年人不必恐慌，并告知其积极配合护士的急救。 （3）寻求帮助，如果在院外应指定人员立即拨打120急救电话，记录抢救时间				

续表

操作流程	操作内容	任务评价			
		自评	互评	教师评价	企业评价
实施	（1）轻度的气道异物梗阻症状者：鼓励老年人咳嗽，严密观察是否发生严重的气道异物梗阻。 （2）严重的气道异物梗阻症状，但神志清醒：进行背部叩击法解除梗阻，最多叩击5次。如果5次背部叩击不能解除气道梗阻，改用腹部冲击法。如果梗阻仍没有解除，继续交替进行5次背部叩击和5次腹部冲击，直至梗阻解除。 （3）神志不清或已无意识：小心将老年人平置于地上，立即启动急救系统，采用胸部按压法急救。老年人取仰卧位，护士位于患者一侧，按压部位与心肺复苏时胸外按压部位相同。 （4）较肥胖的患者，采用胸部冲击法进行急救。明确看到异物后，用手指将异物清除，询问老年人有无不适，检查有无并发症发生				
洗手记录	（1）护士洗手。 （2）记录急救过程及急救效果				

四、注意事项

（1）尽早、尽快识别气道异物梗阻的症状，并迅速做出判断。

（2）实施腹部冲击时，定位要准确，不要把手放在胸骨的剑突上或肋缘下，腹部冲击时应注意胃内容物反流可能导致误吸。

（3）对于极度肥胖的呛噎老年人，应采取胸部冲击法。

（4）避免盲目使用手指清理气道，除非可以明确看见异物，才可使用手指移除。

（5）对于已无意识或发生心搏骤停者，应立即启动急救系统，并实施胸部按压法。

任务三　压力性损伤的护理

案例引导

王爷爷，65岁。因跌倒致髋关节骨折行髋关节置换术，术后卧床3个月。因家中护理不当，患者骶尾部出现10 cm×8 cm压力性损伤，创面基底部有焦痂覆盖，深度不可测。入院时 T 38.8 ℃，P 120 次/分，R 22 次/分，BP 150/95 mmHg。查体：消瘦，营养不良。既往糖尿病史5年，高血压病史4年。入院后对患者采取营养支持、抗感染以及控制血糖等对症治疗，局部创面给予药物治疗。

问题：

1. 导致该患者发生压力性损伤的原因是什么？

2. 如何预防压力性损伤的发生？

3. 除上述治疗措施外，还应采取哪些治疗和护理措施？

案例分析

压力性损伤(pressure injury)是位于骨隆突处、医疗或其他器械下的皮肤和(或)软组织的局部损伤,可表现为皮肤完整或开放性溃疡,可伴有疼痛。损伤因强烈和(或)长期存在的压力或压力联合剪切力而导致。软组织对压力和剪切力的耐受性受微环境、营养、灌注、合并症以及软组织情况的影响。因诊断或治疗目的使用器械而产生的压力性损伤称为器械相关压力性损伤(device related pressure injury,DRPI),其造成的损伤形状与器械形状一致。

知识拓展

压力性损伤的概念与分期的演变

压力性损伤最早被称为压疮,来源于拉丁文 decub,意为"躺下",认为是由躺卧引起的溃疡,因而俗称褥疮。事实上,压力性损伤不仅可由久卧所致,还发生于长期坐位(如坐轮椅)的患者。随着对压力性损伤发生原因的深入研究,认为压力是形成溃疡的主要原因,由于压力造成局部组织缺血、缺氧。

一、护理评估

压力性损伤发生后应该尽快进行评估,主要评估内容是损伤产生的原因及严重程度。

(一) 健康史

1. 常见原因 引起老年人压力性损伤的常见原因如下。

(1) 物理力的联合作用:压力性损伤发生的直接原因。造成压力性损伤的主要力学因素是压力、摩擦力和剪切力。压力使毛细血管受到压迫,而摩擦力和剪切力则可造成组织撕裂伤,损伤血管。压力性损伤通常是多种力联合作用的结果。

(2) 理化因素刺激:老年人皮肤经常受到汗液、尿液、粪便、渗出液等的浸渍,角质层被破坏,皮肤抵抗力下降,易破溃和感染。

(3) 机体营养不良:常见于极度消瘦、年老体弱、水肿、恶病质等老年患者。

2. 诱发压力性损伤的危险因素

(1) 活动受限:活动障碍、极度无力、无法自行翻身的老年人无法自行改变体位来缓解压力,造成局部组织长期受压。

(2) 感受能力下降:某些疾病(如意识障碍、脑出血、老年痴呆、糖尿病等)患者,由于感觉功能降低,对皮肤摩擦、疼痛、异物等不敏感,皮肤破溃的可能性增加。

(3) 应用矫形器械:石膏固定和牵引限制了老年患者身体或肢体的活动,加上固定过久或肢体有水肿,造成血液循环障碍,发生压力性损伤。

(4) 药物影响:镇静药、催眠药致老年人嗜睡、活动减少;镇静药使老年人的感受敏感性降低;类固醇类抗炎药干扰了组织对压力性损伤的炎症反应等。

(5) 理化因素刺激:使皮肤保护能力下降,易发生破溃和感染。

(6) 其他:营养不良、肥胖、水肿等患者容易发生压力性损伤。

(二) 身体状况

根据美国国家压力性损伤咨询委员会(National Pressure Injury Advisory Panel,NPIAP)/欧洲压力性损伤咨询委员会(European Pressure Ulcer Advisory Panel,EPUAP)压力性损伤分类系统,压力性损伤分为1~4期、深部组织损伤和不可分期。

(1) 1期:指压不变白的红斑,皮肤完整。局部皮肤完好,出现压之不褪色的局限性红斑,通常位于骨隆突处。与周围组织相比,该区域可有疼痛,坚硬或松软,皮温升高或降低。肤色较深者因不易观察到明显红斑而难以识别,可根据其颜色与周围皮肤的不同来判断。

（2）2期：部分皮层缺损。部分表皮缺损伴真皮层暴露，其表现为浅表开放性溃疡，创面呈粉红色，无腐肉，也可表现为完整或破损的浆液性水疱。

（3）3期：全层皮肤缺损。全层皮肤缺损，可见皮下脂肪，但无筋膜、肌腱（肌肉）、韧带、软骨（骨骼）暴露。可见腐肉和（或）焦痂，但未掩盖组织缺失的深度。可有潜行或窦道。此期压力性损伤的深度根据解剖学位置不同而表现各异，鼻、耳、枕骨和踝部因缺乏皮下组织，可表现为浅表溃疡；臀部等脂肪丰富部位可发展成深部伤口。

（4）4期：全层皮肤和组织缺损。全层皮肤或组织缺损，伴骨骼、肌腱或肌肉外露。创面基底部可有腐肉和焦痂覆盖，常伴有潜行或窦道。与3期类似，此期压力性损伤的深度取决于解剖位置，可扩展至肌肉和（或）筋膜、肌腱或关节囊，严重时可导致骨髓炎。

（5）深部组织损伤：皮肤完整或破损，局部出现持续指压不变白，皮肤呈深红色、栗色或紫色，或表皮分离后出现暗红色伤口或充血性水疱。可伴疼痛、坚硬、松软、潮湿、糜烂、皮温升高或降低，肤色较深者难以识别深层组织损伤。

（6）不可分期：全层皮肤和组织缺损，因创面基底部被腐肉和（或）焦痂掩盖，无法确认组织缺失程度，需去除腐肉和（或）焦痂后方可判断损伤程度。

（三）心理-社会评估

老年人由于疾病长期卧床，感到自卑、孤独、苦闷，当并发压力性损伤时，患者消极的情绪会更加强烈，觉得自己拖累了家人，加重了家庭的经济负担，甚至会出现自杀行为。

二、常见护理诊断/问题

1. 皮肤完整性受损　与长期卧床、局部皮肤受压及营养不良有关。

2. 知识缺乏　缺乏压力性损伤的相关防治知识。

三、护理措施

1. 一般护理

（1）饮食护理：良好的营养是创面愈合的重要条件，因此要给予患者平衡的饮食，增加蛋白质、维生素及微量元素的摄入。

（2）病情观察：做好压力性损伤的评估和愈合监测，注意观察损伤的部位、大小（长、宽、深）、颜色、组织类型、创缘、窦道及伤口周围情况，这对及时调整治疗及护理方案具有重要意义。

（3）进行体位变换：经常翻身是长期卧床患者最简单而有效缓解压力的方法。一般患者每2 h翻身一次，必要时每30 min翻身一次。变换体位要掌握翻身技巧和借助辅助装置，避免患者皮肤受到摩擦力和剪切力的作用。长期卧床患者可采用30°斜侧卧位，避免骶尾部和大转子受压。

2. 伤口护理　根据伤口情况选择合适的湿性敷料，每次更换敷料时需清洗伤口，以清除表面的残留物和敷料残留物。若创面无感染，多采用对健康组织无刺激的生理盐水进行冲洗；若确诊感染、疑似感染或疑似严重细菌定植的压力性损伤，需根据创面细菌培养和药敏试验结果选择带有表面活性剂和（或）抗菌剂的清洗液进行冲洗。

3. 药物治疗　为控制感染和增加局部营养供给，可于局部创面采用药物治疗，如碘伏、胰岛素等，或采用具有清热解毒、活血化瘀、去腐生肌的中草药治疗。若患者出现疼痛，可视情况给予止痛药。

4. 其他护理措施

（1）生物敷料、生长因子、高压氧疗、高频电疗、直流电药物离子导入等是近年来压力性损伤的常用护理方法。

（2）压力性损伤是全身、局部因素综合作用所引起的皮肤组织变性、坏死的病理过程。护士只有认识到压力性损伤的危害性，了解其病因和发生发展规律，综合考虑压力性损伤的危险因素,掌握其防治知识,才能自觉、有效地做好压力性损伤的防治工作。护理中应强化"预防为主,立足整体,重视局部"的观念,使压力性损伤护理走向科学化、制度化、程序化和人性化。

技能训练 5 　压力性损伤的预防

一、工作任务

张奶奶,72 岁,失能老年人,既往缺血性脑卒中的后遗症是左侧肢体偏瘫,长期卧床,左手屈曲、无法伸直,口齿不清。近期家属因工作忙,来看望的次数减少了,张奶奶情绪低落,不愿意配合护士的工作。护士需要定时协助张奶奶翻身,避免压力性损伤的发生。按照护理计划,请对张奶奶实施压力性损伤的预防措施。

二、任务分析

(一)帮助卧床老年人翻身的目的

为卧床老年人翻身可以保护其骨隆突处的软组织,避免长期受压,交替解除压迫是预防压力性损伤的重要方法。

(二)预防压力性损伤观察要点

(1)根据老年人不同的卧位,重点查看骨隆突处和受压部位皮肤的情况。

(2)了解老年人皮肤营养状况,如皮肤弹性、颜色、温度、感觉等。

(3)了解患者躯体活动能力,如有无肢体活动障碍、意识状态等。

(4)了解老年人全身状态,如有无发热、消瘦或者肥胖、昏迷或者躁动、年老体弱、大小便失禁、水肿等,以上因素是老年人发生压力性损伤的高危因素。

(三)预防压力性损伤发生的方法

(1)根据老年人的营养状态、皮肤情况,分析可能会产生压力性损伤的危险因素,进行健康教育。

(2)减少患者局部皮肤受压:长期卧床者帮助其定时翻身,使用充气床垫;轮椅上增加海绵垫,骨隆突处垫软枕等。

(3)皮肤保护:做好皮肤清洁,加强护肤。

(4)加强营养,勤换衣裤和被褥。

三、任务实施与评价

操作流程	操作内容	任务评价			
		自评	互评	教师评价	企业评价
评估和沟通	(1)评估环境:关闭门窗,拉上窗帘,室温 24～26 ℃,光线充足。 (2)评估老年人:营养状况、局部部位皮肤状况、躯体活动能力、全身状态,如有无水肿、有无大小便失禁等,了解翻身情况。 (3)向老年人解释操作目的、方法及注意事项,取得配合				
准备	(1)护士准备:服装整洁,清洗并温暖双手。 (2)老年人准备:卧于床上。 (3)物品准备:软枕数个、脸盆(盛温水)、毛巾、翻身记录单、笔				

Note

续表

操作流程	操作内容	任务评价			
		自评	互评	教师评价	企业评价
实施	（1）沟通：对于能有效沟通的老年人，再次向老年人解释操作目的及注意事项，翻身时需要配合的动作，取得老年人的配合。 （2）协助卧床的老年人翻身。 ①根据老年人身体状况，协助摆放舒适体位。 ②掀开被角，将老年人近侧手臂放于枕边，远侧手臂放于胸前。 ③在盖被内将远侧下肢搭在近侧下肢上。 ④护士双手扶住老年人的肩和髋部向近侧翻转，使老年人呈侧卧位。 ⑤护士双手环抱住老年人的臀部移至床中线位置，使老年人面部朝向护士。 （3）放置软枕：在老年人胸前放置软枕，上肢手臂搭于软枕上；小腿中部垫软枕，保持体位稳定舒适。 （4）检查背部皮肤：掀开老年人背部盖被，检查背部臀部皮肤是否完好。 （5）擦背，整理上衣。 ①用温毛巾擦净老年人背部、臀部汗渍，拉平衣服，必要时为老年人更换干净衣服。 ②用软枕支撑背部，盖好被子				
整理记录	（1）撤去用物，整理床单位，拉上床挡。 （2）护士洗手。 （3）记录翻身时间、体位、皮肤情况				

四、注意事项

（1）卧床老年人一般情况下每 2 h 翻身 1 次，必要时每 0.5～1 h 翻身 1 次。

（2）翻身时动作应轻柔、缓慢，以免引起老年人不适。

（3）翻身时应将老年人抬起，避免拖、拉、推等动作。

任务四　便秘的护理

案例引导

张大爷，68 岁，退休后平时身体无大碍，可是最近身体不知道出了什么问题，大便由原来每天一次到现在每周 1～2 次，而且总要很长时间才能够排出来，并且大便干燥，排便十分困难。

问题：

1. 张大爷发生了什么健康问题？

2. 如何预防老年人出现便秘？

3. 护士应立即采取什么护理措施？

案例分析

Note

一、概述

便秘是老年人常见症状,发生率为 5%～30%,长期卧床老年人可高达 80%,以功能性便秘多见。便秘可导致腹部不适、食欲降低及恶心,全身症状有头晕、头痛、乏力、焦虑、坐卧不安等。最常见的并发症是粪石性肠梗阻,长期便秘还可导致大肠癌、乳腺癌、高血压等疾病,甚至可诱发心绞痛、脑血管意外,直接威胁老年人的身心健康。

二、护理评估

(一)健康史

1. 常见病因

(1)年龄:随着年龄增长,老年人的食量和活动量明显减少,胃肠道分泌消化液减少,肠管的张力和蠕动减弱,腹肌及盆底肌乏力,肛门括约肌松弛,胃结肠反射减弱,直肠敏感性下降,使食物在肠内停留时间过长,水分被过度吸收导致便秘。高龄老年人常因老年痴呆或精神抑郁而失去排泄功能,引起便秘。

(2)不良生活习惯。

①饮食:老年人牙齿脱落,喜吃少渣精细的食物,或饮食简单,缺少膳食纤维,使粪便体积缩小,黏稠度增加,在肠内移动速度减慢,水分被过度吸收而导致便秘。

②排便习惯:有些老年人没有养成定时排便的习惯,常常忽视正常的便意,致使排便反射受到抑制而引起便秘。

③活动减少:老年人由于某些疾病和肥胖因素,导致活动减少,特别是因病卧床或坐轮椅的患者,因缺少运动,往往易便秘。

(3)精神心理因素:抑郁、焦虑、强迫症等心理障碍者易出现便秘。

(4)肠道病变:炎症性肠病、肿瘤、疝、直肠脱垂等,此类病变导致功能性出口梗阻引起排便障碍。

(5)全身性疾病:糖尿病、尿毒症、脑血管意外、帕金森病等。

(6)滥用药物:由于长期使用泻药,导致胃肠道蠕动功能异常,一旦停药反而出现便秘。此外,引起便秘的其他药物还有阿片类止痛药、抗胆碱类药、抗抑郁药、钙离子拮抗剂、利尿剂等。

2. 重点询问 ①最近一次排便的时间、排便次数、性状,有无伴随症状。②日常食量、种类、饮水量、活动、运动情况。③是否患有可能导致便秘的疾病,如肠道疾病、神经性疾病、内分泌疾病等。④是否正在服用易导致便秘的药物,如止痛药、抗胆碱类药等。⑤有无精神抑郁症状。

(二)身体状况

便秘患者可表现为左下腹胀痛,排便不畅。严重的慢性便秘可出现头晕、乏力、食欲差、恶心、口臭、表情淡漠等自体中毒症状,左下腹可触及肠型。老年人过分用力排便时,可导致冠状动脉和脑血流的降低,排便时可发生昏厥。

(三)心理-社会状况

长期便秘可造成焦虑、不安、精神紧张、恐惧,干扰自主神经的功能,进一步加重便秘的发生,从而影响老年人的社会活动,使其生活满意度大大降低。便秘易诱发各种疾病和心脑血管意外,需要家庭投入人力、物力、财力,进而增加家庭和社会的负担。

(四)辅助检查

肠镜或钡剂灌肠,以排除结肠、直肠病变及肛门狭窄。

三、常见护理诊断/问题

1. 便秘 与肠蠕动减少、药物的副作用等有关。

2. 焦虑 与长期便秘有关。

3. 知识缺乏 缺乏预防便秘的相关知识。

四、护理措施

（一）生活护理

1. 饮食护理 饮食调整是治疗便秘的基础。饮食要合理，注意荤素搭配，多摄入水果、蔬菜，增加膳食纤维的摄入，从而促进肠蠕动，缓解、预防便秘。多饮水（每天饮水量 1500～2000 ml），每天清晨可空腹饮一杯温开水或淡盐水，能较好地刺激胃结肠从而有效地预防和缓解便秘。避免辛辣刺激、寒冷生硬的食物。

2. 增加体育活动 鼓励老年人每天坚持运动 30～60 min，如打太极拳、散步等，避免久坐不动。指导老年人进行增强腹肌和盆底肌的运动，以增强肠蠕动，促进排便。

3. 注意排便环境及排便姿势 老年人排便时应保护其隐私，在床单位之间设置屏风或拉帘。选择合适的排便姿势，卧床者要练习床上排便。

4. 养成定时排便的习惯 指导老年人选择晨起、早餐前或临睡前如厕，即使无便意，也要按时如厕，养成定时排便的习惯。排便时注意力要集中，不要看报纸或听广播等。

（二）用药护理

1. 使用药物 遵医嘱选用温和的泻药，缓泻药只能作为临时治疗的措施，不宜经常服用，更不可长期使用。

2. 使用简易通便剂 常用的简易通便剂有开塞露、甘油栓等。要指导老年人使用简易通便剂的方法，如开塞露，先取俯卧位或左侧卧位，适度垫高臀部，张口呼吸，剪去开塞露顶端，挤出少许药液润滑肛门，将开塞露球部缓慢插入肛门 3～4 cm，慢慢将药液挤入，挤尽后慢慢将开塞露拔出，保持原体位 5～10 min 后再排便。

3. 灌肠法 以上方法均无效时，可遵医嘱选用"1、2、3"溶液（50％硫酸镁溶液 30 mL、甘油 60 mL、温水 90 mL）、肥皂水行小量不保留灌肠。

4. 人工取便术 经灌肠或使用通便剂后仍无效时，可采取人工取便法以解除老年人的痛苦。嘱患者取左侧卧位，护士右手戴手套，左手分开老年人的臀部，右手食指涂肥皂液后，伸入直肠内，慢慢将粪便掏出。操作中动作要轻柔，勿使用器械掏取粪便，以防止误伤黏膜而造成损伤。取便过程中，要注意观察，如发现老年人有面色苍白、出冷汗、疲倦等反应，必须暂停，休息片刻后再操作。

（三）心理护理

老年人发生便秘时常会感到痛苦，甚至不敢排便，易出现急躁、焦虑甚至精神抑郁等而加重便秘。因此，要对老年人进行心理安慰，缓解其排便时的紧张心理。同时，在老年人排便的过程中不要催促，以免加重其紧张情绪。

（四）健康指导

1. 饮食指导 注意饮食要荤素搭配、粗细搭配，指导老年人选择小米、玉米、燕麦、芹菜、韭菜等富含膳食纤维的食物；水量要充足，易便秘者晨起可饮一杯温开水，以刺激肠蠕动，少饮浓茶或含咖啡因的饮料；多吃蔬菜、水果，如香蕉、梨、西瓜的润肠通便效果良好，可根据季节适量食用。

2. 重建良好的排便习惯 首先，要养成定时排便的习惯，制订时间表，指导老年人在晨起或早餐前排便，即使无便意，也要坚持蹲厕 3～5 min 或用餐后 1 h 如厕。安排足够的时间排便，避免他人干扰，但要精神集中，不看书、不读报。其次，有便意时就要及时排便，防止意识性抑制便意，导致习惯性便秘的发生。

3. 保证良好的排便环境和姿势 进行必要的遮挡，保护老年人的隐私。体质虚弱的老年人可使用便器椅，或在老年人面前放置椅背，作为排便坐姿的支撑，减轻其排便不适感，保证安全。

4. 使用通便剂　指导老年人在医生的指导下使用通便剂,切不可自行用药。应尽量避免口服硫酸镁、蓖麻油、番泻叶等强刺激性泻药,以免导致腹泻,进而造成水、电解质平衡紊乱。服用容积性泻药的同时需饮水 250 ml;温和的口服泻药多在服后 6~10 h 发挥作用,故宜在睡前 1 h 服用;润滑性泻药不宜长期服用,以免影响脂溶性维生素的吸收。

任务五　疼痛的护理

案例引导

　　林奶奶,65 岁,右膝关节疼痛半年余,她一直没有重视。偶尔在活动时听到骨头的响声,伴有疼痛感。她认为是缺钙引起的,便大量补钙,但症状没有减轻,反而疼痛越来越严重,于是到医院就诊。查体:T 36.5 ℃,P 82 次/分,R 18 次/分,BP 134/86 mmHg,神志清醒。实验室检查:血沉 15 mm/h。X 线检查:关节边缘增生和骨赘形成。专科检查:右膝关节稍肿胀,皮温正常,关节周围散在压痛。浮髌实验(一),抽屉实验(一),侧方实验(一),关节研磨实验(一),关节活动范围接近正常。

　　问题:

　　1. 林奶奶膝关节疼痛的主要原因是什么?

　　2. 如何为林奶奶制订照护计划?

　　3. 如何对林奶奶进行健康宣教?

案例分析

　　疼痛是老年人晚年生活中经常存在的一种症状。引起老年人疼痛的主要原因是风湿、关节炎、神经系统疾病、肿瘤和其他慢性病。其中,骨关节疾病是老年人引起疼痛非常常见的原因。老年人的疼痛常为持续性疼痛,可导致功能障碍与生活行为受限,多伴有抑郁、焦虑、疲劳、睡眠障碍。许多老年人常年生活在各种疾病的疼痛中,严重影响了其生活质量,这已成为一个全社会都关注的普遍性问题。

一、护理评估

(一) 健康史

　　详细询问疼痛部位、性质、开始时间、持续时间和强度,加强或缓解疼痛的因素。询问目前正在使用哪些药物治疗,疼痛对食欲、睡眠和日常生活的影响。明确疼痛类型、目前存在的疾病及与疼痛症状间的关系,有助于指导老年人采取恰当的止痛方法。

(二) 身体情况

　　(1) 疼痛特点:询问老年人疼痛的特点,明确疼痛类型。根据疼痛的病程将疼痛分为急性疼痛和慢性疼痛两种。

　　①急性疼痛持续时间多在 1 个月内,有明确病因引起的急性发作,如骨折、手术等,常伴有自主神经系统症状,如心跳加快、出汗、血压轻度升高等,用常规的止痛方法可以控制。

　　②慢性疼痛持续时间在 3 个月以上,具有持续性、顽固性和反复发作的特点。多因慢性病引起,如糖尿病性周围神经病变、骨质疏松症等。一般无自主神经系统症状,但常伴有抑郁等心理问题。

Note

(2) 明确疼痛与老年人自身存在的疾病的关系。

(三) 疼痛的状况

护士可应用各种疼痛量表量化评价老年人的疼痛情况。

(1) 视觉模拟评分法(visual analogue scale，VAS)(图 5-4)：VAS 是使用一条长约 10 cm 的游动标尺，一面标有 10 个刻度，0 端代表无痛，10 端代表难以忍受的最剧烈的疼痛。评估时将有刻度的一面背向患者，让患者在标尺上标出能代表自己疼痛程度的相应位置，评估者根据患者标出的位置进行评分，临床评定以 0～2 分为优，3～5 分为良，6～8 分为差。VAS 也可用于疼痛缓解情况的评估。疼痛的缓解可用初次疼痛评分减去治疗后疼痛评分的方法表示，这种方法又称疼痛缓解的视觉模拟评分法。

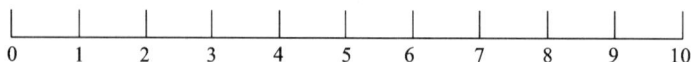

图 5-4　视觉模拟评分法

(2) Wong-Banker 面部表情量表(图 5-5)：用 6 种面部表情(从微笑、悲伤至哭泣)来表达疼痛程度。0—非常愉快，无疼痛；2—微痛；3—有些疼痛；4—疼痛明显；5—疼痛剧烈；6—疼痛难忍。此法适合任何年龄，没有特定的文化背景或性别要求，易于掌握。尤其适用于急性疼痛患者、老年人、儿童、表达能力丧失者。

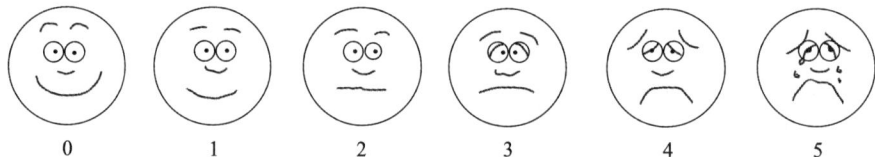

图 5-5　**Wong-Banker 面部表情量表**

(3) 口述描绘评分法(verbal descriptor scales)：采用形容词来描述疼痛的强度。0—没有疼痛；1—轻度疼痛；2—引起烦恼的疼痛；3—重度的疼痛；4—可怕的疼痛；5—极度疼痛。

(4) 疼痛日记评分法(pain diary scale，PDS)：由患者、家属或护士记录每天各时间段(每 4 h、每 2 h、每 1 h 或每 0.5 h)跟疼痛有关的活动，活动方式包括卧位、坐位、行走。在疼痛日记表内注明某时间段内某种活动方式、使用的药物名称和剂量。疼痛强度用 0～10 的数字量级来表示，睡眠过程按无疼痛计分(0 分)。这种方法简单、真实可靠，便于比较和及时发现患者的疼痛与活动方式、疼痛与药物用量之间的关系等。

一般情况下，评估同一位患者的疼痛情况应始终使用同一量表。另外，疼痛程度会发生变化，在评估患者某一时段的疼痛情况时，应记录患者在这一时段的平均疼痛程度、最轻的疼痛程度和最重的疼痛程度。

(四) 辅助检查

1. 实验室检查　如类风湿因子检测、血沉测定等。

2. 影像学检查　采用仪器检查(如 CT、X 线检查及心电图检查等)，了解引起疼痛的原因。

(五) 心理-社会状况

急、慢性疼痛使老年人无法入睡，产生焦虑、抑郁等情绪，社会适应能力下降，影响其日常工作和社会生活。应及时评估老年人的心理社会因素，如是否有焦虑、抑郁等情绪。

二、常见护理诊断／问题

1. 急性疼痛/慢性疼痛　与组织损伤、血管疾病等有关。

2. 睡眠型态紊乱 与疼痛有关。

3. 焦虑 与疼痛引起的紧张、担心治疗及预后有关。

三、护理措施

（一）消除病因

可采用调节饮食、服用钙剂、理疗、针灸等措施,减轻骨质疏松症、关节疾病等引起的疼痛。对于外伤患者,可采取清创、止血、固定、包扎等方法减轻疼痛。

（二）用药护理

药物治疗是最常用、最基本的止痛方法,但须合理用药。老年人的疼痛以慢性疼痛多见,最好使用长效缓释剂止痛。给老年人用药时须预防药物的毒副作用,未明确诊断前,不能使用止痛药,以免掩盖病情、延误治疗。

1. 非甾体抗炎药 其止痛作用部位主要在外周,作用强度中等,适用于炎性关节疾病和急性风湿性疾病患者的短期止痛,也可用于肿瘤患者的早期和辅助止痛。短期服用副作用较少,长期大量使用可引起胃肠道出血、凝血功能障碍、肾脏损害,以及视力和听力下降等不良反应。

2. 阿片类药物 阿片类药物能提高患者的痛阈,从而减轻或消除疼痛。老年人使用阿片类药物的止痛效果比年轻人好,适用于治疗急性疼痛和恶性肿瘤疼痛。主要的副作用包括恶心、呕吐、便秘、镇静和呼吸抑制等。

3. 抗抑郁药 三环类抗抑郁药对神经性疼痛的治疗效果较好。例如,阿米替林是止痛治疗中应用最广泛的抗抑郁药,但因有明显的抗胆碱作用,不宜用于严重心脏病、青光眼和前列腺肥大患者。

4. 其他药物 曲马朵对呼吸抑制作用弱,适用于老年人,常用于治疗中等程度的各种急性疼痛和手术后疼痛。

5. 外用止痛药 临床上常外用多瑞吉止痛贴(芬太尼透皮贴剂)等止痛,适用于不能口服的患者和已经应用大剂量阿片类药物的患者。护理时应注意各种外用止痛药的使用方法,做到正确有效使用。

（三）非药物止痛措施

非药物止痛措施包括热疗、冷疗、放松疗法、音乐疗法、针灸、按摩等,均有较好止痛作用,还可减少止痛药的用量,改善患者疼痛状况。

（四）运动锻炼

运动锻炼可以增强骨关节承受负荷及肌肉牵张的能力,帮助恢复身体的协调和平衡,还可改善心血管功能,调节情绪,缓解抑郁症状,对于缓解慢性疼痛非常有效。

（五）心理护理

对老年人的疼痛表示同情和关心,耐心倾听患者的诉说。指导老年患者、家属及照顾者正确应用止痛药及止痛方法,同时应用有效的非药物止痛措施,减轻老年患者的疼痛及焦虑、抑郁情绪。

（六）健康指导

加强社区健康教育,让老年人、家属及照顾者了解常用止痛药的不良反应,以及止痛药与心血管药、降血糖药、利尿药、中枢神经系统药等老年人常用药物之间的相互作用。教会他们使用常用的疼痛评价方法和工具,以及在家中治疗疼痛的简单措施。

Note

↱ 项目小结

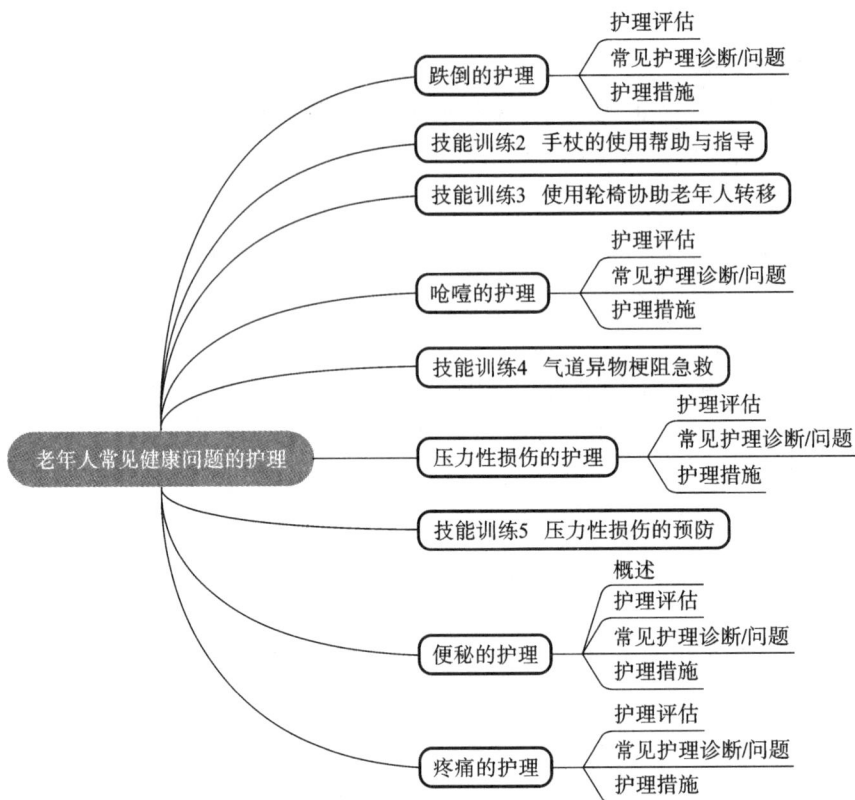

→ 直通护考

一、A1/A2 型题

以下每一道题下面有 A、B、C、D、E 五个备选答案,请从中选择一个最佳答案。

1. 不是引起老年人跌倒的主要因素是( )。

A. 照明不足　　　B. 楼梯无扶手　　　C. 地面不平　　　　D. 噪声大　　　　E. 通道有障碍物

2. 老年人跌倒后髋部疼痛,不能站立行走,应考虑( )。

A. 腓骨骨折　　　B. 颈椎骨折　　　C. 股骨颈骨折　　　D. 髌骨骨折　　　E. 踝骨骨折

3. 为了预防患者跌倒,尽量将床的高度设置为( )。

A. 最低位　　　　　　　　　　　　　　　　　　　B. 最高位

C. 床垫面至地板高度为 45～48 cm　　　　　　　D. 方便医护人员操作

E. 方便患者家属护理

4. 以下哪类患者有跌倒和坠床的危险?( )

A. 意识/精神障碍者　　　　　　　　B. 使用毒性药物、麻醉药物、精神类药物者

C. 步态不稳者　　　　　　　　　　　D. 头晕、眩晕、血压不稳者　　　　E. 以上都是

5. 患者,女,65 岁,有高血压病史 20 年,突然出现头痛、头晕,躁动不安,测血压 170/100
mmHg,已通知医生,并给予相应处理,此时从患者安全角度护理上应注意( )。

A. 用约束带限制活动　　　　　B. 使用镇静剂　　　　　　　　C. 防止呕吐

D. 防坠床　　　　　　　　　　E. 使用止痛药

6. 腹部冲击法适用于下列哪种情况的急救？（　　）

A. 急性缺血性脑卒中　　　B. 气道异物梗阻　　　C. 急性心肌梗死

D. 鱼刺卡喉　　　E. 视网膜脱落

7. 极度肥胖的老年人发生气道异物梗阻应采用（　　）的急救方法。

A. 腹部冲击法　　　B. 上腹部冲击法　　　C. 下腹部冲击法

D. 胸部冲击法　　　E. 没办法使用

8. 腹部冲击法急救时施力的方向是（　　）。

A. 向内向上　　B. 向内向下　　C. 向内向左　　D. 向内向右　　E. 都可以

9. 刘爷爷，94岁，阿尔茨海默病患者。吃龙眼过程中突然脸涨得通红，面色青紫，双眼圆瞪，双手乱抓喉部，表情极为痛苦。刘爷爷很可能发生了什么情况？（　　）

A. 跌倒　　　B. 心肌梗死　　　C. 缺血性脑卒中

D. 低血糖　　　E. 异物卡喉

10. 压力性损伤形成的主要原因是（　　）。

A. 全身营养不良　　　B. 年老体弱　　　C. 理化刺激

D. 局部长期受压　　　E. 局部皮肤受损

11. 仰卧位最易发生压力性损伤的部位是（　　）。

A. 肩胛部　　B. 骶尾部　　C. 肘部　　D. 足跟部　　E. 颈部

12. 预防压力性损伤不正确的是（　　）。

A. 患者不能直接卧于橡胶单上　　　B. 温水擦背

C. 骨隆突处用棉圈，可免去翻身　　　D. 翻身时间不超过2 h

E. 大水疱可在无菌操作下用无菌注射器抽出水疱内液体

13. 患者，女，60岁。因脑出血入院2周。目前患者神志不清，骶尾部皮肤发红，大小为3 cm×3 cm，未破损。患者的压力性损伤处于（　　）。

A. 1期　　　B. 2期　　　C. 3期

D. 4期　　　E. 深部组织损伤期

14. 患者，男，60岁。车祸致颅脑损伤，下肢粉碎性骨折，深昏迷，营养状况差，轻度水肿。评估见骶尾部皮肤紫红色，有皮下硬结，并有小水疱。患者目前皮肤状况处于（　　）。

A. 压力性损伤1期　　　B. 压力性损伤2期　　　C. 压力性损伤3期

D. 压力性损伤4期　　　E. 深部组织损伤期

15. 下列对老年人疼痛的描述，错误的是（　　）。

A. 老年人较其他年龄阶段的人群更容易发生疼痛

B. 疼痛是身体生理不舒适的一种形式

C. 个体所能感觉到的最小疼痛称为疼痛耐受力

D. 疼痛是机体对有害刺激的一种保护性防御反应

E. 骨关节疾病是老年人疼痛的最常见原因

16. 李奶奶，70岁，肝癌晚期，因"右侧胸腹部疼痛难忍8 h"来院就诊，下列处理方法错误的是（　　）。

A. 对李奶奶进行必要的心理疏导　　　B. 为李奶奶选择合适的止痛药进行止痛

C. 指导李奶奶听音乐缓解疼痛　　　D. 可以考虑针灸、理疗等止痛措施

E. 不建议李奶奶使用止痛药

二、A3/A4型题

以下提供若干组考题，每组考题共用一个题干。每道题下面有A、B、C、D、E五个备选答案，

请从中选择一个最佳答案。

（17～19题共用题干）

李奶奶，68岁。早晨上台阶时，摔倒在地（臀部着地），所幸只是皮肤擦伤。李奶奶患类风湿性关节炎15年，颈椎病3年，最近未服用药物，平素视力不好，曾跌倒过1次。

17. 导致老年人跌倒的因素最不可能的是（　　）。

A. 台阶过高　　　　　　B. 既往有跌倒史　　　　　　C. 用药不当

D. 视力差　　　　　　　E. 颈椎病

18. 下列预防跌倒的措施中哪项不正确？（　　）

A. 安装扶手　　B. 改善照明　　C. 家具靠墙　　D. 穿防滑鞋　　E. 减少户外活动

19. 属于引起跌倒外在危险因素的是（　　）。

A. 楼梯台阶　　B. 颈椎病　　C. 视力不好　　D. 跌倒史　　E. 类风湿性关节炎

（20～22题共用题干）

王奶奶，74岁，因"车祸导致全身多处伤1h余"入院，入院后于骨科皮牵引一次，今日行左侧股骨头置换术，术后发现臀部部分表皮缺损伴真皮层暴露，创面呈粉红色、无腐肉。

20. 该患者处在压力性损伤的哪一期？（　　）

A. 1期　　　　　　　　B. 2期　　　　　　　　C. 3期

D. 4期　　　　　　　　E. 深部组织损伤期

21. 关于压力性损伤的护理，下列做法错误的是（　　）。

A. 根据伤口情况选择合适的湿性敷料

B. 保持皮肤干燥，大小便后及时擦洗皮肤

C. 保持床单位整洁干燥

D. 每次更换敷料时需进行伤口清洗

E. 协助患者取半坐卧位

22. 压力性损伤2期出现水疱，下列处理方法中正确的是（　　）。

A. 用酒精对水疱进行消毒

B. 可用蓝光照射促进吸收

C. 不管水疱大小，都不能戳破

D. 大水疱直接用无菌注射器抽出水疱内液体

E. 抽出水疱内液体后用无菌敷料包扎

（张　捷）

老年人常见疾病的护理

学习目标

【知识目标】

1. 掌握老年慢性阻塞性肺疾病、老年冠心病、老年高血压、老年脑卒中、老年骨质疏松症、老年胃食管反流病、老年良性前列腺增生、老年糖尿病、老年性白内障等常见健康问题的护理措施。

2. 熟悉老年慢性阻塞性肺疾病、老年冠心病、老年高血压、老年脑卒中、老年骨质疏松症、老年胃食管反流病、老年良性前列腺增生、老年糖尿病、老年性白内障等常见健康问题的护理评估。

【能力目标】

1. 学会对老年慢性阻塞性肺疾病、老年冠心病、老年高血压、老年脑卒中、老年骨质疏松症、老年胃食管反流病、老年良性前列腺增生、老年糖尿病、老年性白内障等常见健康问题进行正确的护理评估,并实施护理。

2. 运用所学知识为老年人翻身、叩背促进排痰、为老年人使用滴眼剂、正确指导老年人进行康复训练、正确对胃食管反流病和良性前列腺增生的老年人进行健康指导。

【思政目标】

忠于职守,热爱养老护理工作,具有维护与促进老年人健康的责任意识。在工作中贯彻"以老年人为本"的基本原则,弘扬中华民族的尊老、敬老的传统美德。

项目导言

老年人体内各脏器随着年龄增长易发生退行性病变。慢性阻塞性肺疾病、高血压、冠心病、脑卒中、糖尿病等慢性病,已成为威胁老年人生命健康的公共卫生问题和影响老年人生活质量的主要问题。由于慢性病起病隐匿,老年人通常是出现了比较严重的症状才被发现患病,因此早期筛查、早期干预对维护老年人的健康很重要。

Note

任务一 老年慢性阻塞性肺疾病的护理

案例分析

案例引导

患者,男,72 岁,反复咳嗽、咳痰 12 年,呈阵发性咳嗽,咳少量白色黏液痰,气促喘息加重 2 周,有高血压病史 4 年,吸烟史 45 余年,吸烟量约 1 包/天。查体:T 36.8 ℃,P 86 次/分,R 20 次/分,BP 150/100 mmHg;胸部呈桶状,双肺可闻及湿啰音和哮鸣音。辅助检查:X 线检查示双肺纹理增粗;心脏彩超未见异常。临床诊断:慢性阻塞性肺气肿。

问题:

1. 目前该患者主要存在哪些护理诊断/问题? 其依据是什么?
2. 请为该患者制订一份老年慢性阻塞性肺疾病护理计划。

慢性阻塞性肺疾病(chronic obstructive pulmonary disease,COPD)是指由慢性气道阻塞导致通气功能障碍的一组疾病,主要包括慢性支气管炎和慢性阻塞性肺气肿,是老年人的常见疾病,发病率随着年龄增长而增加。患者主要表现为慢性咳嗽、咳痰,气短,呼吸困难,喘息和胸闷等。慢性支气管炎最常见的并发症是慢性阻塞性肺气肿。慢性阻塞性肺气肿是由慢性炎症造成不同程度的气道阻塞,致使终末细支气管远端的气腔持久性扩大,肺泡过度充气,并伴有气道壁破坏的疾病。慢性支气管炎和慢性阻塞性肺气肿同时存在者约占慢性阻塞性肺疾病患者的85%。国内外资料表明,老年人慢性阻塞性肺疾病的发病率和病死率均较高。在我国,慢性阻塞性肺疾病与吸烟密切相关,肺功能检查是确诊慢性阻塞性肺疾病的金标准。

一、护理评估

(一)健康史

1. 一般资料 收集老年人的年龄、性别、文化背景、生活环境、吸烟史等。

2. 既往史 了解老年人的病史、用药情况和病情控制情况,如是否患有肺气肿或慢性支气管炎等呼吸道疾病等。

3. 疾病病因 本病的病因复杂,尚未完全清楚,可能是多因素相互作用的结果。病因可归纳为两大类:自身因素与环境因素。自身因素包括年龄、气道反应性增高、遗传因素等;环境因素包括长期吸烟、粉尘及空气污染、感染等。

1) 自身因素

(1)年龄:慢性阻塞性肺疾病的危险因素,年龄越大,发病率越高。

(2)气道反应性增高:支气管哮喘与慢性支气管炎都可导致气道反应性增高。目前认为气道反应性增高是使患者发展成为慢性阻塞性肺疾病患者的重要危险因素。

(3)遗传因素:慢性阻塞性肺疾病属于多基因遗传疾病,缺乏 α_1-抗胰蛋白酶容易导致慢性阻塞性肺疾病。

2) 环境因素

(1)吸烟:导致慢性阻塞性肺疾病最危险的因素,烟草中的尼古丁、焦油等有害成分直接损伤气道黏膜上皮细胞,使纤毛脱落、杯状细胞增生、巨噬细胞吞噬功能下降、黏膜充血与水肿。吸烟使氧自由基增多,释放蛋白酶,破坏肺泡弹力纤维,诱发肺气肿。

(2)粉尘及空气污染:长期接触浓度过大的工业粉尘和污染的空气,使纤毛清除功能下降,黏液分泌增多,导致气道防御能力下降,为病原微生物入侵创造了条件。粉尘及空气污染也是重要的诱发因素。

(3)感染:慢性阻塞性肺疾病发生、发展的重要因素,多为病毒与细菌感染。一般是在病毒感染损伤气管黏膜的基础上继发细菌感染。常见病毒感染有腺病毒、鼻病毒、流感病毒、副流感病毒等感染;常见细菌感染有肺炎链球菌、葡萄球菌、流感嗜血杆菌、肺炎克雷伯菌等感染。除病毒与细菌感染外,支原体感染也可引起慢性阻塞性肺疾病。

(二)身体状况

患老年慢性阻塞性肺疾病时可出现以下症状。

1. 常见症状

(1)慢性咳嗽咳痰:早期出现间歇性咳嗽,晨起时咳嗽症状较重,夜间有阵咳或排痰。痰液一般为白色黏液性或浆液性泡沫状,痰中偶带血丝,清晨排痰较多。并发细菌感染后痰液量多且多为黄色脓痰。

(2)呼吸困难或气促:慢性阻塞性肺疾病患者的标志性症状。早期在体力劳动时出现劳力性呼吸困难,日常活动甚至在休息时即感到气短、呼吸困难。

(3)喘息和胸闷:部分重度患者或病情急性加重时支气管分泌物增多,气道阻力进一步加重,可出现喘息和胸闷。

(4)晚期患者常有食欲减退、营养不良、体重下降、精神抑郁等表现。

2. 体征 胸廓形态异常:胸廓前后径增大、肋间隙增宽、剑突下胸骨角增宽。呼吸变浅、频率增快,语颤减弱或消失。叩诊心浊音界缩小,肺部呈过清音。呼吸音减弱,呼气延长。部分患者还伴有黏膜、皮肤、甲床发绀等表现。

(三)辅助检查

1. 影像学检查

(1)肺功能检查:通过测定残气量及残气量/肺总量百分比等,检测老年患者肺功能。

(2)胸部CT检查:可检查肺部病变的范围、大小及胸腔积液情况。

(3)X线检查:可检查肺部改变情况,如双肺纹理是否增粗、紊乱,是否有肺大疱、肺气肿等慢性肺部疾病特征。

2. 实验室检查

(1)痰液标本检查:通过痰液培养和药敏试验可检查出致病菌并指导临床用药。

(2)血常规检查:合并细菌感染时,血白细胞计数及中性粒细胞比例增加。

(3)血气分析:检查患者动脉血氧饱和度,出现明显缺氧和二氧化碳潴留时,血氧分压(PaO_2)降低,二氧化碳分压($PaCO_2$)升高,可出现失代偿性呼吸性酸中毒,pH降低。

(四)心理-社会评估

了解老年患者社会心理问题对其个人、家庭、社会生活的影响。由于病程较长且经常反复发作,患者自理能力降低,生活质量下降,给老年患者及家属带来较重的精神压力和经济负担。老年患者易出现焦虑、烦躁、悲观、抑郁等不良情绪。

二、常见护理诊断/问题

1. 气体交换受损 与气道阻塞、分泌物过多有关。

2. 清理气道无效 与分泌物黏稠、老年患者无效咳嗽有关。

3. 活动无耐力 与疲劳、呼吸困难、氧供与氧耗失衡有关。

4. 焦虑 与病情经常反复,老年患者对治疗失去信心有关。

5. 感染 与无力排痰和免疫力低下有关。

三、护理措施

(一)一般护理

1. 活动与休息 老年患者的行动能力会受到限制,要根据病情确定合适的身体活动量。病情发作时需协助患者取舒适体位卧床休息,减少身体消耗。

2. 饮食护理 鼓励患者多饮水,每天饮水量约 1500 mL,有利于湿润气道黏膜,促进痰液排出。指导患者摄入高蛋白、高热量、高维生素、高纤维、易消化的食物,且宜少量多餐,避免腹部饱胀造成膈肌上升而影响呼吸。

(二)病情观察

观察咳嗽情况,咳痰是否顺畅,以及痰液的颜色、量及性状;观察呼吸困难与活动的关系,评估呼吸困难的程度,有无进行性加重;观察患者营养状况及有无并发症,如慢性呼吸衰竭、慢性肺源性心脏病等;动态监测动脉血气分析与水、电解质、酸碱平衡情况。

(三)对症护理

1. 保持气道通畅 通过呼吸功能锻炼、氧疗、遵医嘱给药,必要时气管插管或使用呼吸机等改善通气状况,缓解呼吸困难。

2. 促进排痰 对患者进行咳嗽指导,禁用止咳药;鼓励患者多喝水,有利于湿化气道,促进痰液排出;痰液黏稠者可遵医嘱进行超声雾化吸入。

3. 用药护理 遵医嘱给予止咳、平喘、祛痰、消炎等药物,控制气道感染,观察药物疗效和不良反应。

4. 氧疗护理 呼吸困难伴低氧血症患者,可遵医嘱用鼻导管持续低流量吸氧。氧流量为 1～2 L/min,每间隔 15～30 min 巡视一次,避免鼻导管脱落而影响氧疗效果。

(四)康复指导

指导患者进行呼吸功能锻炼,加强胸肌、膈肌的耐力和肌力,改善呼吸功能。

1. 缩唇呼吸 通过缩唇形成的微弱阻力来增加气道压力,延缓气道塌陷,延长呼气时间。方法:患者闭口,经鼻吸气,然后缩唇(吹口哨样)缓缓呼气,同时收缩腹部。吸气与呼气时间之比以 1:2 为宜。

2. 腹式呼吸 加强腹部肌肉训练,可使肺泡通气量增加,呼吸阻力减小,提高呼吸效率。方法:患者取平卧位、半坐卧位或立位,两手分别放于上腹部和前胸部。用鼻缓慢吸气,使膈肌最大限度下移,腹肌松弛,腹部凸出,放于上腹部的手能感到腹部向上抬起;经口呼气,腹肌收缩,膈肌随腹腔内压增加而上抬,推动肺内气体排出,用手能感到腹部下凹。

(五)心理护理

帮助老年人消除不良情绪,树立战胜疾病的信心。老年人患慢性阻塞性肺疾病的病程较长,导致机体消耗过大,活动相对减少,容易引起焦虑和抑郁等心理障碍。护士应引导老年人及其家属对疾病形成正确的认识,鼓励其遵医嘱坚持用药及进行相关治疗,以积极的心态面对疾病。

四、健康教育

1. 疾病预防指导 保持室内空气新鲜和环境整洁,定时开窗通风。劝导老年人勿吸烟、杜绝二手烟,吸烟会诱发和加重慢性阻塞性肺疾病。寒冷季节要随时增加衣物,防止着凉而引起气道感染。

Note

2. 饮食指导 合理安排饮食。指导老年人摄入高蛋白、高热量、高维生素、高纤维、易消化的食物,改善营养状况,增强身体抵抗力。

3. 康复锻炼指导 根据自身情况选择适宜的运动项目,如打太极拳、散步、慢跑等可增强体质,提高机体抵抗力。运动量不宜过大,防止过度疲劳。

4. 氧疗指导 家庭氧疗可缓解慢性阻塞性肺疾病的发展,提高患者的生活质量,延长寿命。指导患者以低流量(1~2 L/mL)低浓度(25%~29%)持续吸氧,每天氧疗时间>15 h;用氧时注意防火、防震、防油、防热,密切观察氧疗效果。

技能训练6 为老年人翻身、叩背促进排痰

一、工作任务

魏奶奶,82 岁,现入住某养老机构。魏奶奶为退休工人,患有慢性支气管炎半年,两年前因缺血性脑卒中导致右侧肢体瘫痪。由于卧床时间较长,活动少,患者痰液过多且不易咳出。请护士帮助其翻身、叩背促进排痰。

二、任务分析

1. 叩背原理 利用重力原理及机械力量,使黏附在气管壁上的痰液脱落,易于排出体外。

2. 时间的选择 在进食、饮水前 30 min 完成,或是在进食后 2 h,饮水后 30 min 进行。一般进行一次胸部叩击的治疗时间不宜超过 30 min,以 15~20 min 为宜。

3. 体位的选择 选择坐位比较理想,如果老年人的身体不耐受,或是由于某些治疗(如进行机械通气)的限制,也可以选择侧卧位。

4. 叩击方向与范围 从背部下部向上部叩击,从外部向内部叩击,使得黏附于气管壁上的痰液容易脱落,叩击的部位与范围要依据老年人的病情而定,如果整个肺叶都要叩击,应从受影响最大的肺叶或肺野开始,通常是从肺下叶开始。

三、任务实施与评价

操作流程	操作内容	任务评价			
		自评	互评	教师评价	企业评价
评估和沟通	(1) 与老年人沟通交流,评估老年人年龄、身体状况、意识状况、合作程度。 (2) 解释翻身、叩背促进排痰的目的,取得老年人的配合				
准备	(1) 护士准备:着装整洁,洗净并温暖双手,必要时戴口罩。 (2) 物品准备:体位垫。 (3) 环境准备:室内环境整洁,温湿度适宜,关闭门窗				
检查核对	(1) 携用物进入房间,将用物放在床头桌上。 (2) 核对老年人姓名				
协助翻身	(1) 放下床挡,打开盖被,"S"形折叠于对侧或床尾。 (2) 协助老年人翻身至对侧。 (3) 必要时使用体位垫支撑老年人身体				

Note

续表

操作流程	操作内容	任务评价			
		自评	互评	教师评价	企业评价
叩背促进排痰	（1）两手手指弯曲并拢，掌侧呈杯状（图6-1），指关节微屈，掌内侧与手指成120°角。 （2）指腹与大、小鱼际着落，利用腕关节发力，由下至上，由两侧到中央，有节律地叩击老年人背部，注意避开肩胛骨和脊柱。 （3）叩击的相邻部位应重叠1/3，力量中等，以老年人能耐受为准，每分钟叩击120～180次，持续3～6 min，每天叩击3～5次。 （4）同时嘱咐老年人用力深吸气、屏气，并用力将痰液咳出				
询问、观察	询问、观察老年人有无不适				
健康教育	结合老年人情况和本次工作任务开展健康教育				
整理用物	（1）叩背促进排痰结束，整理好床单位。 （2）协助老年人取舒适体位，必要时放置体位垫。 （3）洗手、记录				

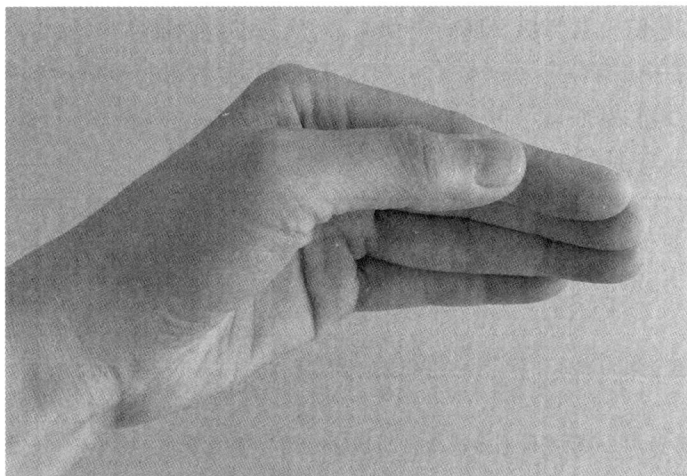

图 6-1　手掌侧呈杯状

四、注意事项

（1）叩背时手掌侧应呈杯状，避免平掌拍打在老年人后背部而引起老年人疼痛。

（2）可单手叩背，也可双手交替叩击，迅速而有节律。

（3）注意避开老年人脊柱及肩胛骨。

（4）有心脏病的老年人慎做叩背，有肋骨骨折的老年人禁止叩背。

（5）只能使用腕部力量，切勿用蛮力叩击，以免造成老年人肋骨骨折。

Note

任务二　老年冠心病的护理

案例引导

　　王奶奶,66岁。退休居家,平时喜欢插花、看电视,社交活动较少。主诉近半年睡眠较浅,多梦,经常感到突发胸闷、气促,常伴有心悸,由家属送到医院就诊。临床诊断:冠心病。

　　问题:

　　1. 目前患者主要存在哪些护理诊断/问题? 其依据是什么?

　　2. 请为该患者制订一份老年冠心病护理计划。

案例分析

　　冠状动脉粥样硬化性心脏病(简称冠心病)是指冠状动脉发生粥样硬化引起的管腔狭窄或闭塞,导致心肌细胞缺血、缺氧或坏死而引起的心脏病,也称为缺血性心脏病,是老年人最常见的心脏病。冠心病的发病率和病死率均随年龄增长而明显增加。

　　老年冠心病患者的临床特点:①病程长,病变多累及多支血管,常有陈旧性心肌梗死,还可伴有不同程度的心功能障碍;②可表现为慢性稳定型心绞痛,也可以是急性冠脉综合征;③常伴有糖尿病、高血压、脑血管病、阻塞性肺气肿等慢性病;④多存在器官功能退行性变,如心脏瓣膜退行性变、心功能不全等。故老年冠心病患者较其他年龄段冠心病患者发生急性冠脉综合征的危险性更大。

　　心绞痛是冠心病最常见的类型,而老年人发生急性心肌梗死的概率比一般成年人高,且高龄者急性心肌梗死的病死率较高。以下主要介绍老年心绞痛和老年心肌梗死患者的护理。

一、护理评估

(一)健康史

1. 一般资料　了解老年患者个人基本信息,包括年龄、饮食习惯、服药史、体重变化等。

2. 既往史　询问老年患者的既往健康情况,有无家族病病史,包括心脏病、高血压、糖尿病等疾病病史,以及用药史、治疗情况。

3. 疾病病因　老年冠心病多与年龄因素、肥胖、不良的生活习惯、遗传因素、高血压、高血脂等有关。

　　(1)年龄因素:冠心病发病率随年龄增长而增加,是由于体内各组织器官功能衰退,血液循环速度及血管的正常生理功能下降。冠心病一般在40岁以后发生。

　　(2)肥胖:老年人由于机体耐受力下降,长期缺乏运动,摄入高热量食物导致体重明显增加,这也会导致冠心病的发病率增加。

　　(3)不良的生活习惯:吸烟可导致动脉壁含氧量不足,引发冠状动脉硬化,导致冠状动脉狭窄。高热量饮食、缺乏运动、身体肥胖等可能会诱发冠心病。

　　(4)遗传因素:冠心病的发病和家族遗传有一定的关系。

　　(5)高血压:血压过高使血管受损,影响血管的正常生理功能,可使冠心病发生率明显增高。

　　(6)高血脂:由于总胆固醇和低密度脂蛋白胆固醇升高,尤其是低密度脂蛋白胆固醇增高,会

Note

导致冠状动脉粥样硬化斑块形成,引发冠心病。

(7) 糖尿病:与无糖尿病患者比较,糖尿病患者的心血管疾病患病风险增加 2～5 倍,且动脉粥样硬化进展较快,未来 10 年发生心肌梗死的概率可高达 20%。

(二) 身体状况

老年心绞痛的典型特征:胸骨后或者心前区压榨性疼痛,表现为压迫、压榨、烧灼、紧缩、闷痛的感觉。范围约一拳头大小,也有一部分患者的疼痛可以向其他部位放射,如放射到左肩或左上臂,甚至放射到左手小指、无名指,还可以放射到颈部、下颌部、咽部,表现为牙痛或者咽部发紧、咽部疼痛,还有少部分患者的疼痛可以放射到腹部,表现为腹痛。

老年心绞痛的不典型特征:老年患者疼痛部位不典型的发生率为 35.4%,疼痛部位可以是上颌与上腹部之间的任何部位。由于老年人痛觉减退,其疼痛程度一般较轻,常有疲倦感、气促、食欲不振、胃部灼热感、出冷汗等。

(三) 辅助检查

1. 心电图 心电图是诊断冠心病的常用方法。当患者出现心绞痛症状时,心电图会出现 T 波倒置或 ST 段降低;心绞痛症状消失后,心电图可恢复正常。患者出现心肌梗死时,则有 ST 段呈弓背向上抬高,T 波倒置,部分老年人可有病理性 Q 波。

2. 超声心动图 利用超声心动图检查,可判断心室壁的收缩和舒张功能是否存在障碍、心脏血管结构是否发生异常及心脏瓣膜活动情况。

3. 冠状动脉造影 目前,冠状动脉造影被称为诊断冠心病的金标准。可明确冠状动脉有无狭窄,狭窄的部位、程度、范围等,还可通过左心室造影确定左心室收缩功能和有无室壁瘤。

4. 冠状动脉 CTA 冠状动脉 CTA 诊断冠心病的准确率达 90%,可判断冠状动脉内斑块的性质及冠状动脉管腔狭窄程度,以诊断和排除冠心病及评价血管斑块的风险。

5. 其他相关检查 包括血常规、血沉、尿常规、肾功能、肝功能、血糖、血脂、血清胆固醇检查等,胸痛明显者需检测血清心肌损伤标志物。

(四) 心理-社会评估

老年冠心病患者由于心肌缺血、缺氧而出现胸闷、气促,甚至心绞痛、心肌梗死或者心律失常等症状,导致其产生恐惧、紧张、焦虑、烦躁等不良情绪。要鼓励患者正确对待老年冠心病,积极配合治疗,避免其他并发症的发生。评估患者家庭照护能力及经济支付能力。

二、常见护理诊断/问题

1. 急性疼痛/慢性疼痛 与心肌缺血、缺氧有关。

2. 活动无耐力 与心排血量减少,心功能下降有关。

3. 焦虑 与胸痛引起的濒死感、担心疾病预后有关。

4. 知识缺乏 与缺乏冠心病相关知识有关。

5. 潜在并发症 心搏骤停、心律失常、猝死等。

三、护理措施

(一) 一般护理

1. 休息与活动 心绞痛发作时,立即停止原有活动,协助老年人取舒适体位休息。有条件者及时给予吸氧。

2. 饮食护理 指导老年人规律进食,少吃多餐。日常保持低脂、低盐、高维生素、高蛋白、清淡易消化饮食,以提供必需的热量和营养。劝导患者戒烟、限酒,不喝咖啡和浓茶。

3. 排便护理 引导老年冠心病患者养成每天定时排便的良好习惯,以便形成有规律的排便条件反射,保持大便通畅。若发生便秘,患者用力排便时会增加腹部压力和心脏负担,导致心率加快,容易引起心绞痛发作,严重者可诱发急性心肌梗死。

(二)对症护理

1. 老年心绞痛 老年患者发生心绞痛时,应卧床休息。在医生的指导下服用速效救心丸、硝酸甘油等药物快速缓解疼痛。若患者合并呼吸困难,需及时给予吸氧,氧流量以 2~4 L/min 为宜。对于剧烈疼痛的患者,遵医嘱给予吗啡、哌替啶等止痛药。对于不稳定型老年心绞痛,嘱老年患者卧床休息 1~3 天,还需进行 24 h 床边心电监护。

2. 老年心肌梗死 急性心肌梗死发作前 24~48 h,老年患者会频繁出现心绞痛症状,需及时就医。必要时给予间歇性吸氧,氧流量调节为 4~6 L/min。严密观察生命体征、心电图的变化,评估患者发生心肌梗死后是否出现心律失常。遵医嘱给予止痛药,解除患者疼痛。

(三)病情观察

居家治疗患者需定期复查。住院患者需严密观察生命体征、心电图、血氧饱和度的变化;监测疼痛部位、性质、持续时间,是否存在放射痛及其伴随症状。准备抢救设备和急救药物,做好抢救准备工作。

(四)用药护理

1. 抗血小板、抗凝药物 此类药物常用的有阿司匹林或波立维,可抑制抗血小板聚集,减少血栓形成所导致的血管堵塞。在用药期间密切观察患者是否有出血倾向,如消化道出血、皮下出血倾向,甚至脑出血倾向等。

2. 他汀类调节血脂药物 采用阿托伐他汀、瑞舒伐他汀等调节血脂类药物降低低密度脂蛋白胆固醇水平,改善血管狭窄。

3. 改善心肌缺血药物 硝酸酯类、β受体阻滞剂等药物需根据剂量个体化原则,从小剂量开始使用。

(五)心理护理

给老年人详细讲解老年冠心病相关知识,消除其紧张、恐惧、焦虑情绪,避免不良情绪增加心脏负荷和心肌耗氧量而导致病情加重。对于病情较重、入住重症监护室的患者,需对其详细介绍重症监护室内的环境、疾病的治疗方式,稳定其情绪,使其配合治疗。

四、健康教育

1. 饮食指导 合理膳食,嘱患者保持低脂、低盐、高维生素、高蛋白、清淡易消化的饮食,少食多餐,不宜过饱,戒烟限酒。避免摄入高热量、高脂等食物而引起血脂过高,导致疾病加重。

2. 活动指导 指导患者根据自身情况每天进行适当活动锻炼,如散步、慢跑、打太极拳等,促进血液循环,增强心肌供血功能。在活动时一旦出现呼吸困难、气促、心跳加快等症状,应立即停止活动,就地休息并给予积极处理。

3. 病情观察 指导患者及其家属掌握老年心绞痛、老年心肌梗死发作时的症状,并学会缓解方法。发病时患者应立即停止活动,原地休息,必要时舌下含服硝酸甘油,马上到医院就诊。应定期复查心电图、血压、血糖、血脂、肝功能等。外出时随身携带速效救心丸、硝酸甘油等急救药物。

4. 用药指导 指导患者遵医嘱服用药物,不可随意增减药物或停药,注意观察药物产生的不良反应,如有不适,及时就医。

5. 防止各种诱因 要避免各种诱发心绞痛的因素,如吸烟、情绪激动、饮食过多过饱、用力排便、过度劳累、寒冷刺激等。

任务三 老年高血压的护理

案例引导

王奶奶,63岁,退休工人。2年前被诊断为原发性高血压,平时生活无规律,口味偏重,好吃辛辣食品,依从性较差,不能按照医嘱服用药物。近期经常熬夜,睡眠不足,头痛、头晕,血压170/108 mmHg,现已入院治疗。

问题:

1. 目前患者主要存在哪些护理诊断/问题?其依据是什么?

2. 请为该患者制订一份老年高血压护理计划。

高血压是一种严重危害人体健康的慢性病。老年高血压是一种以体循环动脉压持续增高为主的慢性病,还可合并心、脑、肾等脏器的并发症,也是老年人常见的慢性病之一。随着我国人口老龄化的加剧,老年高血压患者人数也在逐年上升,严重威胁老年人生存和健康,是导致老年人残疾、死亡的重要原因。

一、护理评估

(一)健康史

1. 一般资料 收集老年人的年龄、性别、文化背景、生活环境、吸烟史等。了解老年人饮食习惯,如热量、脂肪、食盐的摄入量,是否有酗酒、抽烟的习惯,以及体重和活动量等。

2. 既往史 了解老年人的病史、用药情况和病情控制情况,有无家族遗传病,有无药物过敏史。

3. 疾病病因 老年高血压为多因素导致,可能是自身因素和外在因素相互作用的结果。

1)自身因素

(1)年龄:老年人随着年龄的增长,血管逐渐老化,血管弹性降低,导致血压升高,因此老年人较容易发生高血压,并且年龄越大,发病率越高。

(2)遗传因素:老年高血压患者多有家族史,有遗传倾向。有研究显示,高血压人群中约60%的患者,基本上是家族遗传因素所引发的高血压。90%左右的高血压患者是原发性高血压患者。原发性高血压是指不明原因及家族遗传因素所导致的高血压。

2)外在因素

(1)生活习惯:饮食不当也有可能使老年人出现高血压,最常见的是高盐饮食。在日常的饮食当中,摄入的盐分过多会增加水、钠潴留,引起高血压。某些老年人缺乏运动、身体肥胖等,也会增加高血压的发生率。

(2)情绪因素:情绪对血压的影响较大,老年人要做好情绪的自我管理,学会调节情绪。长期处于紧张、焦虑等情绪状态中会导致血管痉挛、动脉硬化,出现高血压、心脏病等。

(二)身体状况

老年高血压起病缓慢,在患病早期少部分患者可无不适症状。一般在体检或因心、脑、肾等并发症就诊时才被发现。老年高血压大多是单纯收缩期高血压,脉压增大,收缩压≥140 mmHg,舒张压<90 mmHg。部分患者可出现头晕、头痛、眼花、耳鸣、乏力、失眠,有时还伴有心绞痛和心

前区不适感等,特别是情绪紧张或劳累后症状加重。

随着年龄增长,老年高血压患者容易发生直立性低血压,尤其是从仰卧位变为立位时。直立性低血压会导致一过性脑供血不足,患者可出现头晕、眼花等症状,甚至发生跌倒、晕厥等。

老年高血压常见的并发症包括脑血管病、心力衰竭、肾衰竭、视网膜改变、高血压危象、高血压脑病。

(三)辅助检查

1. 常规检查 血生化(血钾、空腹血糖、血清总胆固醇、甘油三酯、高密度脂蛋白胆固醇、低密度脂蛋白胆固醇、尿酸和肌酐),全血细胞计数、血红蛋白和血细胞比容,尿液分析(尿蛋白、尿糖和尿沉渣镜检),以及心电图、心脏彩超、X 线、CT 检查等,有助于发现相关危险因素及靶器官受损情况。

2. 监测血压 连续 24 h 监测患者血压,判断血压波动情况。

3. 眼底检查 可发现眼底的血管和视网膜病变。

(四)心理-社会评估

老年高血压患者由于血压升高伴随的不适症状,可出现不同程度的紧张、焦虑、抑郁等心理反应,特别是当用药效果不佳时,患者会丧失信心,产生恐惧心理。应指导老年高血压患者正确认识疾病,向患者解释已出现的症状。让患者消除各种顾虑,积极配合治疗,提高用药的依从性,降低不良反应的发生率。

二、常见护理诊断/问题

1. 慢性疼痛 与血压升高、脑血管痉挛有关。

2. 有受伤的危险 与头晕、视物模糊或意识障碍、使用降压药或改变体位引起低血压反应有关。

3. 焦虑 与血压不稳定或出现并发症有关。

4. 知识缺乏 缺乏高血压的相关治疗与保健知识。

5. 潜在并发症 心力衰竭、高血压危象、脑血管意外等。

三、护理措施

(一)一般护理

1. 活动与休息 保证充足睡眠,养成早睡早起的好习惯,避免熬夜、过度劳累。患者可根据自身状况选择合适的有氧运动,如散步、打太极拳、练气功等,不但可以控制血压,还可强身健体。

2. 饮食护理 以清淡饮食为主,应摄入低盐、低脂、优质蛋白食物。限制钠盐的摄入,每人每天食盐摄入量不超过 5 g。戒烟、限酒对老年高血压患者非常重要,因为烟、酒含有的某些物质会损伤血管,不利于控制血压,还可能会加快动脉硬化,危害心血管系统。此外,老年人要控制好体重,如体重已超出标准体重范围,应该在专业医生的指导下,选择科学合理的方法减重。

3. 避免诱因 ①指导老年人控制情绪,调整生活节奏。②保持大便通畅,避免剧烈运动和用力咳嗽,以防发生脑血管意外。③寒冷刺激可使血管收缩,血压升高,冬天外出时注意保暖,室温不宜过低。④不能使用过热的水洗澡和进行蒸汽浴。⑤避免突然改变体位,禁止长时间站立。

(二)病情观察

定时监测血压变化,保持血压稳定。指导居家患者每次测量血压需固定选择一侧的肢体,通常选右上臂测量,测量血压时肢体不能动,以减少误差。告知患者如剧烈运动,应休息 30 min 以上再测量血压。当患者出现血压急剧升高、剧烈头痛、呕吐、烦躁不安、视物模糊、意识及肢体运动障碍等高血压危象或脑病症状时,应及时就诊。

（三）用药护理

（1）用药从最小剂量开始,让血压缓慢下降。如果血压下降速度过快,会导致心、脑、肾供血不足而引起晕厥、脑血栓形成。

（2）联合用药且尽量选用长效降压药,用药期间应指导患者改变体位时动作宜缓慢,避免出现直立性低血压症状(如头晕、眼花、眩晕等)。

（3）药物治疗过程中需密切观察患者对降压药的耐受性和敏感性,嘱患者不能自行调整药物剂量,避免因血压波动过大而导致脑血管意外。总之,减量或换药应在医师或药师的指导下进行。

（四）心理护理

指导老年人保持良好的心态。在日常生活中需调整好情绪,避免精神紧张、情绪压抑或激动。详细讲解老年高血压的病因、预后及保健等相关内容,消除老年人的恐惧心理,使老年人积极配合治疗,身心得到全面的照顾和医治。

四、健康教育

（1）改善饮食结构,宜摄入含优质蛋白,低热量、低脂的食物。以少盐、少糖的清淡饮食为主,并增加含适量纤维素和富含维生素的食物,避免辛辣刺激性食物。宜少食多餐,不饮咖啡、浓茶。引导老年人合理安排生活,养成良好的作息规律,保证充足睡眠,避免过度劳累和剧烈运动。

（2）给老年人及其家属做好老年高血压的相关知识宣教,鼓励患者通过服用降压药和调整生活方式的方法,将血压控制在合适水平,强调遵医嘱长期治疗的重要性。

（3）正确指导患者服药,必须遵医嘱用药。告诉患者及其家属相关降压药的名称、用法及剂量,不能随意增减和停止用药,并且要注意观察药物的不良反应。

（4）指导患者及其家属正确测量血压的方法,定时测量血压并做好记录,密切监测血压变化。告诉患者测量血压前应休息 5～10 min,测量前 30 min 内不能剧烈运动、洗热水澡、吸烟,避免喝浓茶、咖啡及其他刺激性饮料。

（5）告知患者做好接受长期治疗的心理准备,定期到医院复查。如有血压突然升高、头晕、头痛等症状应立即就诊。

思政课堂

要加强老龄科学研究,借鉴国际有益经验,搞好顶层设计,不断完善老年人家庭赡养和扶养、社会救助、社会福利、社会优待、宜居环境、社会参与等政策,增强政策制度的针对性、协调性、系统性。

——2016 年 5 月 27 日,十八届中央政治局第三十二次集体学习

（张翠玉）

任务四 老年脑卒中的护理

案例引导

董爷爷,67 岁,因"言语不利 1 h"入院。患者于外出后回到家中被家人发现言语不利。表现为言语内容比较混乱,说话缺乏逻辑性,伴有右侧肢体力量减退,急诊头颅 CT

示"未见出血及占位"。患者否认既往有高血压、糖尿病病史及长期吸烟、饮酒史。

问题：

1. 脑卒中的危险因素有哪些？

2. 如何指导老年人预防脑卒中的发生？

3. 对董爷爷应采取哪些护理措施？

脑卒中(stroke)是一种突然起病，以局灶性神经功能缺失为共同特征的急性脑血管病，主要包括脑出血、蛛网膜下腔出血及缺血性脑卒中等。老年人是脑卒中的高发人群，导致老年人残疾的主要原因也是脑卒中。

一、护理评估

脑卒中后应尽早进行评估，评估的内容包括：①导致脑卒中的原因；②脑卒中的伤害程度。

（一）健康史

1．一般资料 收集老年患者的年龄、性别、文化背景、生活方式等。

2．既往史 询问老年患者的既往健康状况，有无家族病病史，包括心脏病、高血压、糖尿病等病史，以及用药情况、治疗情况，有无药物过敏史。

3．疾病病因

（1）血管性危险因素：脑卒中发生的最常见原因是脑部供血血管内壁上有小栓子，脱落后导致动脉堵塞，即缺血性脑卒中；也可能由脑血管破裂造成，即出血性脑卒中。冠心病伴有心房颤动患者的心脏瓣膜容易形成附壁血栓，栓子脱落后经血液循环运行到脑部，堵塞脑血管，也可导致缺血性脑卒中。

（2）性别、年龄、种族等因素：研究发现，我国人群脑卒中发病率高于心脏病，与欧美人群相反。

（3）不良生活方式：同时存在多个危险因素，如吸烟、不健康的饮食习惯、肥胖、缺乏运动、过量饮酒和高同型半胱氨酸血症，以及自身存在一些基础疾病（如高血压、糖尿病和高脂血症等），都会增加脑卒中的发病风险。其中高血压是我国人群脑卒中发病的最重要危险因素。

（二）身体评估

1．早期症状 2021年7月，中国卒中学会在第七次学术年会期间正式发布了识别脑卒中早期症状的"BEFAST"口诀，前5个字母各代表一个早期症状，最后1个字母是提醒一旦出现脑卒中症状，就要马上拨打120急救电话，立刻就医。

"B"——balance（平衡），指平衡或协调能力丧失，突然出现行走困难；"E"——eyes（眼睛），指突发的视力变化，视物困难；"F"——face（面部），指面部不对称，口角歪斜；"A"——arms（手臂），指手臂突感无力或麻木，通常出现在身体一侧；"S"——speech（语言），指说话含混，不能理解别人的语言；"T"——time（时间），上述症状提示可能出现脑卒中，请勿等待症状自行消失，应立即拨打120急救电话寻求医疗救助。

2．身体状况 脑卒中的常见症状为突发一侧面部、手臂或腿部无力，严重时可不省人事，其他症状包括突然出现一侧面部、手臂或腿部麻木，或突然发生口眼歪斜、半身不遂、说话或理解困难、单眼或双眼视物困难、行路困难、眩晕、失去平衡或协调能力、无原因的严重头痛、昏厥等。

（三）辅助检查

1．头颅 CT 可显示梗死的部位、范围等，梗死区为低密度影。

Note

2. 脑血管造影　可显示不同部位脑动脉狭窄、闭塞或扭曲。若颈动脉起始段狭窄,行造影检查时应将颈部包含在内。

3. 头颈部磁共振血管成像(MRA)或高分辨率磁共振成像(HRMRI)　HRMRI 可以显示颈动脉全程,HRMRI 对粥样斑块病理成分的分析更有利。

4. 颈动脉彩超检查和经颅多普勒超声(TCD)探测　为无创检查,可用于颈动脉起始段和颅动脉狭窄、闭塞的筛查。颈动脉彩超检查可检测颈动脉结构和动脉粥样硬化斑块的形态、范围、性质及动脉狭窄程度等;早期发现动脉病变,可为有效预防和减少冠心病、缺血性脑卒中等的发病提供客观的血流动力学依据。经颅多普勒超声探测可用于了解颅内及颅外各血管、脑动脉环血管及其分支的血流情况,判断有无硬化、狭窄、缺血、畸形、痉挛等病变,可对脑血管病进行动态监测。

(四)心理-社会评估

除了解老年人一般心理和社会状况外,还要特别关注有脑卒中史的老年人有无脑卒中后恐惧心理,有脑卒中后恐惧心理的老年人往往会因为害怕再次发生脑卒中而减少外出和活动,导致身体活动能力降低、活动范围缩小、人际交往减少,使老年人的生活质量下降。

二、常见护理诊断/问题

1. 意识障碍　与脑功能受损有关。

2. 语言沟通障碍　与意识障碍或相应的语言功能区域受损有关。

3. 躯体移动障碍　与意识障碍、躯体瘫痪有关。

4. 恐惧　与脑卒中、突然起病、失语、缺乏自理能力等有关。

5. 知识缺乏　缺乏脑卒中的预防知识。

三、护理措施

(一)急性期护理

脑卒中发生后至生命体征平稳之前的时期为急性期,一般为 2 周。脑出血的患者应严格卧床休息 4 周,抬高床头。

1. 保持气道通畅　无论患者采取何种卧位,都要将其面部转向一侧,以利于气道分泌物的引流,及时清理气道分泌物,必要时电动吸痰。

2. 正确翻身、叩背　为患者翻身时,将患者双手交叉放于腹部,两腿屈曲,护士一手托住患者肩部,另一手托住其腰部,先将其上半身移向近侧床边;然后一手托住患者腰部,另一手托住患者臀部,将其下半身移向近侧床边;再用双手分别托住患者的肩部和膝部,使患者翻身向对侧,并使用体位垫支撑。为患者叩背时,手指并拢,手背隆起,手指关节微屈成空心状,指腹与大、小鱼际落于患者皮肤,利用腕关节发力,由下至上、由两侧至中央,有节律地叩击患者背部,持续 5 min。叩背的力量应均匀,避开肩胛骨、脊柱,最好在雾化吸入后进行,对排痰效果更好。

3. 正确摆放良肢位　参见技能训练 7"良肢位摆放"。

4. 肌肉按摩和被动关节活动　护士应经常为患者按摩,按摩对患侧肢体是一种运动感觉刺激,可促进血液和淋巴回流,对防治失用性或营养性肌萎缩、深静脉血栓形成有一定作用,按摩应轻柔、缓慢而有规律。被动关节活动应从近端关节至远端关节进行,动作应轻柔,多做抗痉挛活动,如肩外展、外旋,前臂旋后,腕背伸,指伸展,伸髋,屈膝,踝背伸等。

(二)饮食护理

选择清淡、易消化食物,鼓励老年人多吃高蛋白、富含维生素的食物。对不能进食、吞咽困难者,给予营养支持,遵医嘱给予鼻饲,并做好留置胃管的护理。

(三) 失语症的护理

失语症是指脑部病变导致言语功能丧失或障碍,患者理解和表达语言的能力受损。患者表现为言语含糊、笨拙、欠流利,或者理解、复述、命名障碍等,这让自尊心受损、心情焦虑。护士应了解患者失语的类型和程度以及心理状态,有无流涎症状,给予患者尊重、理解。与患者交流时放慢语速,使用患者能够理解的沟通方式,鼓励患者大声说话并及时给予鼓励,帮助患者克服害羞的心理,树立信心。帮助患者进行言语功能训练,可以从单音节的字开始,逐渐过渡到词语和句子;鼓励患者诵读、讲故事,还可以选择非语言的交流方式,如做手势、画画等。

(四) 感觉障碍的护理

感觉障碍是指机体对各种形式(痛、温、触、压、震动等)的刺激无感知、感知减退或异常的综合征。护士评估患者出现感觉障碍的部位和感觉障碍程度,保持床单位清洁、干燥、平整、无渣屑,衣服应柔软,床上不可有锐器,为肢体进行保暖时可升高环境温度、增加被褥等,但不可使用热水袋局部加温。患者高热,需物理降温使用冰袋时,必须用干毛巾包裹冰袋,避免患者冻伤。每日给患者按摩,并用温水擦洗患肢,以刺激血液循环,利于感觉恢复。用温水擦浴时应测量水温,并先擦健侧,再擦患侧;泡脚时先放凉水,再加热水,先泡健侧,防止患者烫伤。

(五) 配合康复治疗

1. 物理治疗 包括运动疗法和电疗法,如肌肉牵伸治疗、关节活动范围训练、肌力训练、平衡训练、站立和步行训练,以及电疗、光疗、水疗、针灸等。

2. 作业治疗 针对脑卒中患者所出现的功能障碍,以及其在日常生活中所遇到的困难,设计和选择有目的的活动,对患者进行治疗与训练。

3. 言语治疗 针对构音障碍和失语症患者,一对一地进行促进训练,提高言语理解和表达能力,提高患者交流能力。

4. 吞咽功能训练 使用吞咽功能治疗仪,结合各种刺激,使咽部肌肉正常收缩,减少误吸和呛咳,提高吞咽功能。

5. 音乐治疗 通过听音乐缓解脑卒中患者的焦虑、抑郁等情绪。

(六) 溶栓的护理

在急性脑血栓形成的黄金时间窗(3~6 h)内,排除禁忌证的情况下,可进行溶栓治疗。常用药物为尿激酶、重组型纤溶酶原激活剂,该类药物最严重的副作用是颅内出血,在使用期间应严密观察生命体征、意识状态、瞳孔的变化,并注意其他部位有无出血倾向。

(七) 心理护理

脑卒中患者因存在言语、运动功能障碍等,生活依赖他人照护,很容易产生自卑、悲观、忧郁等情绪。护士应尊重、鼓励患者,避免任何刺激和伤害患者自尊的言行,并协助患者进行康复锻炼,提高自我照护能力,摆脱其依赖他人的心理,给予患者信心,帮助患者早日康复。

(八) 健康指导

1. 用药指导 遵医嘱按时按量服药,不随意加减药量;降压药的服用应规律,不能依据一次的血压高低而自行加药或停药,必要时就诊,遵医嘱调节药物。

2. 饮食指导 宜低盐低脂、规律清淡饮食,多吃新鲜蔬菜、粗粮和水果,多饮水。

3. 生活指导 戒除烟、酒等不良嗜好;保持大便通畅,不可用力排便,排便困难时可服用通便药或使用缓泻药;保持情绪稳定,避免紧张、激动,释放压力,规律作息。

Note

4. 康复指导　坚持康复锻炼,循序渐进,持之以恒,树立战胜疾病的信心。

5. 复诊指导　定期门诊复查,监测各项指标,将血压、血糖、血脂控制在正常范围。

思政课堂

　　尊老爱老是中华民族的优良传统和美德。一个社会幸福不幸福,很重要的是看老年人幸福不幸福。

——习近平总书记在 2023 年春节前的讲话

技能训练 7　良肢位摆放

一、工作任务

　　董爷爷,67 岁,因"言语不利 1 h"入院。患者于外出后回到家中被家人发现言语不利。表现为言语内容比较混乱,说话缺乏逻辑性,伴有右侧肢体力量减退,急诊头部 CT 示"未见出血及占位"。患者否认既往有高血压、糖尿病病史及长期吸烟、饮酒史。请你协助董爷爷做康复训练,并协助董爷爷取健侧卧位、患侧卧位和仰卧位。

二、任务分析

(一) 良肢位的概念

　　良肢位又称抗痉挛体位,是为了保持肢体的良好功能、防止和对抗痉挛的发生,从治疗与护理的角度出发而设计的一种临时性体位。脑卒中患者早期良肢位的摆放可为后期治疗奠定良好的基础,不同程度地降低患者致残率。肌力在 2 级以下的患者、偏瘫患者、长期卧床的患者均需摆放良肢位,需每 2 h 变换一次体位。

(二) 良肢位摆放的目的

(1) 防止压力性损伤的发生。

(2) 防止肺部感染和泌尿系统感染。

(3) 防止关节挛缩和畸形的发生。

三、任务实施与评价

操作流程	操作内容	任务评价			
		自评	互评	教师评价	企业评价
评估和沟通	(1) 携用物至老年人床旁。 (2) 告知老年人取正确体位(健侧卧位、患侧卧位、仰卧位)和肢体正确摆放的重要性以及配合要点,取得老年人配合,询问并提前帮助老年人解决饮水、排便等需求。 (3) 与老年人及其家属充分沟通,对老年人进行综合评估:全身情况(精神状态、饮食、排便、睡眠等),局部情况(肌力、肢体活动度、皮肤情况等)。 (4) 态度和蔼,语言亲切				

续表

操作流程	操作内容	任务评价			
		自评	互评	教师评价	企业评价
准备	（1）环境准备：环境整洁，空气清新，温湿度适宜。 （2）护士准备：着装整齐，修剪指甲，用七步法洗净擦干并温暖双手（双手无长指甲或指环），戴好口罩。 （3）老年人准备：老年人安静、平卧于床上，身体状况允许，愿意配合。 （4）物品准备：软枕或体位垫若干个、免洗手消毒液、记录单、笔				
实施	（1）检查床、枕头：护士向老年人讲解良肢位及软枕及体位垫的摆放要点。 （2）讲解：语速缓慢，清晰地向老年人讲解3种良肢位及软枕及体位垫的放置位置、注意事项，协助老年人摆放3种良肢位（仰卧位、患侧卧位、健侧卧位）。 （3）协助摆放良肢位。 ①仰卧位：a.打开盖被，以"S"形折叠至对侧，天气寒冷时注意保暖；平整床铺，为老年人选择高度适宜的枕头，使老年人面部朝向患侧；b.将老年人患侧上肢的关节伸展并放在长软枕上，手心向上，手指分开；c.在老年人患侧臀部外侧垫薄软枕，支撑患侧髋部；d.踝关节背屈，保持足尖向上，防止足下垂。 ②患侧卧位，健侧在上：a.协助老年人翻身至患侧卧位，平整床铺；b.将老年人头部固定在枕头上；c.在老年人背后放置大软枕，使老年人身体略后仰靠在大软枕上，身体放松；d.将老年人患侧上肢向前平伸放在软枕上，与身体成80°~90°，肘关节尽量伸直，手指张开，手心向上；e.将老年人健侧上肢自然放于其身体上；f.老年人患侧下肢髋部伸展，微屈膝；g.将老年人健侧下肢摆放成踏步姿势，下垫软枕，膝关节和踝关节自然微屈。 ③健侧卧位，患侧在上：a.协助老年人翻身至健侧卧位，平整床铺；b.将老年人头部固定在枕头上；c.在老年人背后放置大软枕，使身体放松，让老年人身体略前倾；d.将老年人健侧上肢自然放置；e.将老年人患侧上肢向前平伸，下垫长软枕，使患侧上肢和身体成90°~130°，肘伸直，手腕、手指伸展放在软枕上，避免腕、手悬空；f.在老年人患侧下肢垫软枕，下肢摆放在一步远的位置，髋膝关节自然弯曲，避免足悬空；g.将老年人健侧下肢自然伸直，膝关节自然弯曲				
健康教育	结合老年人情况和本次工作任务开展健康教育				
整理记录	（1）为老年人盖好盖被，整理好床单位。 （2）洗手，记录体位及老年人身体情况。 （3）如有异常情况及时报告				

四、注意事项

（1）少用仰卧位和半坐卧位，多采用患侧卧位。

（2）摆放良肢位时不能拖、拉患侧肢体，尤其是肩关节。

（3）变换体位时防止老年人身上携带的导管受压、扭曲、折叠及滑脱。

（4）避免使老年人足背受压而造成足下垂，掌心及足心应避免任何物品的刺激。

（5）注意观察老年人受压部位的皮肤情况，每2 h变换一次体位，以预防压力性损伤。

（6）仰卧时间尽量减少，防止骶尾部、足部、外踝处皮肤发生压力性损伤。

技能训练8　指导偏瘫老年人床上翻身训练

一、工作任务

张爷爷，65岁，半年前发生脑卒中，目前神志清楚，语言表达较清晰，左侧肢体瘫痪，右侧肢体活动较好，平日借助轮椅活动，日常生活、翻身等需要家属协助，情绪低落，常发脾气。现根据康复师制订的训练计划，每日由日间照料中心的护士上门指导老年人进行床上翻身运动训练。

二、任务分析

1. 偏瘫老年人床上翻身训练的目的

（1）提高患侧肢体的肌力和平衡协调能力，预防并发症。

（2）训练躯干控制能力，缓解痉挛，提高老年人的生活自理能力。

（3）为床下活动、步态训练等做好准备。

2. 指导偏瘫老年人床上翻身训练的原则　老年人能够独立进行翻身时尽量不要去帮助，能提供少量帮助时不要提供大量帮助，尽可能最大限度发挥老年人的残存功能。

三、任务实施与评价

操作流程	操作内容	任务评价			
		自评	互评	教师评价	企业评价
评估和沟通	（1）与老年人沟通交流，进行综合评估：全身情况（精神状态、饮食、睡眠、排便等），局部情况（肌力、肢体活动度、有无导管等），特殊情况（血压、皮肤情况等）。 （2）解释翻身的重要性和配合要点，和蔼亲切				
准备	（1）护士准备：着装整洁，修剪指甲，洗净并温暖双手，戴好口罩。 （2）老年人准备：理解、配合，有翻身意愿。 （3）物品准备：免洗手消毒液、口罩、垃圾桶、记录单、笔。 （4）环境准备：环境整洁，温度适宜，光线明亮，无障碍物				
实施	（1）检查床单位：护士检查床铺、被褥、床单，保证完好。 （2）讲解示范。 ①自主向患侧翻身训练：a.护士站在患侧保护，老年人仰卧在床；b.指导老年人头部转向患侧；c.指导老年人健侧手握住患侧手放在腹部，双手叉握，患手拇指压在健侧拇指上；d.指导老年人健侧腿屈膝，脚平放于床面；e.指导老年人双手上肢前伸，与躯干成90°，指向天花板；f.指导老年人用健侧上肢的力量带动患侧上肢做左右侧方摆动2～3次，当摆动向患侧时，借助惯性使双上肢和躯干一起翻向患侧。				

操作流程	操作内容	任务评价			
		自评	互评	教师评价	企业评价
实施	②自主向健侧翻身训练：a.护士站在健侧保护，老年人仰卧在床；b.指导老年人头部转向健侧；c.指导老年人健侧手握住患侧手放在腹部，双手叉握，患手拇指压在健侧拇指上；d.指导老年人健侧腿屈膝，插入患腿下方，钩住患侧踝部；e.指导老年人双手上肢前伸，与躯干成90°，指向天花板；f.指导老年人用健侧上肢的力量带动患侧上肢做左右侧方摆动2～3次，借助惯性使双上肢和躯干一起翻向健侧。 （3）保护练习：询问老年人自主翻身训练掌握情况，基本掌握后再开始训练；老年人无不适后，再重复以上动作，持续训练30 min。 （4）训练完成，协助老年人取舒适体位				
健康教育	结合老年人情况和本次工作任务开展健康教育				
整理记录	（1）整理物品：遵守感染防控要求，做好废弃物处理、个人防护及手卫生等。 （2）记录：训练的时间、内容及老年人的反应				

四、注意事项

（1）康复训练须在专业康复师的指导下有计划、有规律、持之以恒地进行。

（2）进行床上翻身训练时要注意保护老年人安全。

（3）对留置导尿管的老年人，翻身训练前先将导尿管妥善安置固定，转换体位后注意检查导尿管，确保通畅。

（4）训练过程中随时观察老年人的反应，发现异常应立即停止训练。

任务五　老年骨质疏松症的护理

案例引导

李奶奶，62岁，3 h前如厕时跌倒，当即不能站立，小腿皮肤擦伤，诉腰背部疼痛剧烈，双下肢无放射痛，皮肤感觉正常。在家卧床休息，自行服用止痛药不能缓解，故来院就诊。患者已绝经10年。辅助检查：骨密度检测示T值－3.8，Z值－3.5，提示严重骨质疏松症。X线检查显示第12胸椎椎体骨折，第4腰椎椎体1度滑脱。

问题：

1. 李奶奶患骨质疏松症的病因有哪些？

2. 如何指导老年人预防骨质疏松症的发生？

3. 对李奶奶应采取哪些护理措施？

案例分析

骨质疏松症（osteoporosis，OP）是一种以骨量降低和骨微细结构破坏为特征，导致骨脆性增加和易发生骨折的一种全身性代谢性骨病。骨质疏松症可分为原发性骨质疏松症和继发性骨质疏松症两类。原发性骨质疏松症主要包括绝经后骨质疏松症、老年性骨质疏松症;继发性骨质疏松症主要由药物、内分泌系统疾病等引起。

《原发性骨质疏松症诊疗指南(2022)》指出,中国居民骨质疏松症的流行病学调查结果显示,我国 50 岁及以上人群中骨质疏松症患病率为 19.2%,其中女性为 32.1%,男性为 6.9%;65 岁及以上人群中骨质疏松症患病率为 32%,其中女性为 51.6%,男性为 10.7%。骨质疏松症的患病率不断上升而直接影响老年人的生活质量,并可加重原有病情,延长病程,甚至威胁生命。

一、护理评估

(一)健康史

1. 一般资料 收集老年患者的年龄、性别、文化背景、生活方式等。

2. 既往史 询问老年患者的既往健康状况,有无家族病病史,包括心脏病、高血压、糖尿病等病史,以及用药情况、治疗情况,有无药物过敏史。

3. 疾病病因 与遗传、激素水平、生活方式等因素有关。

(1)遗传因素:骨质疏松症是环境因素和遗传因素相互作用的结果,而人类个体间骨量的差异 50%～80% 由遗传因素决定。

(2)性激素:性激素在骨生成和维持骨量方面发挥着重要作用。老年人随着年龄的增加,性激素水平下降,骨的形成减慢,吸收加快,导致骨量下降。

(3)甲状旁腺激素(PTH):PTH 作用于成骨细胞,通过分泌的细胞因子(如 IL-6)促进破骨细胞发挥作用。随着年龄的增长,血 PTH 水平逐年升高,骨髓细胞的护骨素(osteoprotegerin,OPG)表达能力下降,导致骨质丢失加速。

(4)生活方式:活动过少或长期卧床的老年人更容易发生骨质疏松症。高蛋白、高盐饮食,大量饮用咖啡,吸烟,酗酒,日照减少等都是老年人骨质疏松症的诱发因素。

(5)营养成分:骨矿物质中最主要的成分是钙,维生素 D 可促进骨细胞的活性,蛋白质、磷和微量元素可维持钙、磷比例,有利于钙的吸收,若这些物质缺乏,可使骨的形成减少。

(二)身体状况

1. 骨痛和肌无力 骨质疏松症较早出现的症状是骨痛和肌无力。主要表现为腰背疼痛或全身骨痛,疼痛呈弥漫性,无固定部位,在活动后或劳累时加重,负重能力下降或不能负重。

2. 身长缩短 老年患者可因椎体骨密度降低而出现脊柱椎体压缩变形,每个椎体可缩短 2 mm,身长平均缩短 3～6 cm,严重者伴驼背。

3. 骨折 骨折是骨质疏松症最常见和最严重的并发症。轻微活动或创伤常诱发骨折,如打喷嚏、负重、弯腰、摔倒等。

(三)辅助检查

1. 骨密度检查 骨密度检查方法有很多,如双能 X 射线吸收法(DXA)、定量超声(QUS)、定量 CT 扫描(QCT)、外周骨定量 CT(pQCT),目前 DXA 仍是国际公认的用于诊断骨质疏松症的检查,DXA 测定的中轴骨骨密度或桡骨远端 1/3 骨密度 T 值 ≤ -2.5 者可诊断为骨质疏松症。

应当进行骨密度测定的人群:年龄超过 65 岁的妇女;年龄小于 65 岁但有骨质疏松症的相关风险因素者;年龄超过 70 岁的男性;有过脆性骨折的成年人;服用过导致骨质丢失的药物者。

2. 生化检查 包括血、尿骨矿成分,骨形成指标,骨吸收指标。老年人发生改变的指标主要有以下几种:①血清镁、尿镁:均有所下降。②骨钙素(BGP):骨更新的敏感指标,可有轻度升高。③尿羟赖氨酸糖苷(HOLG):骨吸收的敏感指标,可升高。

3. 其他评估方法 ①定量计算机断层照相术(QCT):也可用于诊断骨质疏松症。②X 线摄片法：只有当骨量下降 30% 时，才可以在 X 线摄片中显现出来，故对早期诊断意义不大。

（四）心理-社会评估

除了解老年人一般心理和社会状况外，还要特别关注骨质疏松症老年人有无跌倒后恐惧心理，有跌倒后恐惧心理的老年人往往会因为害怕跌倒而减少外出和活动，导致身体活动能力降低、活动范围缩小、人际交往减少，既增加了再跌倒的风险，又会对老年人的身心产生负面影响，使老年人的生活质量下降。

二、治疗原则

主要通过补充钙剂及使用钙调节剂进行药物治疗，结合光疗、高频电疗、运动及营养疗法可进一步提高治疗效果，对骨折老年人可施行介入或手术治疗。

三、常见护理诊断/问题

1. 慢性疼痛 与骨质疏松症、骨折、肌肉痉挛有关。

2. 躯体活动障碍 与骨痛、骨折引起的活动受限有关。

3. 焦虑/恐惧 与骨痛引起身体不适、担心疾病有关。

4. 潜在并发症 骨折。

四、护理措施

（一）休息与活动

根据个人的身体状况，有针对性地制订活动计划。能运动的老年患者，每天应进行适当的体育活动以保持和增加骨量；对于因疼痛而活动受限的老年患者，指导其维持关节的功能位，每天进行肌肉的等长、等张收缩训练和关节的活动训练，以保持肌肉张力；对因为骨折而做固定或牵引的老年患者，在保证安全的前提下，尽可能地多鼓励老年患者进行患侧肌肉及骨折以外的肢体关节运动。指导老年患者在床上用拉手架进行限定范围内的活动，减少并发症的发生。教会并鼓励老年患者进行四肢肌群的动、静舒缩活动锻炼。指导老年患者正确使用轮椅、拐杖、助行器。

（二）对症护理

骨质疏松症引起的疼痛，主要与腰背部肌肉紧张及椎体压缩性骨折有关，一般通过卧床休息可得到显著减轻。老年患者休息时应卧于加薄垫的木板或硬棕床上，仰卧时头不可过高，在腰下垫一薄枕，必要时可使用背架、紧身衣等限制脊柱的活动度，也可给予热水浴、擦背、按摩以促进肌肉放松。同时，暗示疏导、音乐治疗等方法对缓解疼痛也是很有效的。如果疼痛严重，可遵医嘱使用止痛药、肌肉松弛剂等，对骨折者应通过牵引、介入或手术方法缓解疼痛。

（三）饮食指导

骨骼健康与钙、维生素 D 的摄入密切相关。《中国居民膳食指南（2022）》推荐 50 岁以上人群钙摄入量为 1000～1200 mg/d，最高不超过 2000 mg/d，对于维生素 D 缺乏或不足者可首先尝试口服维生素 D_3 1000～2000 U/d，消化道吸收障碍者可肌内注射维生素 D。要鼓励老年人多摄入钙和维生素 D 含量丰富的食物，含钙量高的食品有牛奶、乳制品、豆制品、海带、虾米、芝麻酱等，富含维生素 D 的食品有蛋、禽、肝、鱼肝油等。另外，还应鼓励老年人多摄入镁、钾含量丰富的食物，尽量多摄入蔬菜和水果。

（四）用药护理

骨质疏松症老年患者除增加含钙饮食外，还可补充钙剂，如碳酸钙、葡萄糖酸钙等。注意不可与绿叶蔬菜一起服用，同时要增加饮水量，可防止便秘和避免尿路结石的形成。骨吸收抑制剂（如双膦酸盐类药物）应晨起空腹服用，同时饮水 200～300 mL，半小时内不能进食或喝饮料，也不能平卧，以减轻对食管的刺激。静脉注射钙剂时应注意避免血栓性疾病的发生，同时要监测血钙、血磷和骨吸收生化标志物。

（五）睡眠护理

了解患者存在的负面情绪,以及对睡眠的影响。改善患者病房环境,保持病房安静,睡觉时开地灯,减少晚间不必要的打扰,给患者提供一个安全、温馨,更容易入睡的住院环境。

（六）心理护理

与老年人倾心交谈,语言交流要简单、明了、切题,使老年人感受到医护人员的尊重与关心,消除其陌生感和孤独感,增加其对医护人员的信任。在与老年人交流的过程中,应细心观察、掌握不同老年人的心理需要。针对老年人患病后的恐惧心理,帮助老年人分析患病后的影响因素,进行早期危险因素识别,提高老年人对骨科疾病的认知,减轻或消除老年人的恐惧心理。

（七）健康指导

1. 健康教育 提供有关骨质疏松症的书籍、影像资料等,为老年人讲解其发生的原因、表现、辅助检查结果及治疗方法。

2. 运动指导 指导老年人每天进行户外日光照晒和适当运动。在活动中防止跌倒,避免过度用力,也可利用辅助工具协助完成各种活动。

3. 饮食指导 指导老年人在饮食上对各种营养素进行合理搭配,尤其要多摄入钙及维生素D含量丰富的食物。

4. 用药指导 指导老年人服用可咀嚼的片状钙剂,应在饭前1 h及睡前服用,钙剂须与维生素D同时服用。教会老年人各种不同药物的使用方法及疗程,并观察各种药物的不良反应。

5. 康复训练 康复训练应尽早实施,在急性期应注意卧、坐、立姿势,卧位时应平卧、低枕、背部尽量伸直,坚持睡硬板床;坐位或立位时应伸直腰背,收缩腰肌和臀肌。在慢性期应选择性地对骨质疏松症好发部位的相关肌群进行运动训练,如通过仰卧位抬腿动作做腹肌训练,采用膝手卧位做背肌训练等。同时可配合有氧运动增强体质,通过翻身、起坐、单腿跪位等动作训练维持和提高老年人的功能水平。

（邓晓燕）

任务六　老年胃食管反流病的护理

老年人是胃食管反流病(gastroesophageal reflux disease,GERD)的高危人群,老年GERD的病因复杂、症状多样,易误诊或漏诊。

案例引导

陈奶奶,68岁,20年前开始出现反酸、胃灼热症状,尤其是到了晚上睡觉时,吃进去的食物总是从胃和食管反流进口、鼻,让陈奶奶痛苦不堪。曾到当地医院就诊,陈奶奶被诊断为胃食管反流病,随后进行了相应的药物治疗来缓解症状。

问题:

1. 老年GERD的发病机制是什么?

2. 老年GERD的食管外症状诊治方法是什么?

3. 应对陈奶奶应采取哪些护理措施?

案例分析

Note

GERD 是一种慢性消化系统疾病,是由于防御机制减弱或受损,导致胃、十二指肠内容物通过松弛的食管下括约肌反流到食管而引起的一系列症状和体征,以及侵蚀咽、喉、气管等食管以外组织引起损害的并发症。根据有无组织学改变,GERD 可分为以下两类。①反流性食管炎:食管有炎症组织学改变,因胃食管反流而引起食管黏膜损伤,发病机制主要为食管抗反流屏障减弱,以及食管对反流物的清除及黏膜对反流物攻击的抵抗力减弱。②非糜烂性胃食管反流病:客观方法证实有反流,但未见组织学改变。发生原因有食管裂孔疝、胃酸分泌增多、胃排空延迟及消化功能紊乱等。老年人因膈肌、韧带松弛,食管裂孔疝的发生率较高,因此 GERD 的发病率明显升高。

一、护理评估

(一)健康史

1. 一般资料 收集老年患者的年龄、性别、文化背景、生活方式、饮食习惯、体重变化等。

2. 既往史 询问老年患者的既往健康状况,有无家族病病史,有无消化系统疾病及相关疾病病史,有无药物过敏史。

3. 疾病病因

(1)消化系统疾病及相关疾病病史:老年 GERD 继发于食管裂孔疝者较多见,老年 GERD 并存胃溃疡者较多见。在老年 GERD 中,一些常见的用于治疗合并症的药物,可加重 GERD。

(2)并发症:糖尿病并发神经病变致胃肠自主神经受累,系统性硬化症使食管平滑肌受累,均可引起食管、胃肠道蠕动减弱,导致 GERD 的发生。GERD 患者中常见的其他合并症还有代谢综合征、心血管疾病和睡眠呼吸暂停等。

(3)危险因素:①年龄:一般认为 GERD 的发病率随年龄的增长而增加,老年 GERD 发病率增高与随年龄增长而出现的退行性改变相关,尤其是女性,40~60 岁为 GERD 发病高峰期。②吸烟、喝浓茶及有些饮料:可降低食管下括约肌压力,而碳酸饮料是 GERD 患者在睡眠期间出现胃灼热的一个风险因素。③超重和肥胖:为 GERD 及糖尿病等合并症的常见风险因素。有研究发现,BMI 与 GERD 症状出现的频率呈显著正相关。④高脂食物的摄入:可延缓胃的排空,使 GERD 的发病率增加。⑤某些药物:如钙通道阻滞药、抗胆碱药和非甾体抗炎药(NSAIDs)可能对 GERD 及其治疗产生负面影响;抗生素、钾补充剂等可能引起上消化道损伤并加重反流样症状或反流诱导的损伤。⑥其他:体力劳动、饱餐、家族史、心身疾病、社会因素等均与 GERD 的发生有关。

(二)身体状况

症状评估是诊断 GERD 的关键,胃灼热和胃内容物反流是 GERD 常见、主要的症状,对于诊断 GERD 有很高的特异性。GERD 的诊断标准:反流症状轻微,每周出现 2 次及以上反流症状而影响患者生活质量;或不频繁的中至重度症状,每周发生少于 2 次,尽管不足以影响生活质量,都可考虑 GERD 诊断。

与年轻人相比,GERD 老年患者症状可不典型(表 6-1),胃灼热或反酸等症状发生率降低,而厌食、消瘦、贫血、呕吐和吞咽困难等的发生率却随年龄增长而显著升高。

表 6-1 GERD 的症状

典 型 症 状	非典型症状
胃灼热(白天或夜间)	呕吐
反流、反食或反胃(白天或夜间)	胸痛(心前区)
反酸	气道症状(咳嗽、喘息、慢性鼻窦炎)

Note

续表

典 型 症 状	非典型症状
恶心,嗳气(呃逆)*	耳、鼻、喉症状(声音嘶哑、咽部疼痛)
消化缓慢,早饱*	早醒
上腹疼痛*,腹胀*	夜间觉醒、噩梦

注:* 可以认为是与 GERD 相关的症状,质子泵抑制剂(PPI)治疗有效,且症状有所改善。

(三)辅助检查

1. X 线钡餐造影检查　食管 X 线钡餐造影检查可作为胃食管反流病的初始检查。对不能接受内镜检查者行此检查有一定的意义,但敏感性低。

2. 内镜检查　内镜检查是诊断反流性食管炎最准确的方法,可判定反流性食管炎的严重程度。

3. 其他　①24 h 食管 pH 监测,是唯一可以评估反流症状相关性的检查,可确定 GERD 的程度、食管清除反流物的时间及胸痛与反流之间的关系,有助于有持续症状(典型或不典型)的患者确诊 GERD。②食管酸灌注试验(Bernstein 试验),可区分胸痛为食管源性还是心源性。③食管测压试验,可确定食管下括约肌的基础压力及动态变化。④还有多通道食管腔内阻抗(MII)技术、PPI 试验(质子泵抑制剂诊断性治疗)等。

(四)心理-社会状况

GERD 老年患者由于进食及餐后的不适,会对进餐产生恐惧;同时也因害怕癌变,会产生焦虑情绪;进食具有选择性,会因在食物选择方面的有限性而减少与家人、朋友共同进餐的机会,减少正常的社交活动。评估 GERD 老年患者的心理状况,是否对进食有恐惧情绪;评估家属对老年人治疗疾病的态度、心理支持和照顾程度;了解老年人治疗疾病的经济承受力等。

(五)治疗要点

GERD 的治疗目标为治愈反流性食管炎,缓解症状,提高生活质量,预防并发症。

1. 改变生活方式　抬高床头,睡前 3 h 内不进食,避免诱因食物如咖啡、巧克力、碳酸饮料、辛辣刺激或高脂食物,戒烟、戒酒、减肥等生活方式的改变可以改善反流事件的发生率及严重程度。

2. 药物治疗　抑酸药物治疗:抑制胃酸分泌是目前治疗 GERD 的基本方法。抑制胃酸的药物包括 H2 受体拮抗剂(H2RA)和质子泵抑制剂(PPI)等。

(1)初始治疗:用西咪替丁、雷尼替丁、法莫替丁和尼扎替丁治疗 GERD 的临床试验结果提示,H2RA 适合轻症 GERD 患者,对中至重度病例效果欠佳,易产生耐药性。

(2)维持治疗:GERD 具有慢性、易复发的特点。据欧美国家报道,停药半年的复发率为70%~80%,故应进行维持治疗,避免 GERD 反复发作及由此引起的并发症,根据开始应用的治疗方案不同,可按"升阶梯"或"降阶梯"的方式来调整治疗方案,选择效价比最佳的治疗方案。PPI、促胃肠动力药均可作为维持治疗的药物长期使用,其中 PPI 的疗效肯定。常用的 PPI 有奥美拉唑、艾司奥美拉唑、兰索拉唑等,是目前治疗 GERD 最有效的药物。

3. 手术治疗　尽管大多数 GERD 老年患者可以通过药物治疗成功控制,但侵入性手术和内镜治疗的重要地位仍不可忽视。手术治疗对于顽固性 GERD,特别是合并食管裂孔疝或伴有难以处理的严重出血、溃疡不愈合、狭窄、伴高度不典型增生和食管腺癌等并发症及需要使用大剂量 PPI 或 H2RA 维持的患者来说是合适的选择。胃底折叠术是目前推荐用于难治性 GERD 患者的首要治疗方法。

4. 内镜治疗　内镜治疗方法作为 GERD 治疗的新方法,对老年患者来说具有更加安全的优势,主要包括 Stretta 射频消融术(RFA)、经口无切口胃底折叠术(TIF)、经口内镜下贲门缩窄术

(PECC)等。

二、常见护理诊断/问题

1. 疼痛 与反酸引起的烧灼及反流物刺激致食管痉挛有关。

2. 营养失调:低于机体需要量 与厌食和吞咽困难导致进食减少有关。

3. 有孤独的危险 与进餐不适引起的情绪恶化及参加集体活动次数减少有关。

4. 潜在并发症 食管狭窄、消化道出血、癌变等。

知识拓展

巴雷特食管

巴雷特食管(Barrett esophagus)的内镜下表现为正常呈均匀粉红带灰白的食管黏膜出现橘红色的胃黏膜,可为环形、舌形或岛状分布。巴雷特食管可发生在反流性食管炎的基础上,亦可不伴有反流性食管炎。巴雷特食管是食管腺癌的癌前病变,其腺癌的发病率较正常人高 $30\sim50$ 倍。

三、护理措施

GERD 的治疗采用循序渐进的方法,核心原则是生活方式干预。对一般老年患者通过内科保守治疗就能达到治疗目的,对重症患者经内科治疗无效者,可采用抗反流手术治疗。治疗的主要目标是缓解症状,改善患者生活质量,治愈反流性食管炎以及防止或治疗 GERD 相关的并发症。具体护理措施如下。

(一) 控制疼痛

餐后散步或采取直立位,睡眠时可将头侧床垫垫高 $15\sim20$ cm,这对平卧反流是行之有效的方法。将枕头垫在背部以抬高胸部,这样借助重力作用,促进睡眠时食管的排空和饱餐后胃的排空。避免睡前饱食和右侧卧位,避免反复弯腰及抬举动作。

(二) 饮食护理

为减轻老年人与进餐有关的不适,保证营养物质的摄入,需要从以下几方面进行护理。

1. 进餐方式 协助老年人采取高坐卧位,给予充分的进餐时间,并告诉老年人进食速度要慢,注意力要集中,每次进少量食物,且在一口咽下后再吃下一口。应以少量多餐取代三餐制。

2. 饮食要求 常规给予低脂饮食,出现吞咽困难时可给予半流质或流质饮食,必要时禁食。为防止呛咳,食物的加工宜软而烂,可将食物加工成糊状或肉泥、菜泥、果泥等。另外,应根据个体的饮食习惯,注意食物的色、香、味、形等感官性状,刺激食欲,食物的搭配宜多样化,主副食合理,粗细兼顾。

3. 饮食禁忌 胃容量增加能促进胃反流,因此应避免进食过饱。高酸性食物可损伤食管黏膜。应限制柑橘汁、西红柿汁等酸性食品。刺激性食品可引起胃酸分泌增加,应减少酒、茶、咖啡、糖等的摄入。

(三) 胃灼热、反酸的护理

(1) 指导患者调整饮食结构、戒烟酒,肥胖患者减肥。

(2) 改变不良睡姿,如避免将两上臂上举或枕于头下,因为这样可引起膈肌抬高,胃内压力增加,从而使胃液反流而上。

(3) 穿着宽松舒适衣物。

(4) 加强口腔护理,反流后及时漱口,防止口腔溃疡发生。

（四）用药护理

抑酸是 GERD 治疗的主要手段。治疗 GERD 最常用的药物：①H2RA，如雷尼替丁、西咪替丁；PPI，如奥美拉唑和兰索拉唑。如需要服用其他药物，应在服用抑酸药 1～2 h 再服。②促胃动力药，如西沙必利、甲氧氯普胺、多潘立酮。③胃黏膜保护剂，如硫糖铝。

在用药过程中要注意观察药物的疗效，同时注意药物的副作用，如服用西沙必利时应注意观察有无腹泻及严重心律失常的发生；甲氧氯普胺可出现焦虑、震颤和动作迟缓等反应；多潘立酮可引起心电图上 QT 间期延长等安全性问题，不推荐使用；服用硫糖铝时应警惕老年人便秘的发生。

避免应用降低食管下括约肌压力的药物，如抗胆碱药、肾上腺能抑制剂、地西泮、前列腺素 E 等。对合并心血管疾病的老年人应适当避免服用硝酸甘油制剂及钙通道阻滞药，合并支气管哮喘则应尽量避免应用茶碱及多巴胺受体激动药，以免加重反流。慎用损伤黏膜的药物，如阿司匹林、非甾体抗炎药等。提醒老年人服药时须保持直立位，适当饮水，防止因服药所致的食管炎及其并发症。

（五）心理调适

耐心细致地向老年人解释引起胃部不适的原因，教会老年人及照护者减轻胃部不适的方法和技巧，减轻其恐惧心理。为老年人创造参加各种集体活动的机会，如家庭娱乐、朋友聚会等，增加老年人的归属感。

（六）健康指导

1. 健康教育 根据患者的文化程度、接受能力和知识需求，选择不同的教育内容。告知老年人 GERD 的原因、主要的临床表现及并发症、实验室检查结果及意义，使老年人明确自己的疾病类型及严重程度。

2. 生活指导 改变生活方式及饮食习惯是保证治疗效果的关键。指导老年人休息、运动、饮食等方面的注意事项，避免一切增加腹压的因素，如腰带不要束得过紧、注意防止便秘、肥胖者要采用合适的方法减轻体重等。

3. 用药指导 指导老年人掌握促胃肠动力药、抑酸药的种类、剂量、用法及用药过程中的注意事项。

思政课堂

> 尊老爱幼、妻贤夫安，母慈子孝、兄友弟恭，耕读传家、勤俭持家，知书达礼、遵纪守法，家和万事兴等中华民族传统美德，铭记在中国人的心灵中，融入中国人的血脉中，是支撑中华民族生生不息、薪火相传的重要精神力量，是家庭文明建设的宝贵的精神财富。
>
> ——习近平在会见第一届全国文明家庭代表时的讲话

（宁玉蓉）

任务七　老年良性前列腺增生的护理

良性前列腺增生（benign prostatic hyperplasia，BPH）是男性老年人常见疾病之一，其导致的排尿困难等下尿路症状及相关并发症严重影响男性老年人的生活质量。BPH 的发病率随着男性老年人年龄的增长而增加，60 岁时发病率超过 50%，80 岁以上可达 95.5%。

案例引导

林爷爷,70岁,患良性前列腺增生已有6年之久,小便经常淋漓不畅。就在几周前,林爷爷突然尿闭不通,在医院插管导尿并留置导尿管后有所好转,但拔管之后小便仍然不能自解,还伴随腰痛乏力、烦躁、小腹胀痛、大便失调等症状。

问题:
1. 林爷爷患 BPH 的危险因素有哪些?
2. 如何指导老年人预防 BPH 的发生?
3. 对林爷爷应采取哪些护理措施?

案例分析

前列腺增生症的自然病史可分为两个时期,即病理期和临床期。前者又分为镜下 BPH 和肉眼可见的 BPH,几乎所有男性均有镜下 BPH 的可能,其中约 1/2 将发展为肉眼可见的 BPH。在肉眼可见的 BPH 中,约 1/2 会发展为临床期 BPH。BPH 的发生、发展与人均寿命延长及动物蛋白摄入量有关。

一、护理评估

(一)健康史

1. 一般资料 年龄、性别、文化背景、生活方式、饮食习惯、食量、体重变化等。

2. 既往史 既往健康状况,有无家族病史,有无泌尿系统感染病史,用药情况,治疗情况,有无药物过敏史等。

3. 疾病病因 对 BPH 发病机制的研究较多,但病因至今尚未阐明,目前已知必须具备"有功能的睾丸"和"年龄增长"两个条件。性激素、前列腺间质-上皮细胞的相互作用、生长因子、炎症细胞及因子等均影响 BPH 的发病。

(二)身体状况

1. 临床症状 一般在 50 岁以后出现症状。随着下尿路梗阻加重,症状逐渐明显。由于病程进展缓慢,患者常不能回忆起病的确切时间。BPH 临床上主要有如下症状。

(1)尿频:BPH 最常见的早期症状,夜尿更为明显。早期是因增生的前列腺充血刺激引起。随着梗阻加重,残余尿量增多,膀胱有效容量减少,尿频更加明显,可出现急迫性尿失禁等症状。当夜尿次数在 3 次以上时,表示膀胱出口梗阻已达到一定程度。

(2)排尿困难:进行性排尿困难是 BPH 最主要的症状,但发展缓慢。轻度梗阻时排尿迟缓、断续、尿后滴沥。严重梗阻时排尿费力、射程缩短、尿线细而无力,终成滴沥状。严重者需用力并增加腹压以帮助排尿,常有排尿不尽感。

(3)尿失禁、尿潴留:当梗阻加重到一定程度时,膀胱逼尿肌受损,收缩力减弱,残余尿量逐渐增加,继而发生慢性尿潴留。膀胱过度充盈时,可有少量尿液从尿道口溢出,称充盈性尿失禁。在前列腺增生的任何阶段,可因气候变化、劳累、饮酒、便秘、久坐等因素,使前列腺突然充血、水肿导致急性尿潴留。

(4)并发症表现:长期梗阻可引起严重肾积水、肾功能损害;长期排尿困难可导致腹压增高,还可引起腹股沟疝、内痔或直肠脱垂等。

2. 体征 直肠指诊可触及增大的前列腺,表面光滑、质韧、有弹性,中间沟消失或隆起。

(三)辅助检查

以下尿路症状(lower urinary tract symptoms,LUTS)为主诉就诊的 50 岁以上男性患者,应

Note

111

首先考虑 BPH 的可能。为明确诊断,需进行初始的临床评估。

1. 尿常规 了解是否合并泌尿系统感染。

2. 肾功能检测 了解肾功能状态、膀胱残余尿量和肾积水。

3. B 超 了解前列腺大小、形态、突入膀胱内情况及膀胱内病变。

4. 尿流动力学检查 尿流率测定可初步判断梗阻的程度:最大尿流率<15 mL/s,提示排尿不畅;最大尿流率<10 mL/s,提示梗阻严重。评估最大尿流率时,尿量必须超过 150 mL 才有诊断意义。应用尿动力测定压力-流率等可鉴别神经源性膀胱功能障碍,膀胱逼尿肌和尿道括约肌功能失调以及不稳定膀胱逼尿肌引起的排尿困难。

5. 膀胱镜检查 可判断尿道内的狭窄或者堵塞情况。

6. 前列腺特异抗原 是检测前列腺癌最具有临床价值的肿瘤标志物。

7. 肾脏造影检查 主要用于肾脏疾病的诊断,对 BPH 也具有一定的诊断价值。

(四)心理-社会状况

评估老年人有无因疾病所引起的恐惧、抑郁,有无因对病情及预后不了解而产生的焦虑反应以及老年人的家庭成员能否支持配合医护方案的实施。BPH 是一种进行性加重的疾病,应对患者给予特别的关注。对准备手术的老年人,应重视对其进行术前、术后的心理评估。

(五)诊断要点

男性患者 50 岁以后出现尿频、尿急、排尿困难、尿失禁、尿潴留等症状,随着下尿路梗阻加重,症状逐渐明显。严重者可造成肾积水、肾功能损害等,通过 B 超和膀胱镜检查可以确诊 BPH。

(六)治疗要点

对 BPH 患者,治疗的主要目的是减轻症状,阻止 BPH 的发展,改善生活质量。主要措施有药物治疗和手术治疗等。药物治疗有 α 受体拮抗药(多沙唑嗪、特拉唑嗪、坦索罗辛等),5α-还原酶抑制剂(非那雄胺、度他雄胺等)、M 受体拮抗剂、植物制剂、中药等。手术治疗方法有经尿道前列腺切除术(TURP)、经尿道前列腺切开术(TUIP)以及开放性前列腺切除术,其中 TURP 是目前治疗前列腺增生的首选手术方式。

二、护理诊断/问题

1. 排尿障碍 与前列腺增生引起尿路梗阻有关。

2. 睡眠型态紊乱 与尿频、夜尿多有关。

3. 焦虑 与患病时间长、影响睡眠与活动有关。

4. 潜在并发症 直立性低血压、出血、膀胱痉挛等。

三、护理措施

经过治疗和护理,老年患者尿频、排尿困难等症状缓解或解除;睡眠好转;尿路感染发病率下降;焦虑、恐惧感消除且情绪稳定;减少并发症发生。

1. 一般护理

(1)老年人居住的房间设计合理,卧室要靠近卫生间,地面防滑,最好设有扶手,夜间尿频的老年人可在床旁放便器。

(2)生活规律,加强锻炼,提醒老年人尽量不要憋尿,训练其排尿能力。

(3)饮食宜清淡,不宜在短时间内大量饮水,避免膀胱急剧扩张而引起紧张度丧失;避免饮酒及刺激性饮料。

2. 对症护理

(1)对排尿困难者应安置适当的体位以利于其轻松排尿。可热敷下腹部或用手按摩刺激膀胱逼尿肌收缩,促进排尿,必要时导尿。留置导尿管的老年人应随时观察有无尿路感染。

(2)尿潴留者可用温水冲洗会阴部或听水流声音诱导其排尿,必要时导尿。

（3）尿频者睡前应限制饮水，以免影响睡眠。

3. 治疗相关护理

（1）等待观察：BPH 的症状在一段时间内可能不会发生明显变化。BPH 相关指南建议轻度前列腺增生（国际前列腺症状评分≤7）至中度下尿路症状、生活质量未受明显影响可以等待观察，不予治疗，但必须密切随访，如病情加重，再选择适宜的治疗方法。

（2）药物治疗与护理：药物治疗适用于刺激期和代偿早期的 BPH 患者，治疗前列腺增生的药物主要有三类，即 α 受体拮抗药、5α-还原酶抑制剂、植物制剂。目前最常用的是 α 受体拮抗药，应注意服药后先在床上躺 10～20 min，防止发生直立性低血压。目前应用最广的 5α-还原酶抑制剂是非那雄胺，该药起效较慢，但优势是长期治疗，一般服药 3 个月可使前列腺缩小，改善排尿功能，长期服用可减少急性尿潴留、肾积水等远期并发症的发生，减少手术率，有抑制前列腺增生疾病发展进程的作用。

（3）围术期护理：术前多吃粗纤维易消化的食物，以防便秘；忌饮酒及辛辣食物；鼓励患者多饮水，勤排尿；残余尿量多或有尿潴留致肾功能不全者，应留置导尿管持续引流，改善膀胱逼尿肌和肾功能。术后密切观察呼吸及泌尿系统尿路感染的征象、引流管的引流情况等；做好膀胱冲洗的护理，预防尿路感染和输精管感染。术后 6 h 无恶心、呕吐者，可进流质食物，1～2 天无腹胀即可恢复正常饮食。做好并发症预防与护理，如出血、尿失禁等。

4. 心理护理 维护老年人自尊，多关心老年人，鼓励其正常社交，解除其不良情绪。向老年人说明药物治疗的重要性和手术治疗的必要性，帮助其树立战胜疾病的信心。

四、健康指导

1. 指导患者防止受寒 寒冷往往会使病情加重。因此，患者一定注意防寒，预防感冒和上呼吸道感染等。

2. 禁忌饮酒 酒可使前列腺及膀胱颈充血水肿而诱发尿潴留。少吃辛辣、刺激性食物，避免引起性器官充血，压迫前列腺，加重排尿困难。

3. 不可憋尿 憋尿会造成膀胱过度充盈，使膀胱逼尿肌张力减弱，引起排尿困难，容易诱发急性尿潴留，因此，一定要做到有尿就排。

4. 适当减少饮水 饮水过少不但会引起脱水，也不利于排尿过程对尿道的冲洗作用，还容易导致尿液浓缩而形成结晶。夜间应适当减少饮水，以免睡后膀胱过度充盈，而白天应多饮水。

5. 穴位按摩 可常揉按足三里、三阴交、关元、气海等穴位。按摩小腹膀胱区也有益于保护前列腺。

6. 定期随访 3 个月到半年复查一次。BPH 随访的目的是评估疗效以及尽早发现和治疗相关的不良反应或并发症。目前 BPH 随访的主要内容：国际前列腺症状评分表 I-PSS（表 6-2）、直肠指诊、尿流率、超声（包括残余尿）和血清 PSA 测定。

表 6-2　国际前列腺症状（IPSS）评分表

在最近的一个月,您是否有以下症状?	无	在五次中					症状评分
		少于1次	少于半数	大约半数	多于半数	几乎每次	
1. 是否经常有排尿不尽感?	0	1	2	3	4	5	
2. 两次排尿间隔是否经常小于 2 h?	0	1	2	3	4	5	
3. 是否曾经有间断性排尿?	0	1	2	3	4	5	
4. 是否有排尿不能等待的现象?	0	1	2	3	4	5	
5. 是否有尿线变细的现象?	0	1	2	3	4	5	

Note

续表

在最近的一个月,您是否有以下症状?	无	在五次中					症状评分
		少于1次	少于半数	大约半数	多于半数	几乎每次	
6. 是否需要用力才能排尿?	0	1	2	3	4	5	
7. 从入睡到早起一般需要起来排尿几次?	没有 0	1次 1	2次 2	3次 3	4次 4	5次 5	
IPSS=							

注:总分0~35分。轻度症状0~7分;中度症状8~19分;重度症状20~35分。

技能训练9 为留置导尿管的老年人更换尿袋

一、工作任务

王爷爷,72岁,患良性前列腺增生(BPH)已有6年之久,排尿困难、尿频、尿急、尿痛等症状持续多年,小便经常淋漓不畅。就在几周前,王爷爷突然尿闭不通,在医院插管导尿并留置导尿管。请您为该老年人更换尿袋。

二、任务分析

(一)留置导尿管的作用

(1)引流尿液以便保持会阴部的清洁干燥。

(2)缓解尿潴留引起的不适。

(3)采取尿液进行分析,以防感染。

(二)使用导尿管的观察要点

(1)尿液的引流情况。

(2)尿液的颜色、性质、量等。

(3)会阴部是否清洁干燥,是否有感染。

三、任务实施与评价

操作流程	操作内容	任务评价			
		自评	互评	教师评价	企业评价
评估和沟通	(1)与老年人沟通交流,进行综合评估:全身情况(精神状态、饮食、睡眠、排便等);局部情况(肢体活动度、有无导管等);特殊情况(血压、皮肤情况等)。				
	(2)解释更换尿袋的重要性和配合要点,和蔼亲切				
准备	(1)护士准备:着装整洁,修剪指甲,洗净并温暖双手,戴好口罩。 (2)老年人准备:理解,配合。 (3)物品准备:护理车、一次性尿袋、棉签、碘伏、便盆、弯盘、污物碗、手套、止血钳、护理垫、免洗手消毒液、口罩、垃圾桶、记录单、笔。 (4)环境准备:环境整洁,温度适宜,关闭门窗,必要时用屏风遮挡				

续表

操作流程	操作内容	任务评价			
		自评	互评	教师评价	企业评价
实施	(1) 安全与舒适。 ①老年人取舒适体位(仰卧位)。 ②操作动作轻柔,安慰老年人。 (2) 更换尿袋。 ①护士检查留置导尿管有无滑脱,打开尿袋引流管上的开关引流尿液,观察管路是否通畅。待尿液排出后关闭尿袋引流管上的开关。 ②记录尿液的颜色、性状、尿量。 ③打开尿袋放尿端口,排空尿袋内余尿,关闭放尿端口。夹闭尿袋引流管上的开关。 ④撕开备好的尿袋外包袋,内面朝上平铺在留置导尿管和尿袋连接处下面。 ⑤戴手套,用止血钳夹住留置导尿管开口上端3~5 cm处,分离导尿管与尿袋。保持导尿管管口向上,不可触及任何地方。取下尿袋,连接尿管口端置于尿袋上卷起并放置在一旁。 ⑥用碘伏消毒导尿管端口及外周。检查并旋紧待更换尿袋的放尿端口。取下新尿袋引流管端口盖帽,将引流管端口插入导尿管内。 ⑦松开止血钳,观察尿液引流情况。引流通畅,夹闭尿袋引流管上的开关,每2~4 h放尿一次。 ⑧妥善固定尿袋,用别针将尿袋固定在床旁。 ⑨检查导尿管是否通畅,是否折叠。 ⑩更换完毕,协助老年人取舒适卧位。盖好被子。 ⑪护士将棉签、更换下来的尿袋置入医用黄色垃圾袋中,按医用垃圾处理,脱去手套				
健康教育	结合老年人情况和本次工作任务开展健康教育				
整理记录	(1) 整理:遵守感染防控要求,包括废弃物处理、个人防护及手卫生等。 (2) 记录:更换的时间、尿液的性质和量				

四、注意事项

(1) 操作技能规范,体现无菌操作技术原则。

(2) 尿袋始终低于老年人会阴部,避免尿液反流。

(3) 尿液超过尿袋容积的2/3时,应及时放掉尿液。

(4) 尿袋更换次数按照本尿袋说明书执行。

(5) 操作全过程动作轻稳、准确、熟练、节力、安全,体现对老年人的尊重和人文关怀。

(宁玉蓉)

Note

任务八　老年糖尿病的护理

案例引导

张爷爷,男,65 岁,体形肥胖,主诉近半年来尿多,容易口渴、多饮、容易疲劳、体重减轻约 15 kg。到当地医院就诊,实验室检查结果如下:空腹血糖 14.6 mmol/L,餐后血糖 23.2 mmol/L,尿常规示白细胞 5～10 个/HP,尿酮(＋)。临床诊断为糖尿病。有糖尿病家族病史。

问题:

1. 目前张爷爷主要存在哪些护理诊断/问题? 其依据是什么?

2. 请为张爷爷制订一份糖尿病的护理计划。

糖尿病是一组以高血糖为特征的代谢性疾病。血糖偏高是由于胰岛素分泌或作用缺陷,或两者兼有引起。老年糖尿病 95% 以上是 2 型糖尿病,多合并其他代谢异常,致残致死率较高,严重影响老年人的生活质量和寿命。心脑血管病、恶性肿瘤、肺部感染、肾功能衰竭是其主要死因。

一、护理评估

(一) 健康史

1. 一般资料　年龄、性别、文化背景、生活方式、饮食习惯、食量、体重变化等。

2. 既往史　疾病史、用药情况和病情控制情况等。评估有无糖尿病家族史,病毒感染及诱发因素。了解是否有"三多一少"等代谢紊乱症状。

3. 病因与发病机制　老年糖尿病的发病存在多方面因素:内在因素和外在因素。内在因素包括遗传基因、年龄因素、基础代谢因素、药物因素,外在因素包括环境因素等。

1) 内在因素

(1) 遗传基因:研究结果表明,中国人糖尿病遗传方式以多基因遗传为主。

(2) 年龄因素:体内的各器官功能减退过程中,即使不超重,由于体力活动减少,身体组织即肌肉与脂肪之比也在改变,脂肪相对增加会使胰岛素敏感性下降。

(3) 基础代谢因素:随着年龄增长,各种器官逐渐衰老,基础代谢率降低,参与人体活动的各个组织特别是肌肉代谢下降,机体对葡萄糖的利用能力下降。

(4) 药物因素:老年人在合并有其他某些不同类型慢性病的情况下,需要服用多种药物,可能会影响体内的糖代谢从而增加老年糖尿病的患病风险。

2) 外在因素　促使有遗传基础的老年人发生糖尿病的后天发病因素很多,例如:不良的饮食、生活习惯,如高脂、高热量食物的长期摄入;吸烟、饮酒;少运动引起身体过于肥胖,体重超标等。

(二) 身体状况

老年人糖尿病的临床特点表现为以下几个方面。

1. 症状不典型,容易被漏诊　缺乏典型的"三多一少"症状,仅有 1/5～1/4 的老年糖尿病患者有多饮、多尿、多食及体重减轻的症状,多数患者是在体检或治疗其他病时发现有糖尿病。

2. 并发症　糖尿病并发症较多,常并发皮肤、呼吸、消化、泌尿生殖等系统的感染,疾病的首发症状也常是感染。老年糖尿病患者更容易发生高渗性非酮症糖尿病昏迷和乳酸性酸中毒。乳酸性酸中毒的常见诱因是急性感染,而苯乙双胍的过量使用可导致乳酸堆积,引起酸中毒。老年糖尿病患者还容易并发各种大血管或微血管病变,如冠心病、高血压、脑卒中、糖尿病视网膜病变、糖尿病肾脏病变、皮肤瘙痒等。

（三）辅助检查

1. 血糖测定 目前老年人糖尿病诊断,可通过血糖检测,有糖尿病症状且空腹血糖≥7.0 mmol/L,或随机血糖≥11.1 mmol/L,或糖耐量试验 2 h 血糖≥11.1 mmol/L,或糖化血红蛋白≥6.5%,可诊断为糖尿病。但老年人需重视餐后 2 h 血糖水平,老年人餐后 2 h 血糖增高明显多于空腹血糖增高。

2. 尿常规 尿常规主要检查尿液的酸碱度、尿糖、尿酮体、尿比重等,对糖尿病的诊断、治疗具有重要意义。

3. 胰岛素与胰岛素释放试验 老年人多存在胰岛素功能低下和胰岛素抵抗。

4. 糖化血红蛋白 糖化血红蛋白是红细胞内的血红蛋白,对糖类代谢有调节作用,糖化血红蛋白也是诊断老年人糖尿病的标准。糖化血红蛋白≥6.5%是糖尿病的诊断标准之一。

5. 其他 某些老年患者可伴有高甘油三酯、高胆固醇血症。

（四）心理-社会评估

了解老年糖尿病患者患病后的心理反应,如焦虑、抑郁不安、恐惧等不良情绪;评估老年糖尿病患者对老年人糖尿病相关知识的了解情况及其家庭成员对此疾病的认知程度,以便改善老年糖尿病患者的生活质量。需要家属给予更多的关爱和支持,缓解其悲观、沮丧心理。

二、常见护理诊断/问题

1. 营养失调:低于机体需要量 与胰岛素分泌或作用缺陷引起的三大物质代谢紊乱有关。

2. 知识缺乏 缺乏老年糖尿病的预防、治疗和自我保健知识。

3. 有感染的危险 与三大物质代谢紊乱导致老年患者免疫功能下降,及微循环障碍等因素有关。

4. 潜在并发症 糖尿病酮症酸中毒、低血糖、高渗性昏迷、糖尿病肾病、糖尿病足等。

三、护理措施

（一）一般护理

1. 饮食指导 严格控制饮食总热量及各种甜食的摄入;合理分配糖类、蛋白质、脂肪的摄入。为预防低血糖的意外发生,建议老年人少量多餐,多吃高纤维食物及富含 B 族维生素和维生素 C 的食物,如玉米、韭菜、鱼类、各种豆类等。勿吸烟、过量饮酒,改正暴饮暴食等不良的饮食习惯。

2. 合理运动 适当的运动可增强胰岛素的敏感性,降低血糖,还可缓解老年糖尿病患者的心理压力等不良情绪。根据老年糖尿病患者的病情、耐受程度及兴趣爱好制订合适的运动计划,如打太极拳、散步等。对于体形偏胖者可增加每日运动量。

3. 皮肤护理

（1）保持皮肤的清洁:做好日常皮肤护理,避免使用碱性肥皂或刺激性强的清洁剂。

（2）保护皮肤的完整:由于老年糖尿病患者体内血糖较高,影响皮肤愈合,一旦受伤很容易引起感染。若出现皮肤感染的情况,应立即就诊,进行伤口细菌培养等检查,不能擅自随意用药,护理操作时需严格按照无菌操作流程进行。

（3）足部护理:指导老年糖尿病患者根据自身脚型选择舒适的鞋袜,避免影响足部血液循环及引起足部感染。做好足部保健护理,预防外伤,避免赤脚行走。

（二）用药护理

指导老年糖尿病患者必须严格按照医嘱服用药物,强调擅自更换药物、停用药物的危害性。

嘱老年糖尿病患者及其家属严密观察药物治疗效果及降血糖药的副作用,预防出现低血糖症状。

(三)血糖监测

指导老年糖尿病患者及其家属根据病情和治疗方案定期进行血糖监测,便于医生掌握血糖控制情况及时调整治疗方案。告知老年糖尿病患者及其家属注意要保持血糖仪(图 6-2)的准确性,测量血糖时做好采血部位的清洁和消毒工作。

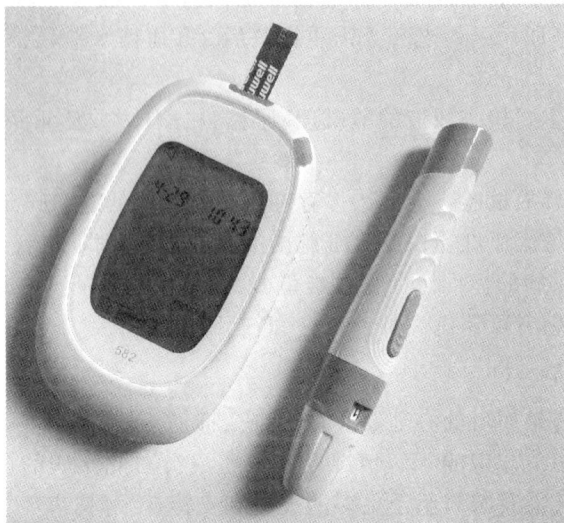

图 6-2　血糖仪

(四)心理护理

老年糖尿病是一种慢性病,长期服药及其他并发症会导致老年糖尿病患者容易出现焦虑不安的情绪。护士应理解、尊重患者,指导其保持良好的心理状态,乐观面对疾病。鼓励其与家人及朋友建立良好的人际关系,如出现沮丧、焦虑等不良情绪时应及时予以心理疏导和鼓励,使患者积极配合治疗和护理。

四、健康教育

1. 知识宣教　向老年糖尿病患者及其家属讲解老年糖尿病的发生机制、预防和治疗方法及注意事项,使患者能积极主动地配合治疗,达到最佳治疗效果。

2. 饮食指导　必须严格控制饮食,避免高热量、高脂食物的摄入,勿吸烟喝酒、勿暴饮暴食。

3. 运动指导　掌握运动的具体方法及注意事项,如身体不适时需暂停运动。引导老年糖尿病患者在运动时应随身携带糖果,当出现低血糖症状时可酌情食用。

4. 自我监测病情　严格遵医嘱服药,并注意药物的不良反应。学会血糖仪的监测技术操作及胰岛素的注射方法。定期到门诊随访复查,以避免其他并发症的发生。

5. 皮肤护理　保持皮肤清洁。指导老年糖尿病患者做好个人卫生护理及足部护理。

6. 其他　引导老年患者外出时需随身携带识别卡,以防发生紧急情况时及时处理。

思政课堂

积极应对人口老龄化,构建养老、孝老、敬老政策体系和社会环境,推进医养结合,加快老龄事业和产业发展。

——习近平在中国共产党第十九次全国代表大会上的报告

Note

任务九　老年性白内障的护理

患者,男,82 岁,3 年前因双眼视力逐渐下降、视物模糊,当时右眼行白内障超声乳化联合人工晶体植入术。近半年看电视时左眼分辨不清电视画面人物。查体:左眼裸眼视力 0.15,畏光、有遮挡感,且晶状体呈乳白色混浊;右眼裸眼视力 0.8,其他无异常。临床诊断:左眼老年性白内障、右眼人工晶体眼。

问题:

1. 目前该老年患者主要存在哪些护理诊断/问题? 其依据是什么?

2. 请为该老年患者制订一份老年性白内障护理的护理计划。

案例分析

老年性白内障是获得性白内障中最常见的一种,多发生在 50 岁以上的中老年人,发病率与年龄成正相关,致盲率居各种眼部疾病首位。老年性白内障是由于晶状体老化后透明度逐渐下降而引起的视觉功能障碍,主要症状表现为视物模糊、视野缺损、进行性无痛性视力减退,并常为双侧同时发病或先后发病。本病的发生与营养状况、生活环境、遗传、代谢等多种因素有关,发病率也会随着年龄的增长而升高。老年性白内障可分为以下三种类型:囊性白内障、核性白内障、皮质性白内障。

老年性白内障给患者的生活带来很多不便,一般会出现视力下降、视物模糊的症状,严重者可诱发青光眼、虹膜粘连甚至视力丧失,影响老年患者正常起居,容易发生意外事故。

一、护理评估

(一)健康史

1. 一般资料　包括年龄、性别、文化背景、生活方式、饮食习惯、食量、体重变化等。了解老年患者的饮食习惯,判断是否存在营养不良及微量元素或维生素摄入不足;了解老年患者日常生活情况,评估老年患者的日常活动是否因为视力原因受到影响。

2. 既往史　了解老年患者的既往患病史,如有无糖尿病、高血压等慢性病病史及药物过敏史,了解老年患者是否有相关疾病的家族史。

3. 病因与发病机制　①年龄因素:老年性白内障也可称为与年龄相关性白内障。发病率随年龄增长而升高,一般多见于 50 岁以上的中老年人,80 岁以上的老年人发病率高达 90% 以上。②环境因素:紫外线辐射是导致白内障的主要病因之一。紫外线辐射会导致晶状体内部蛋白质发生改变并逐渐混浊,增加白内障的发病率。

(二)身体状况

患有老年性白内障后患者眼睛会出现以下症状。

(1)复视:由于晶状体不同程度的混浊,看到的物体出现重影。

(2)视力下降:进行性无痛性视力下降。晶状体老化混浊后视力减退,视物模糊;若视力下降至低于 0.5,疑似有白内障时应及时就医进行相关检查。

(3)视野缺损:晶状体的中央部出现混浊,当光线无法通过混浊的晶状体时,则引起视野缺损。

（4）眼前暗影：白内障初期，晶状体的部分混浊部位位于瞳孔区，在眼前可出现位置固定、形状不变的点状或片状阴影。

（5）其他症状：老年人患白内障后容易引起葡萄膜炎、继发性青光眼、视网膜脱离等并发症。

（三）辅助检查

辅助检查包括视力检查、裂隙灯检查、眼底检查、眼压测定等。

（1）视力检查：检查老年患者白内障较普遍的方式，通过视力检查可发现其是否出现无痛性视力下降情况。

（2）裂隙灯检查：用裂隙灯做光学切面检查，可观察到老年患者晶状体的透明度。

（3）眼底检查：能够发现白内障患者的眼底有无其他病变，如视网膜脱离、黄斑变性、黄斑水肿、出血等。

（4）眼压测定：若眼压过高，不排除会引起青光眼的情况。

（四）心理-社会评估

老年患者因视力下降，影响生活质量及社会活动而产生悲观、抑郁、孤独情绪。严重者还会因担心失明及自我形象紊乱而产生焦虑、恐惧心理。

二、常见护理诊断/问题

1. 有受伤的危险　与白内障引起视觉障碍有关。

2. 知识缺乏　缺乏老年性白内障相关的保健知识。

3. 潜在并发症　继发性青光眼、葡萄膜炎等。

4. 焦虑/恐惧　与担心视力下降甚至失明有关。

三、护理措施

（一）生活护理

调整生活及饮食方式，调整不良的生活习惯，如保持睡眠充足。均衡饮食，戒烟限酒、多吃新鲜蔬菜和水果增加维生素摄入，改善晶状体代谢紊乱，禁忌辛辣刺激性食品。为避免紫外线长时间照射，外出时应佩戴墨镜。结合自身情况进行户外运动，增强机体抵抗力，运动时应注意安全以免发生意外。避免过度用眼，有利于改善自身视力，如不在昏暗环境阅读、长时间看书报，减少手机、电脑、电视等电子产品的使用等；可适当地进行眼部穴位按摩或眼部热敷，缓解眼睛疲劳。

（二）用药护理

在医生指导下进行药物治疗，不能擅自增加或减少药物品种及剂量，避免出现不良反应。根据医嘱使用维生素类药物或谷胱甘肽滴眼液等药物治疗以延缓白内障的进展。使用滴眼剂时注意眼部卫生，用药前后都必须洗手，用药时瓶口不能触碰到眼睛、手或其他物品，以免污染，用药后需闭上眼睛 1～2 min 让药液充分吸收提高疗效。同时使用两种或两种以上的滴眼剂时，中间应间隔 5～10 min。指导患者如白内障症状较轻且视力没有明显下降者应定期复查，若出现视力逐渐下降情况时需及时就诊。

（三）手术护理

1. 手术前护理　对老年患者身体进行全面评估，并进行相应的综合性检查，如血常规、凝血功能、血糖、心电图、胸部 X 线片等，观察生命体征，做好手术前的准备。做好心理护理及术前健康宣教，消除患者紧张情绪。

2. 手术后护理　术后卧床休息 1～2 天，有切口疼痛剧烈者可遵医嘱给予口服止痛药。遵医嘱使用抗生素滴眼剂可预防术后切口感染。术后 7 天内，避免污水进入眼内，因此时切口还未完全愈合，容易引起感染。术后 1～3 个月内不能揉搓眼睛及剧烈运动，避免切口裂开后人工晶体位置改变,影响手术效果、视力,或诱发术后其他并发症。增加高蛋白、高热量、富含维生素食物的摄入,增加身体抵抗力。按要求定期复诊。

（四）心理护理

了解老年患者的心理状况,某些老年患者因视力下降后减少社交活动,容易出现孤独、悲观感,告知其家属要耐心陪伴,加强沟通,使其得到尊重和支持。护士在护理工作中可通过心理疏导方式进行心理干预,帮助老年患者理解自己的情绪和心理需求,促进老年患者的心理健康。对于需手术的老年患者,为其简单介绍手术步骤及配合方法,取得术中的正确配合。

（五）健康教育

1. 疾病知识指导　分析老年性白内障的发病因素、手术指征。指导老年患者遵医嘱定期到医院进行复诊,当出现视力下降,眼睛疼痛、肿胀、充血、分泌物增多等异常症状时,应及时就诊治疗。

2. 用药指导　遵医嘱使用药物治疗,给老年患者详细讲解药物的用法、剂量及注意事项,并指导患者使用滴眼剂的正确方法。

3. 生活指导　指导老年患者合理安排起居生活,勿过度劳累,劳逸结合。外出时应避免紫外线照射,可通过佩戴帽子、墨镜或撑伞等方法防止紫外线直接照射眼睛。注意用眼时间及用眼卫生,避免用眼过度造成眼睛疲劳,应控制阅读书报和使用电子产品时间,每隔半小时应闭眼休息;调整饮食方式,应清淡饮食,多吃新鲜蔬菜水果以补充足够的维生素,可起到辅助性的保护视力作用。

4. 预防感染　避免眼外伤,勿用不干净的毛巾、手帕或手揉眼、擦眼、洗眼等,以免诱发眼部感染,对视力造成不良影响。

思政课堂

敬老爱老是中华民族的传统美德。要把弘扬孝亲敬老纳入社会主义核心价值观宣传教育,建设具有民族特色、时代特征的孝亲敬老文化。

——2016 年 5 月 27 日,十八届中共中央政治局第三十二次集体学习

技能训练 10　为老年人使用滴眼剂

一、工作任务

李奶奶,75 岁,今早起床后发现眼睛发红、痒、痛、畏光、流眼泪,诊断为结膜炎,医嘱予以左氧氟沙星滴眼液滴眼,一次 1～2 滴,一日三次。

二、任务分析

（一）滴眼剂

滴眼剂是指供滴眼用的液体制剂,是由药物和适宜辅料制成的无菌水性或油性澄明溶液、混悬液或乳状液。也可将药物以粉末、颗粒、片状等形式包装,另备溶剂,临用前再配成澄明溶液或混悬液。滴眼剂的应用属于局部用药,对眼部具有杀菌、消炎、扩瞳、缩瞳、麻醉等作用。

（二）使用滴眼剂的基本要求

（1）滴眼剂属于灭菌制剂,保存时应盖紧药瓶,置于通风、阴凉处。

（2）操作前注意手卫生,按规范洗手,必要时戴医用手套。

（3）遵医嘱用药,认真核对姓名、药名、用法、给药途径、给药时间、药品质量和有效期。若药物污染或变质,严禁使用。

（4）操作中注意瓶口，瓶口不可触及任何东西，包括眼睑、睫毛，以免造成老年人不适和污染药液。

（5）如数种滴眼剂同时使用时，中间须间隔 5～10 min。

（6）用药后观察用药局部及全身反应。

三、任务实施与评价

操作流程	操作内容	任务评价			
		自评	互评	教师评价	企业评价
评估和沟通	（1）与老年人沟通交流，评估老年人的年龄、身体及患眼状况、意识状况、合作程度。 （2）解释滴眼药水的目的，取得老年人的配合				
准备	（1）护士准备：着装整洁，修剪指甲，洗净并温暖双手，戴好口罩。 （2）老年人准备：理解、配合，取舒适卧位。 （3）物品准备：治疗车，免洗手消毒液，给药单，治疗盘内放眼药水、眼药膏，无菌棉球或棉签，污物桶。 （4）环境准备：安静、整洁、通风良好				
实施	（1）检查核对：携用物至老年人床旁，核对老年人姓名、药品名称、给药途径、用法、给药时间、药品质量和有效期，确认是左眼、右眼还是双眼。 （2）体位：帮助老年人取坐位或仰卧位。 （3）清洁眼部：先用棉签拭净眼部分泌物，嘱老年人头略后仰，眼睛向上看。 （4）打开瓶盖：将瓶盖侧面或瓶盖口向上，放在一张干净纸上或器皿上。 （5）悬滴眼药水或涂眼药膏。 ①滴眼药水：护士左手（或用干净棉签）向下轻轻拉下眼睑并固定，右手持眼药水瓶，摇匀，距眼 2～3 cm，将眼药水滴入结膜内 1～2 滴；轻提上眼睑，使结膜囊内充盈药液。 ②涂眼药膏：护士左手（或用干净棉签）向下轻轻拉下眼睑并固定，右手垂直向下挤少许眼药膏呈细直线状，从外眼角方向顺眼裂水平挤在下睑结膜与眼球结膜交界处，然后先将下睑恢复原位，再轻提上眼睑，使结膜囊内充盈药膏。 （6）叮嘱老年人：嘱老年人闭上眼睛，轻轻转动眼球，用干净棉签为老年人拭去眼部外溢药剂，棉签放入污物桶。 （7）询问、观察：询问、观察老年人有无不适				
健康教育	结合老年人情况和本次工作任务开展健康教育				
整理记录	（1）整理：遵守感染防控要求，包括废弃物处理、个人防护及手卫生等。 （2）记录：药物疗效和不良反应				

四、注意事项

（1）严格查对制度。

（2）白天宜用眼药水，眼药膏剂宜临睡前涂敷。

（3）使用滴眼剂前应先混匀药液，上药动作应轻柔，避免损伤黏膜。

（4）防止交叉感染，双眼都用药时，应先健侧眼、后患侧眼，先病情较轻侧、后病情较重侧。

（5）眼睛滴药后保持仰位 1～2 min，有利于药物吸收。

（6）若药液流入口腔，可将其吐出。

项目小结

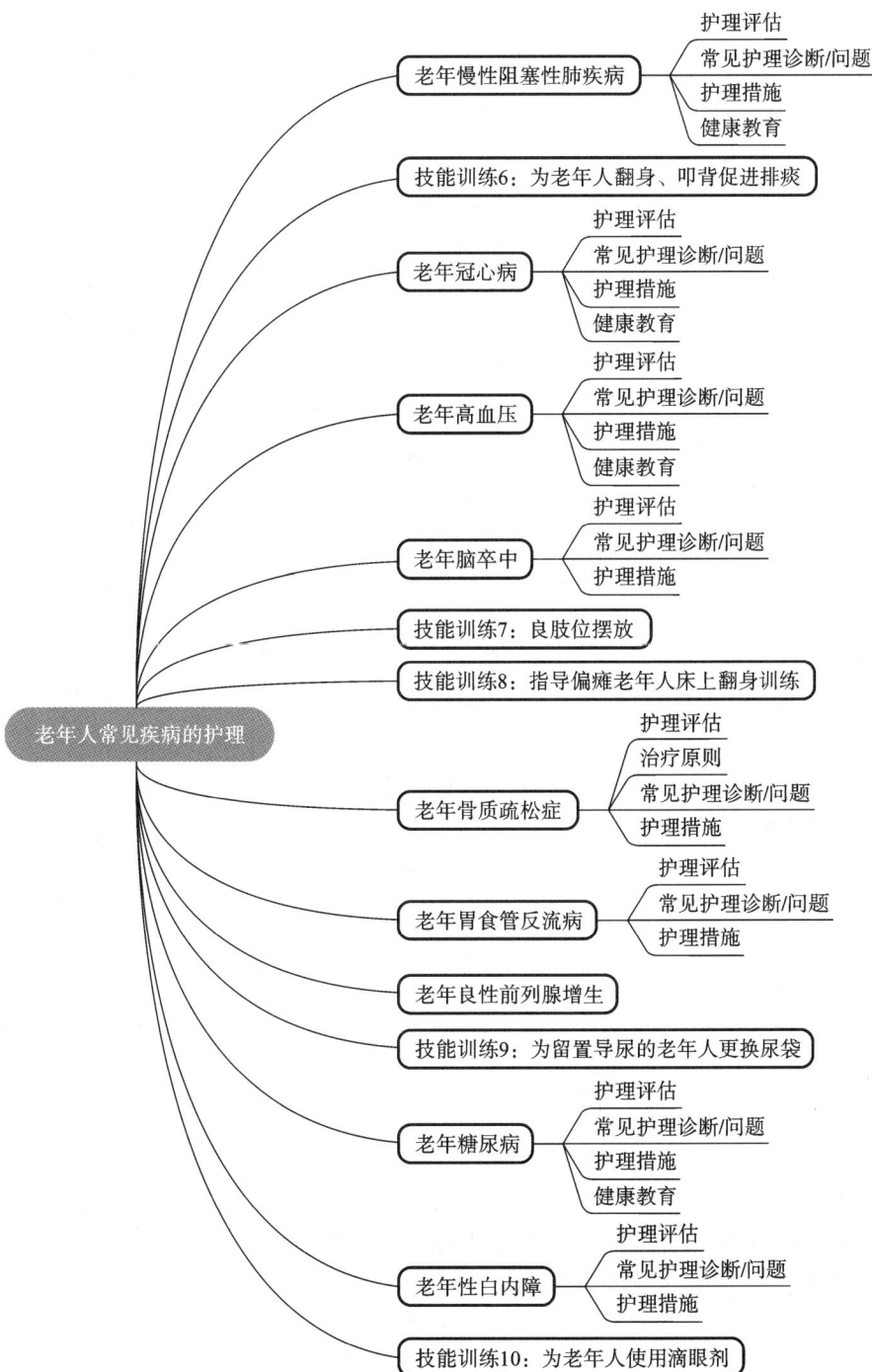

→ 直通护考

一、A1/A2 型题

以下每一道题下面有 A、B、C、D、E 五个备选答案。请从中选择一个最佳答案。

1. COPD 最重要的发病因素是(　　)。
A. 吸烟　　　　B. 寒冷气候　　　C. 大气污染　　　D. 感染因素　　　E. 过敏因素

2. 慢性阻塞性肺疾病最突出的症状是(　　)。
A. 逐渐加重的呼气性呼吸困难　　　B. 胸痛　　　　　　　　　C. 反复咳脓性痰
D. 长期反复咳嗽　　　　　　　　　E. 间歇少量咯血

3. 下列哪项检查为冠心病临床诊断的金标准?(　　)
A. CT 冠状动脉成像　　　　　　　B. 冠状动脉造影　　　　　　C. 放射性核素检查
D. 超声心动图　　　　　　　　　　E. 动态心电图

4. 老年患者,男,69 岁。有冠心病病史,护士在指导患者饮食时,建议多吃(　　)。
A. 鱼肉　　　　B. 鱼子　　　　　C. 蛋黄　　　　　D. 肥肉　　　　　E. 动物内脏

5. 急性心肌梗死患者 12 h 内应(　　)。
A. 绝对卧床,限制探视　　　　　　B. 可坐起在床边活动　　　　C. 可在床上活动
D. 可如厕进行大小便　　　　　　　E. 可上下楼梯

6. 患者,男,55 岁。患高血压 3 年,护士指导患者饮食中钠盐应(　　)。
A. <10 g/d　　B. <8 g/d　　　　C. <5 g/d　　　　D. <4 g/d　　　　E. <2 g/d

7. 患者,女,50 岁。初步诊断为高血压,目前血压维持在 145/85 mmHg。护士在评估中发现患者喜好下列食物,其中最不利于控制高血压的食物是(　　)。
A. 瘦肉　　　　B. 猪肝　　　　　C. 鲫鱼　　　　　D. 竹笋　　　　　E. 河虾

8. 患者,男,45 岁。体检发现血压为 158/90 mmHg,护士指导患者服药时应强调(　　)。
A. 血压正常时及时停药　　　　　　B. 血压高时增加药量
C. 按需服药　　　　　　　　　　　D. 血压降至理想水平后,继续服用维持量
E. 血压控制不好时及时换药

9. 脑卒中最大的危险因素是(　　)。
A. 高血压　　　　　　　　　　　　B. 肥胖　　　　　　　　　　C. 痛风
D. 过多的脂肪摄入　　　　　　　　E. 糖尿病

10. 脑卒中的临床特征主要有(　　)。
A. 多在安静时急性起病,病情几天内达高峰　　　B. 多在安静时慢性起病,病情不平稳
C. 多在安静时缓慢起病,病情几天内达高峰　　　D. 多在安静时急性起病,病情逐渐平稳
E. 多在情绪激动或活动时急性起病,病情几天内达高峰

11. 骨质疏松症可发生于不同性别和任何年龄,但多见于(　　)。
A. 男童和老年妇女　　　　　　　　B. 青年和成年男性　　　　　C. 儿童及妇女
D. 绝经后妇女和老年男性　　　　　E. 婴儿期和幼儿期小儿

12. 最常用的骨关节影像学检查是(　　)。
A. X 线检查　　　　　　　　　　　B. MRI 检查　　　　　　　　C. CT 检查
D. 关节内造影检查　　　　　　　　E. B 超检查

13. 胃食管反流病的老年人控制疼痛的措施不包括(　　)。
A. 餐后散步　　　　　　　　　　　B. 餐后采取直立位

C. 睡眠时将头侧床垫垫高　　　　D. 垫枕头于背部　　　　E. 睡前饱食

14. 关于老年胃食管反流病的饮食护理不正确的是（　　　）。

　　A. 就餐时间充分　　　　　　　B. 进食速度慢　　　　　C. 注意力集中

　　D. 进少量食物　　　　　　　　E. 多喝柑橘汁

15. 关于 2 型糖尿病的说法，正确的是（　　　）。

　　A. 依赖胰岛素治疗　　　　　B. 多见于年轻人　　　　　C. 家族发病倾向

　　D. 有胰岛素绝对缺乏　　　　E. 主要与免疫有关

16. 糖尿病老年患者运动宜在（　　　）。

　　A. 餐前半小时　　B. 餐前 1 h　　C. 餐前 2 h　　D. 餐后 1 h　　E. 餐后即刻

17. 患者，男，70 岁。被诊断为 2 型糖尿病 8 年，现出现糖尿病足。护士对其进行足部护理的指导，错误的是（　　　）。

　　A. 由足端向上按摩足部　　　　　　　B. 洗脚水温与体温相近即可

　　C. 足部出现破损可自行擦药物　　　　D. 尽量不用热水袋保暖

　　E. 外出时不可穿拖鞋

18. 糖尿病的诊断标准为（　　　）。

　　A. 空腹血糖＞7.0 mmol/L　　　　　　B. 空腹血糖＞6.0 mmol/L

　　C. 空腹血糖＞5.0 mmol/L　　　　　　D. 餐后 2 h 血糖＞12.0 mmol/L

　　E. 餐后 2 h 血糖＞10.0 mmol/L

19. 关于白内障术前护理，哪项是不正确的？（　　　）

　　A. 遵医嘱眼部滴抗生素眼药水及其他眼药，以及全身性用药

　　B. 术前做好个人卫生　　　　　　　　C. 术前训练患者眼球固视功能，便于配合

　　D. 手术局麻患者术前应禁食　　　　　E. 指导患者术后需卧床休息 1～2 天

20. 白内障的主要症状是（　　　）。

　　A. 眼睛充血　　B. 眼痛　　C. 视力障碍　　D. 眼分泌物　　E. 压痛

21. 关于老年白内障术后宣教，错误的是（　　　）。

　　A. 嘱患者避免头部用力，避免碰撞术眼　　　　B. 少饮水

　　C. 戴眼罩包眼　　　　　　　　　　　　　　　D. 保持大便通畅，勿吸烟饮酒

　　E. 宜清淡易消化饮食、多吃蔬菜水果等粗纤维食物

22. 不是老年良性前列腺增生的危险因素的是（　　　）。

　　A. 年龄增长　　B. 肥胖　　C. 性激素　　D. 前列腺间质　　E. 生长因子

23. 老年良性前列腺增生最常见的早期症状是（　　　）。

　　A. 尿频　　　　B. 排尿困难　　　C. 尿失禁　　　D. 便秘　　　E. 尿潴留

二、A3/A4 型题

以下提供若干组考题，每组考题共用一个题干。每道题下面 A、B、C、D、E 五个备选答案，请从中选择一个最佳答案。

（24～26 题共用题干）

患者，男，62 岁。咳嗽 20 余年，近日咳大量脓痰，胸闷气短，诊断为慢性阻塞性肺疾病。

24. 下列哪种措施能有效改善该患者的呼吸困难？（　　　）

　　A. 插管吸痰　　　　　　　　B. 腹式呼吸训练　　　　　C. 祛痰剂

　　D. 超声雾化　　　　　　　　E. 呼吸器

25. 该患者应采取何种给氧方式？（　　　）

　　A. 高浓度持续吸氧　　　　　B. 低浓度持续吸氧　　　　C. 高压氧舱

D.低浓度间断吸氧   E.高浓度间断吸氧

26.患者出院后拟进行长期家庭氧疗,护士应告知患者每天吸氧的时间为( )。

A.少于 5 h B.5～10 h C.10～15 h D.15～20 h E.持续 24 h

(27～29 题共用题干)

患者,男,68 岁,经常在半夜心前区突发猛烈疼痛,伴烧心感觉,多次被送往医院急救。经过相关检查,被诊断为胃食管反流病。

27.减轻患者半夜疼痛的措施,不正确的是( )。

A.睡眠时将头侧床垫垫高   B.垫枕头于背部   C.餐后采取直立位

D.做抬举锻炼   E.餐后散步

28.患者的饮食禁忌不包括( )。

A.柑橘汁 B.西红柿汁 C.可乐 D.火锅 E.肉泥

29.患者避免服用的药物不包括( )。

A.奥美拉唑   B.阿托品   C.地西泮

D.二羟丙茶碱   E.异丙基肾上腺素

(30～32 题共用题干)

李爷爷,72 岁,退休职工,因排尿困难、尿频、尿急、尿痛等症状持续半年,到医院就医,被诊断为良性前列腺增生,前列腺体积约为 45 mL。

30.关于李爷爷的一般护理措施,不正确的是( )。

A.可床旁放便器   B.生活规律   C.少喝水

D.不要憋尿   E.饮食清淡

31.关于李爷爷的对症护理措施,不正确的是( )。

A.提供适宜的环境   B.安置适当的体位   C.热敷下腹部

D.必要时导尿   E.睡前大量饮水

32.关于李爷爷围术期的护理措施,不正确的是( )。

A.忌饮酒 B.多喝水 C.勤排尿 D.灌肠 E.预防感染

(陈　莹)

老年人安全用药与护理

学习目标

【知识目标】

1. 掌握老年人安全用药原则、老年人家庭用药指导与保管原则。

2. 熟悉老年人用药护理流程。

3. 了解老年人药物代谢动力学与药物效应动力学特点。

【能力目标】

1. 能对老年人用药情况进行评估。

2. 能运用老年人药物应用的相关知识和技巧,指导老年人合理用药。

【思政目标】

具有为老年护理事业奉献的信念,用严谨、慎独的精神对老年人进行用药指导。

项目导言

老年人随着年龄的增长,各器官结构与功能逐渐出现退行性改变,尤其是肝肾功能的减退严重影响机体对药物的吸收、分布、代谢和排泄。药物代谢动力学(药动学)的改变直接影响着组织和器官中药物的浓度,而靶器官中有效浓度维持的时间长短又影响着药物的疗效。此外,老年人常多病缠身,治疗中常使用多种药物,发生药物不良反应的概率相应增高。因此,了解老年人药动学与药效学特点,观察老年人用药后的反应,正确指导老年人安全用药与护理对维护和促进老年人的健康至关重要。

任务一 老年人药物代谢动力学与药物效应动力学特点

案例引导

王爷爷,73岁,确诊高血压13年,糖尿病6年,前列腺增生2年。定期服用替米沙坦、螺内酯降压,血压波动在(110~130)/(70~85)mmHg;服用格列齐特降血糖,空腹血糖波动在5~8 mmol/L。近期王爷爷自行将螺内酯改为氢氯噻嗪联合替米沙坦降压。1天前出现烦渴、多饮、多尿,并逐渐出现反应减慢,1 h前出现呼之不应。王爷爷平时因失眠常服用艾司唑仑等镇静催眠药,还喜欢服用复合维生素、三七粉、西洋参等非处方药品。

Note

问题：

1. 王爷爷可能的药物不良反应是什么？
2. 该不良反应的主要原因有哪些？
3. 护士应怎样对王爷爷进行安全用药的健康指导？

一、老年人药物代谢动力学特点

药物代谢动力学简称药动学，是定量研究药物在体内吸收、分布、代谢和排泄规律，并用药学原理和方法阐述血药浓度随时间变化规律的一门学科。

（一）药物的吸收

药物的吸收是指用药后药物从用药部位转运到血液的过程。给药途径不同，药物的吸收速度不同，起效的时间也不同。老年人常见的给药途径是口服给药，影响老年人口服给药的主要因素有以下几点。

（1）胃液 pH：老年人胃酸分泌减少，胃液 pH 升高，影响酸性药物的吸收。

（2）胃肠道血流量减少：老年人胃肠道血流量减少，药物的吸收面积减小，使药物吸收速度减慢，达到有效血药浓度的时间延长，影响药物起效时间。

（3）肝血流量减少：老年人肝血流量减少，使经肝消除的药物消除速度减慢，容易引起药物的不良反应。

（4）胃排空速度减慢：老年人胃排空速度减慢，使药物吸收延缓，达到有效血药浓度的时间延长，影响药物起效时间。

（5）肠蠕动减弱：老年人肠蠕动减弱，使药物吸收的时间延长，可使药物的吸收增加，容易引起药物的不良反应。

（二）药物的分布

药物的分布是指药物吸收后随血液循环到各细胞内液和组织间液的过程。老年人药物分布的主要影响因素有以下三点。

（1）血浆蛋白含量减少：老年人血浆蛋白含量减少、浓度降低，会导致药物血浆蛋白结合率高的药物（如保泰松、地高辛等）结合率下降，使游离药物浓度增加，分布容积增大，药效作用明显增强，甚至可出现不良反应。

（2）脂肪组织增加：老年人体内脂肪组织随年龄增长而增加，亲脂性药物（如利多卡因、地西泮等）分布容积增大，在体内消除缓慢，药物作用更持久，易蓄积中毒。

（3）细胞内液减少：老年人细胞内液减少，使机体的总水量减少，使亲水性药物（如酒精、对乙酰氨基酚等）血浆药物浓度升高，分布容积减小。

（三）药物的代谢

药物的代谢又称生物转化或药物代谢，是指药物在体内多种药物代谢酶（尤其是肝药酶）的作用下，化学结构发生改变的过程。肝脏是药物代谢的主要器官。老年人功能性肝细胞数量减少，肝血流量减少，肝微粒体酶系的活性降低，导致肝脏代谢药物能力下降，药物半衰期延长，可能出现不良反应。另外，肝药酶活性的个体化差异的影响大于年龄的影响，而且目前缺乏可直接反映肝脏代谢药物能力的临床检验指标，因此，老年人给药剂量更应强调个体化，有条件的医院可以通过监测血药浓度来调整给药剂量。

（四）药物的排泄

药物的排泄是指吸收进入体内的药物及其代谢产物从体内排出体外的过程。药物排泄途径包括经肾、气道、皮肤汗腺等,其中肾脏是大多数药物的主要排泄器官。肾功能随年龄增长而减退,表现为老年人肾血流量明显减少,肾小球滤过率降低,肾小管功能重吸收功能减退。除了生理因素对肾功能的影响外,老年人常见的慢性病也会对肾造成损伤,如糖尿病肾病、高血压等。因此,一些主要经肾排泄的药物或活性代谢产物易在体内蓄积导致不良反应,如地高辛、氨基糖苷类等,故使用这些药物时,应根据肌酐清除率调整给药剂量。

二、老年人药物效应动力学特点

药物效应动力学简称药效学,是一门主要研究药物对机体的作用及其作用机制的学科。老年人药效学的特点是机体效应器官随年龄的增长对药物的反应发生变化。老年人由于药物作用的靶细胞及受体的变化,导致对大多数药物的敏感性增高,作用增强;对少数药物的敏感性降低,作用减弱;对药物的耐受性下降,尤其是多药合用,同等剂量下用药不良反应发生率增加,用药依从性降低。

(一)药物敏感性改变

1. 对中枢抑制药和止痛药敏感性增强 由于老年人脑萎缩,功能性脑细胞数减少、脑血流量降低,可导致中枢神经系统功能减退,对中枢抑制药如抗抑郁药、镇静催眠药的敏感性增强(在老年人发热、缺氧时更为敏感),药物半衰期延长,不良反应发生率增加;由于老年人肝解毒和肾排泄功能均减退,对中枢性止痛药如吗啡、哌替啶等的敏感性增强。

2. 对心血管系统药物敏感性存在两种变化

(1)药物敏感性增强(如利尿剂、降压药等):老年人颈动脉窦和主动脉弓的血管压力感受器敏感性降低,心脏和自主神经系统反应发生障碍,因此老年人在使用诸如三环类抗抑郁药、β受体阻断剂、亚硝酸类药物及肾上腺素能阻滞剂等药物时,容易发生直立性低血压。

(2)药物敏感性降低(如洋地黄类强心作用、阿托品增加心率作用):老年人随年龄增长,对洋地黄类药物的正性肌力作用的敏感性下降,而对其毒性反应的敏感性升高,治疗安全范围变窄,极易引发中毒反应,因此老年人使用洋地黄类药物的时候,应注意适当减少剂量,并密切监测用药后病情变化。

3. 对抗凝血药物敏感性增强 老年人因凝血功能减弱,对抗凝血药物敏感性增强,一般治疗剂量即可引起持久的凝血障碍,并可能增加出现自发性内出血的危险。

4. 对糖皮质激素类药物敏感性增强 老年人应用糖皮质激素类药物时,不良反应发生率明显上升,易出现消化性溃疡、出血、穿孔和骨质疏松症;应注意药物使用的疗程,并密切监测用药后病情变化。

5. 对口服降血糖药及胰岛素敏感性增强 老年人对口服降血糖药及胰岛素敏感性增强,易发生低血糖反应,因此用药时须减量。

(二)药物耐受性降低

1. 多药合用可导致耐受性明显下降 老年人单药或少数药物合用的耐受性较多药合用要好,如分别服用利尿药、降压药、催眠药,耐受性较好,且能各自发挥预期疗效,但若同时合用,老年人则不能耐受,易出现直立性低血压。

2. 对易引起缺氧的药物耐受性较差 因为老年人呼吸系统、循环系统功能均降低,应尽量不使用影响心肺功能的药物,如吗啡对呼吸有抑制作用,禁用于慢性阻塞性肺疾病、支气管哮喘、肺源性心脏病等老年患者。

3. 对排泄慢或容易引起电解质紊乱的药物耐受性下降 老年人肾调节功能较差,机体对排泄慢或容易引起电解质紊乱的药物耐受性下降,故使用这类药物时剂量宜小,间隔时间宜长,还应注意检查肌酐清除率。

4. 对肝脏有损害的药物耐受性下降 老年人肝功能减退,对损害肝脏的药物如异烟肼、利血平等耐受力明显下降,应慎用,若需使用,应注意检查肝功能。

5. 对胰岛素和葡萄糖耐受力降低 由于老年人对低血糖的耐受力较差,易发生低血糖昏迷。在使用胰岛素过程中,应注意识别低血糖的症状,同时也需注意将低血糖昏迷与非酮症酸中毒性昏迷及酮症性糖尿病昏迷相鉴别。

任务二　老年人安全用药原则

合理用药是指根据患者状况、疾病种类、药动学及药效学选用最佳的药物及其制剂,制订恰当的给药方案,以期安全、有效、经济地防治疾病。

药物不良反应(adverse drug reaction,ADR)是指在常规剂量下,由于药物作用或相互作用发生的意外、与用药目的无关、对机体不利或有害的反应,包括药物副作用、毒性反应、变态反应、继发反应、后遗反应、"三致"效应等。

知识拓展

药物不良反应的种类

常见的药物不良反应包括副作用、毒性反应、变态反应、继发反应、后遗反应及"三致"效应。

副作用是指药物在治疗剂量下出现的与治疗目的无关的作用,大多只有轻微的不适或痛苦,危害较小,停药后可恢复;毒性反应是指用药药量过大或用药时间过长引起的不良反应,如洋地黄药过量导致的心律失常;变态反应(又称超敏反应)是指药物引起的免疫反应;继发反应是指药物作用之后的一种反应,如使用抗生素之后引起的菌群失调;后遗反应是指停药后血浆药物浓度降低至阈浓度下残留的效应;"三致"效应是指致畸、致突变、致癌。

老年人随年龄增加身体机能下降,对多数药物的敏感性增强、耐受性降低,ADR发生率随年龄增长而上升。加之目前老年人用药普遍存在多药合用,ADR发生率居高不下,如何做到合理用药是一个亟待解决的老年护理问题。我国学者塞在金教授从使用药物的几个环节,提出老年人用药五大原则,可作为临床护理用药的指南。

一、受益原则

老年人用药要有明确的指征,受益原则要求用药的受益与风险比值>1。只有治疗好处大于风险的情况下才可用药,即使有适应证,但用药的受益与风险比值<1时,就不应给予药物治疗。例如,对于老年人的心律失常,如既无器质性心脏病,又无血流动力学障碍时,若长期用抗心律失常药可使死亡率增加,因此,这类老年人应尽可能不用或少用抗心律失常药。

二、五种药物原则

老年人因多病共存,常需多药合用。据统计,同时使用5种及以下药物的ADR发生率约为4%,同时使用6~10种ADR发生率约为10%,同时使用11~15种ADR发生率约为25%,同时使用16~20种ADR发生率可高达54%。因此,减少用药品种数量可以减少ADR发生率。需联合用药时,应遵循少而精,先重急、后轻缓的原则,选择具有兼顾治疗作用的药物,用药品种数量要尽可能少,最好在5种以下,同时重视非药物治疗,并减少和控制服用补药。

三、小剂量原则

由于老年人药动学和药效学特点,老年人如使用成年人剂量可出现较高的血药浓度,从而使 ADR 发生率增加。《中华人民共和国药典》规定 60 岁以上老年人用药量为成年人的 3/4,一般开始成年人量的 1/4~1/3。能用较小剂量达到治疗目的的,就没有必要使用大剂量,控制在最低有效量范围内,才是老年人的最佳用药剂量。用药剂量的确定,要遵守剂量个体化原则,主要根据老年人的健康状况、肝肾功能、年龄、体重、临床情况及药物的治疗指数、治疗反应等进行综合判断,在使用过程中适当调整,直至疗效满意而无不良反应。

四、择时原则

根据时间生物学和时间药理学的原理,选择最合适的用药时间进行治疗。因为许多疾病的发作、加重与缓解都具有昼夜节律性。夜间容易发生变异型心绞痛、脑血栓等。药动学也有昼夜节律性:白天肠道功能相对亢进,白天用药比夜间吸收快、血药浓度高;夜间肾功能相对低下,主要经肾脏排泄的药物宜夜间给药,药物从尿中排泄延迟,可维持较高的血药浓度。药效学也有昼夜节律性,如硝酸甘油和地尔硫䓬的扩张血管作用在上午大于下午。因此,进行择时治疗时,主要根据疾病的发作、药动学和药效学的昼夜节律性来确定最佳用药时间。

五、暂停用药原则

老年人在用药期间,应密切观察,一旦出现新的症状,应考虑为病情进展或是 ADR。前者可能需要加药或换药,后者则应停药。由于衰老与慢性病常常交织在一起,老年病往往难以治愈,用药时间长短,应视病情而定。达到治疗目标时,应及时停药,避免长期用一种药。凡是疗效不确切、毒副作用大、未按医嘱使用的药物,都应及时停药。

任务三 老年人用药护理

医护人员应注意药物配伍禁忌,根据老年人的用药特点,遵循老年人的用药原则,密切观察药物的反应,维护老年人的用药安全。

一、定期对老年人用药情况进行全面评估

(一)评估用药史

通过询问老年人的现病史、既往史、药物过敏史等,获取老年人既往和现在用药的种类、剂量、时间、药物过敏史、引起副作用的药物、患者对药物的了解情况,建立完整的用药记录。

(二)评估主要器官功能

老年人的衰老过程就是各器官功能发生衰退的过程,应仔细评估肝肾功能,以保证用药的有效性和安全性。

(三)评估服药能力

定期对老年人的阅读能力、理解能力、记忆力、吞咽能力、手足运动能力、获取药物的能力进行评估,拟订适合老年人的给药途径。

(四)评估心理社会状况

了解老年人的文化程度、对当前治疗方案与护理计划的认知程度和满意度、饮食习惯、家庭经济状况、医疗费用支付方式、家庭的支持系统状况以及对药物有无依赖、期望及恐惧等心理。

二、常见护理诊断/健康问题

1. 健康维护行为无效 与老年人的健康观、对有关知识和技能缺乏、照料者的支持照顾不

够、经济紧张等有关。

2. 潜在并发症:ADR 与老年人生理功能下降、用药种类多、个体差异大等有关。

三、护理措施

老年人安全用药的目标:①能遵医嘱按时用药;②能了解所用药物的作用、用法、用量、不良反应、注意事项;③药物疗效好,安全。主要护理措施如下。

(一)选择适宜的给药途径

口服给药是最常用、最安全、最方便的给药途径,当口服药物与注射药物疗效相似时,宜采用口服给药。对神志不清与吞咽困难的老年人,可通过鼻饲给药。对神志清楚但有吞咽障碍的老年人,可选用液体剂型或将药物加工制作成糊状后再给予服用,必要时可选用注射给药。

(二)指导老年人合理用药

1. 严格遵医嘱用药 老年人用药宜从小剂量开始,需在医护人员指导下根据患者的身体状况、年龄、疗效及耐受性逐渐调整剂量,医护人员要告知患者及照顾者不得擅自增减药量或停药,不随意混用某些药物等,坚持遵医嘱按时按量服药。改变药物方案或剂量,均须征得医护人员的同意。

2. 勿滥用药物 身体健康的老年人,保持良好心态、合理膳食、适宜运动等即达到个体健康老龄化,一般不需要保健药和滋补药;而体弱多病者应在医生的指导下合理服用保健药和滋补药及治疗用药。

3. 选用适当的用药时间和用药间隔 用药时除了考虑老年人的生活习惯之外,还应考虑时间生物性。

(1)避免药物和食物同时服用:防止相互作用干扰药物的吸收,如含碳酸钙的酸剂不可与富含维生素的食物或牛奶一起服用。以免刺激胃液过度分泌或造成血钙过高。

(2)避免用药间隔过长或过短:用药间隔过长使血药浓度较低而达不到治疗效果,用药间隔过短使血药浓度过高引起药物中毒。

(3)使用一些特殊药物时:注意时间节点和频次,如胃肠解痉药需饭前服;对胃有刺激性的药物需饭后服;平喘药,哮喘患者的通气功能具有明显的昼夜节律性,凌晨0—2时气道阻力最大,哮喘患者常在夜间或凌晨发病,因此平喘药应每8 h服用一次;解热止痛抗炎药大部分是通过抑制前列腺素的合成产生治疗效果的,一般晨时服用药效较好。

(三)掌握用药技巧及注意事项并指导老年患者准确处理

1. 注射用药 老年人皮肤弹性降低,易造成药物注射部位处皮肤出血,故注射完毕后应延长按压时间。

2. 静脉用药 老年人静脉输液时速度宜慢,要告知老年人及其照护者不要随意调节滴速,预防循环超负荷,以免出现血压升高、呼吸加快、气喘等肺水肿症状和体征。

3. 口服用药 老年人如存在口腔黏膜干燥,服用片剂或胶囊剂时要给予充足的水送服,服用药片较多时,可以分次吞服防止呛咳。服用一些特殊药物,如磺胺类药物、抗肿瘤类药物、抗病毒类药物时,应选用温水送服,以免药物在尿中形成结晶,损伤泌尿系统;口服川贝枇杷膏、急支糖浆等药物时不宜饮水,因糖浆会较长时间覆盖在病变的咽部黏膜形成一层保护膜,便于快速控制咳嗽,缓解症状。

4. 其他用药 老年人血液循环减慢、体温下降,使用栓剂药物需要更长的溶解时间。

(四)密切观察和预防 ADR

老年人由于胃肠道、心血管、肝、肾等功能的减退,用药后 ADR 发生率较高。因此,医护人员应该密切观察老年人用药后的不良反应。老年人 ADR 发生率随着年龄的增长而增加,50～59 岁患者 ADR 发生率约为 8.1%,而 80～89 岁患者用药后 ADR 发生率可高达 18.6%。

Note

1. 老年人常见的 ADR

（1）精神症状：由于老年人脑萎缩，中枢神经系统对某些药物敏感性增强，可引起精神错乱、痴呆、抑郁等。中枢抗胆碱药（如安坦），即使小剂量 8 mg 也可导致老年人精神错乱和出现幻觉；镇静催眠药（如地西泮）易引起神经系统抑制，表现为四肢无力、口齿不清、嗜睡及神经模糊等；抗癫痫药（卡马西平）可导致老年人小脑前庭功能受损，表现为头晕、头痛、恶心、耳鸣等；老年痴呆患者如使用左旋多巴，可能会加重痴呆；老年人长期应用降压药物（如胍乙啶、利血平等）容易引起老年人抑郁。因此老年人用药应观察情感和认知等方面的变化。

（2）直立性低血压：老年人由于血管运动中枢的调节功能减退，压力感受器功能下降，在未服药的情况下，也可因体位的突然改变而产生头晕，称为直立性低血压（体位性低血压）。当使用血管扩张药、利尿药、降压药、吩噻嗪或左旋多巴等药物时，更容易发生直立性低血压。

（3）耳毒性：老年人内耳毛细胞数目减少，容易导致某些药物在内耳的聚集产生前庭症状并伴听觉功能下降，甚至可引起永久性耳聋。庆大霉素、卡那霉素、链霉素等氨基糖苷类药物具有耳毒性，因此，老年人在应用该类抗生素时应减量，最好避免使用这类药物。

（4）尿潴留：老年人若使用三环类抗抑郁药（如阿米替林、米帕明等）、抗帕金森病药，以及抗胆碱药物（如阿托品、颠茄等），易导致尿潴留。老年男性患者常有前列腺增生症，使用强效利尿剂时，易加重尿潴留。

2. 预防 ADR

（1）护士要根据医嘱正确用药：护士应加强药学学习，掌握常用药物的适应证、禁忌证、用法、用量及不良反应等，遵医嘱给患者用药。老年人常见 ADR 有直立性低血压、精神症状、耳毒性、尿潴留、药物中毒等。

（2）注意观察：观察老年人用药过程中和用药后的反应和病情变化，以减少 ADR 发生率。如老年患者使用降压药时，医护人员要注意提醒其在站立、起床时动作要缓慢，避免引发直立性低血压。

（3）及时停药：一旦出现某种 ADR 要及时停药，根据医嘱改服其他药物，保留剩余药物。而药物未达到预期疗效时，要详细询问患者是否按医嘱用药。对长期服用某一种药物的老年人，要注意监测该药的血药浓度。

（五）提高老年人安全用药依从性

我国老年人普遍存在对安全用药的认知不足，对不合理用药的危险意识不强，故在无人监督的情况下，常出现错服、漏服、重服、随意停服、不服药物等现象。因此提高老年人安全用药依从性具有重要意义。

1. 建立良好的护患关系 鼓励老年人参与治疗方案与护理计划的制订，倾听老年人的感受和想法。与老年人交流所用药物相关信息，为其进行用药指导，以提高其用药依从性和有效性，保障用药安全有效。

2. 使用简单易懂的用药方案 以老年人能够听懂的语言向其解释药物治疗的必要性、相关药物的用法、用量、禁忌证以及可能发生的不良反应等，必要时以书面的方式在药袋上用醒目的颜色标明用药的注意事项；出院带药的老年人，护士要用较大字体的标签注明用药剂量和用药时间，以便于老年人识别；社区护士要定期到老年人家中清点剩余药物数量，以有助于提高老年人的用药依从性。

3. 实施行为监测 将老年人用药行为与日常生活习惯联系起来，保证老年人合理用药，如使用老年人安全用药提醒系统，设置闹钟、服药卡片、药物放在固定易见的位置，并指导老年人写服药记录和病情观察记录等。不配合治疗或精神异常的老年人，护士需督促协助其用药，并确定其已将药物服下。

4. 促进家庭有效应对　向老年人及其家属宣传错服、漏服、不服药物等行为的危险性,提高老年人的用药风险感知能力,对于记忆力差、认知能力较低、安全用药信念水平不足的老年人,要求其家属监督其合理用药。

四、用药的健康指导

(一)通过社区、门诊、住院三个环节实施全程的健康宣传教育

采用人际传播与大众传播相结合的方式开展安全用药健康宣传教育,采用电视广播、讲座等形式或者医护人员与老年人面对面的交流,反复强化老年人安全用药的相关知识,同时也要对照护者和家属进行安全用药教育,便于其协助和督促老年人用药,防止用药不当引起的意外。

(二)鼓励老年人首选非药物性措施

有些疾病通过非药物性措施也可缓解,如便秘、失眠等应先采用非药物性措施解决,将药物中毒的危险性降至最低。

(三)指导老年人科学安排生活

养成良好的心态,早睡早起,适度锻炼,合理膳食。不随意购买和服用药物及保健食品、用药需在医生的指导下、严格按照说明书进行,用药期间应控制烟、酒、茶等嗜好,以免影响药效。

(四)指导老年人正确保管药品

定期整理药柜,保留正在服用和常用的药物,丢弃过期变质的药物。

(五)定期随访

可根据老年人的情况采用电话、上门、微信视频等方式进行随访,指导老年人居家用药护理。

任务四　老年人家庭用药指导

老年人容易患各种慢性病,家庭用药已越来越普及,因不合理用药造成的危害也明显增加,并且老年人由于记忆力减退,容易出现漏服、错服、多服药物等情况,可使药物疗效下降,还可能引起病情加重,甚至导致 ADR 发生率增加,故我们应该重视老年人家庭用药安全。通过对老年人进行家庭用药安全的护理指导,提高老年人生活质量,降低重复住院率及医疗费用。

一、家庭药品选购的一般原则

随着国家医药制度的改革,《处方药与非处方药分类管理办法(试行)》的施行,居民自行选购药品的机会显著增多。药品是用来防治疾病的物品,药品的种类很多,为了保证用药安全有效,居民在药店选购药品时应遵循以下原则。

(一)选药要对

老年人最好在疾病已确诊,并了解自己所患疾病及症状后再购药,购药时需查看药品说明书,购买对症而没有禁忌证的药物,判断不清时应咨询驻店药师。老年人在疾病确诊前不要自行用药。用药前应先咨询医护人员,以保证药物治疗安全有效。

(二)疗效要好

同一种病,往往有好几种药品都对之有效,而同一种药品也常常能治好几种病。购药时应根据病情、器官功能、病因等,选用既对症、疗效又好的药品。

(三)毒性要低

是药三分毒,多数药品都有一些毒性反应。有些药品见效虽较缓慢,毒副反应却较小,有些

药品效果虽好,而毒副反应却非常严重。因此家庭购药时应遵循选用作用较好而毒副反应较小的药品这一原则。

(四)谨防假劣药品

购买药品时,一定要在有药品经营许可证的药店购药,查看所购药品标签是否齐全,确认药品有效期,并要求药店开具票据。不要盲目随从广告购药。

二、老年人家庭用药的注意事项

(一)慎用保健食品

保健食品是不以治疗疾病为目的的食品,保健食品并不能取代药物达到治疗目的。患有慢性病的老年人一定要对症服用药物,不要盲目相信保健食品能控制疾病的广告。目前我国市场上的保健食品大多是强调以"补"为主,而忽视了生理机能上的调理,有的甚至含有激素或多种违规的添加剂。老年人如过多服用这些保健食品,反而会适得其反,甚至可能会引发药源性疾病。

(二)特殊体质、疾病的用药

1. 有呼吸衰竭者 在使用止咳化痰药时,不能同时服催眠药。催眠药有呼吸抑制的副作用。

2. 有胃、十二指肠溃疡或慢性胃炎者 避免服用阿司匹林或吲哚美辛等解热止痛药,阿司匹林或吲哚美辛可引起胃肠道的刺激反应。

3. 有高血压、冠心病患者 若出现头晕、头痛等症状,首先应测量血压,而不要盲目地自行服药,或加大剂量。

4. 心律失常者 病情错综复杂,需经医生确诊后遵医嘱用药,绝不能根据药品的广告或说明书自行选用。

5. 1型糖尿病的患者 使用胰岛素时,切忌自行加量,应警惕低血糖反应。

6. 听力差的老年人 最好不使用会损害听神经的氨基糖苷类抗生素和多黏菌素类抗生素。

7. 有膀胱颈纤维病变及前列腺增生的老年人 在使用依他尼酸、呋塞米等强效利尿药时会引起尿潴留,在使用时要注意观察。

8. 过敏体质的人 选用抗生素、解热止痛药、磺胺类、镇静催眠药等时要特别谨慎。

9. 老年痴呆患者 如使用中枢抗胆碱药、左旋多巴或金刚烷胺等,可加重痴呆症状。

10. 有精神类疾病的老年人 慎用洋地黄、吩噻嗪类、降压药和吲哚美辛,这类药可引起老年抑郁症。

(三)用药过程中切忌频繁换药或不按疗程用药

老年人有用药过程中,不能随意频繁更换药物或不遵医嘱、不按疗程用药,这样不利于疾病的控制。

(四)注意药物标签

药物的禁忌:如"忌用"是指使用后,很可能发生不良反应;"禁用"是指药物使用后,一定会产生不良反应;"慎用"是指可以使用,但应密切注意有无不良反应,一旦出现应立即停用。

(五)用药原则

老年人用药剂量要适量,要从小剂量开始;不擅自增减药量及停药。必要时,照护者应按早晨空腹、餐前、餐时、餐后、睡前等服药时间点,将相关药物送到老年人手中,并看着老年人服用。

三、家庭用药的管理

(一)保管好药物标签

最好随药品保留原标签。如标签字号太小,内服药可用黑色或蓝色自制标签,标签上应标明药品名称、用法、用量、适用证、禁忌证、药品有效期等;外用药用红色标签或红笔书写,以便区分,防止误服,标签应清晰可见,必要时请老年人按自己的想法做好标记,以便记忆,对药品剂量有改变者或新用药品要重点提醒与督促。

(二)注意药品有效期

最好1周清理一次药柜,发现药物过期,立即丢弃,常用药物用完及时补充。

(三)定期清理药品

国家明文规定已淘汰的药品、霉变药品、过期药品、潮解药品、变色药品以及标签不全或过期的药品应及时处理,更换新药。

(四)药品的存放

将药品放在固定、容易看见的地方。外出带药时可使用小药盒分顿放置,防止漏服、错服,还可以按照用药要求把每次服用的药品放置在药箱的药格内,并在每格内按一定顺序标好用药时间和方法。利用具有定时提醒功能的电子表或闹钟提醒老年人用药。

(五)药品的保管

家庭设置一个药品专放区域或备一个药箱。家庭成员应协助老年人管理好家庭用药,对于常温保存的药品可以放在干燥、避光的区域或药箱内;对于需低温保存的药品(如胰岛素)则要放到冰箱内冷藏,注意防潮、防热、防冻,严格按照药品说明书的要求妥善储存。按药品的种类分类放置,外用药与内服药应分开存放。

四、心理指导

老年人因各脏器功能减退,常常伴随各种不适,在求医问药的过程中求愈心切,同时老年人又容易出现不遵医嘱用药、偏信广告用药的不良用药心理,不合理用药的现象时常发生,因此,做好老年人的心理指导工作迫在眉睫。在给老年人制订用药计划前应多沟通交流,鼓励老年人诉说服药感受,服药后的不适或异常的感觉,为老年人制订合理的治疗方案,消除老年人紧张、焦虑、恐惧的心理,使其保持轻松愉快的心情,从而树立战胜疾病的信心。

> **思政课堂**
>
> 广大医务工作者要恪守医德医风医道,修医德、行仁术,怀救苦之心、做苍生大医,努力为人民群众提供更加优质高效的健康服务。
>
> ——2021年3月6日 全国政协十三届四次会议医药卫生界、教育界委员联组会

技能训练11 协助老年人口服给药

一、工作任务

刘奶奶,73岁,患高血压6年,半年前确诊阿尔茨海默病。刘奶奶入住养老机构后常常忘记按时服药,需要护士提醒。医嘱为服用苯磺酸氨氯地平,1次/天,1片/次。请协助刘奶奶服用苯磺酸氨氯地平。

二、任务分析

(一)主要护理问题

(1)记忆障碍:与常常忘记按时服药,半年前确诊阿尔茨海默病有关。

(2)自理能力缺陷:与血压改变及患阿尔茨海默病有关。

(二) 主要护理目标

(1) 老年人安全、正确服药。

(2) 老年人服药后没有发生不良反应。

三、任务实施与评价

操作流程	操作内容	任务评价			
		自评	互评	教师评价	企业评价
准备	(1) 护士准备:着装整洁,修剪指甲,勿佩戴饰物,洗净并温暖双手,戴好口罩。 (2) 老年人准备:协助老年人取坐位或半坐卧位,盖好盖被,老年人状态良好可以配合操作。 (3) 环境准备:环境整洁,空气清新,温湿度适宜,光线明亮。 (4) 物品准备:护理车、治疗盘、服药单、药物、吸管、汤匙、量杯(必要时)、水杯(内盛温开水)、干净药杯、口罩、医用垃圾桶、免洗手消毒液、毛巾、口罩、笔、记录本。 (5) 评估与沟通。 ①评估自身(护士)。 ②评估环境。 ③与老年人沟通,对老年人进行综合评估:全身情况(精神状态、饮食、排便、睡眠等)、局部情况(肢体活动度、口腔卫生状况等)、特殊情况(吞咽功能、用药时间)。 ④向老年人解释:服药目的、用法,以取得其配合,态度和蔼,语言亲切				
实施	(1) 核对。 ①双人核对服药单:老年人的姓名、床号、手腕带、药物名称、浓度、剂量、用法和服药时间。 ②核对物品是否准备好。 (2) 协助老年人服药。 ①协助老年人洗手。 ②协助老年人取舒服的体位,在颌下垫毛巾。 ③测量水温,让老年人先喝一小口水湿润口腔,观察其吞咽情况。 ④再次核对老年人的信息和药物名称、剂量、用法是否与服药单相符。 ⑤根据药量倒好温水 200 ml,协助老年人服药,查看药物是否服下。 ⑥再次核对信息。 ⑦观察老年人服药后的反应。 ⑧擦净老年人口角水渍,取下毛巾。 ⑨指导老年人保持服药体位 30 min,再协助其取安全、舒适的体位。 ⑩洗手,再次核对并做好记录				

续表

操作流程	操作内容	任务评价			
		自评	互评	教师评价	企业评价
健康教育	结合老年人情况和本次工作任务开展健康教育				
整理记录	(1) 观察并询问老年人服药后情况、主观感觉,记录其服药后的表现。 (2) 将水杯放回原处,整理床单位。 (3) 收回药杯、毛巾浸泡消毒,清洗晾干后备用				

四、注意事项

(1) 严格遵医嘱协助老年人服药,严禁私自加减药或停药。

(2) 老年人如对药品有疑问,护士需要再次核对无误后方可给药,并须向其再次做出解释和说明;老年人用药后如发现异常,应及时报告医生或协助就医。

(3) 对于吞咽困难的老年人,护士要咨询医生、药师或根据药品说明书,决定是否可以将药品切割成小块或者研碎用水调成糊状服用,不可掰成两半吞服。

(4) 协助患精神疾病的老年人服药,服药后要求其张口,检查药物是否全部咽下。

(5) 服用糖浆类止咳药时,嘱老年人服药后不宜喝水,否则会影响疗效。

项目小结

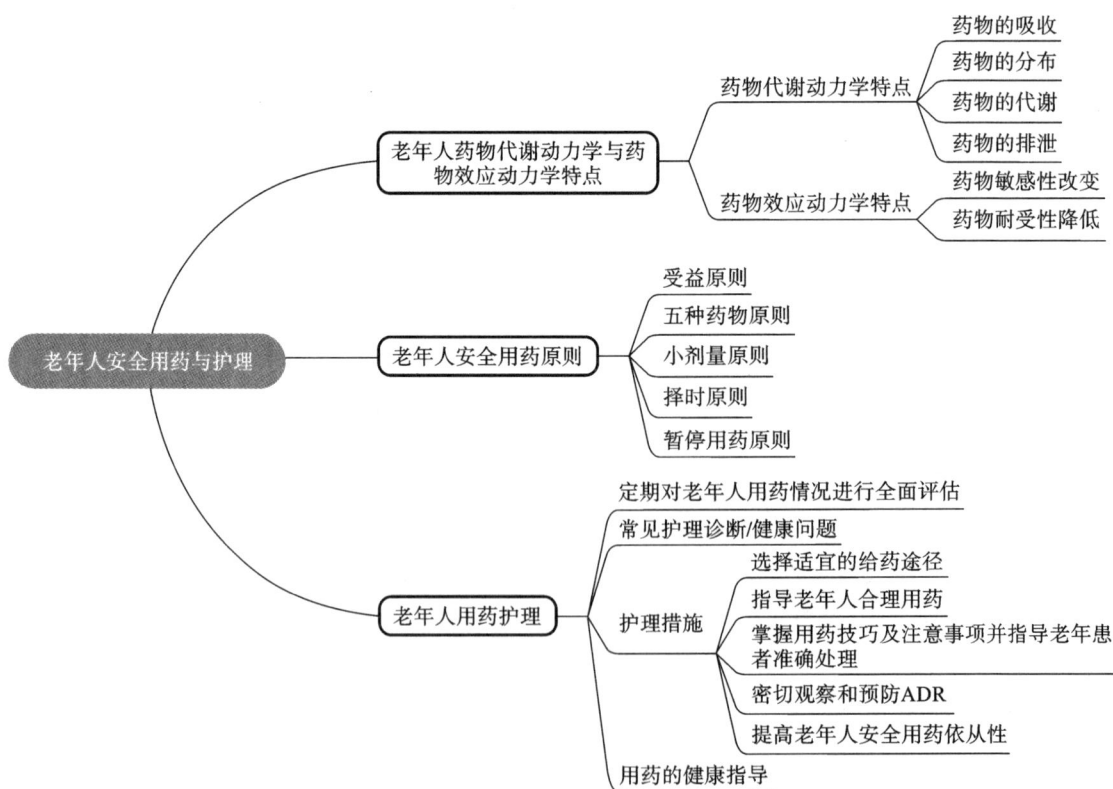

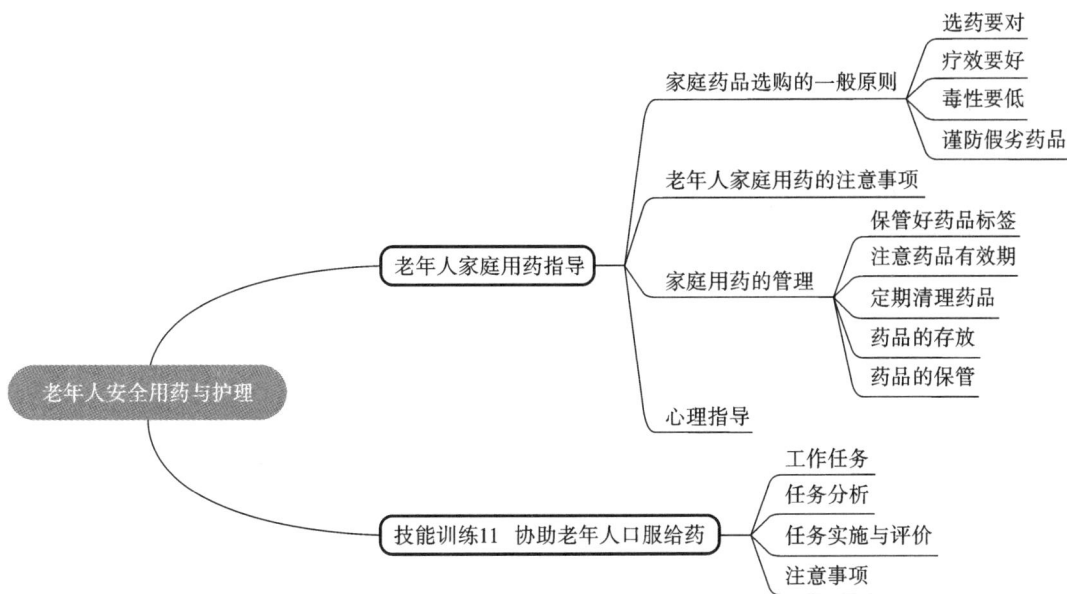

老年人安全用药与护理

- 老年人家庭用药指导
  - 家庭药品选购的一般原则
    - 选药要对
    - 疗效要好
    - 毒性要低
    - 谨防假劣药品
  - 老年人家庭用药的注意事项
  - 家庭用药的管理
    - 保管好药品标签
    - 注意药品有效期
    - 定期清理药品
    - 药品的存放
    - 药品的保管
  - 心理指导
- 技能训练11 协助老年人口服给药
  - 工作任务
  - 任务分析
  - 任务实施与评价
  - 注意事项

直通护考

一、A1/A2 型题

以下每一道题下面有 A、B、C、D、E 五个备选答案，请从中选择一个最佳答案。

1. 药物代谢和解毒的主要场所是（　　）。
A. 肝脏　　　　B. 脾　　　　C. 心脏　　　　D. 胃　　　　E. 肺

2. 下列老年人保管药物方法不妥的是（　　）。
A. 暂时不用的药物及时丢弃　　　　B. 内服药物与外用药物分开放
C. 定期整理药柜　　　　D. 怕热药应置于冰箱冷藏
E. 所有药物的标签、说明书都要随药放好

3. 60 岁以上老年人应使用成年人剂量的（　　）。
A. 1/3　　　　B. 1/2　　　　C. 3/4　　　　D. 2/3　　　　E. 4/5

4. 下列老年人用药原则错误的是（　　）。
A. 选择最少不良反应药物治疗原则　　　　B. 从最低有效剂量开始治疗原则
C. 最大剂量治疗原则　　　　D. 简化治疗方案原则
E. 应用最少药物治疗原则

5. 致老年人服药依从性差的原因不包括（　　）。
A. 家庭的支持不够　　　　B. 经济收入减少　　　　C. 记忆减退
D. 嫌药物味道苦　　　　E. 担心药物副作用

6. 当老年人采用噻嗪类利尿药效果不好时，应改为（　　）。
A. 噻唑类　　　　B. 吩噻嗪类　　　　C. 肝素　　　　D. 氯化钾　　　　E. 髓袢利尿药

7. 以下对老年人用药，用法安全的是（　　）。
A. 长期使用麻黄素滴鼻液　　　　B. 前列腺肥大患者使用普鲁本辛和氯苯那敏
C. 给糖尿病患者输注葡萄糖注射液时应加适量胰岛素及钾盐
D. 胆结石患者大量服用钙剂　　　　E. 青光眼患者使用颠茄和苯海拉明

8. 老年人用庆大霉素时应谨慎，主要是因为老年人（　　）。

A. 对药物处于高敏状态,影响中枢神经系统的功能

B. 血浆蛋白含量降低,使游离药物浓度增加

C. 消化腺分泌减少,药物吸收增加

D. 肝功能降低,使血药浓度升高

E. 肾功能降低,药物半衰期延长,耳、肾毒性增加

9. 老年人使用非处方药的原则包括下列哪项?（　　　）

A. 可用茶水送服药物　　　　　B. 注意药物不良反应　　　　　C. 可随意用

D. 警惕药物相互作用　　　　　E. 注意需大剂量服药

10. 下列关于影响老年人药物吸收的因素,描述错误的是（　　　）。

A. 胃排空速度减慢　　　　　B. 胃肠道血流量减少

C. 胃肠道参与吸收的细胞减少　　　D. 肠蠕动减慢　　　　　E. 胃液 pH 降低

11. 老年人使用强心苷类药物的剂量一般是成年人常用量的（　　　）。

A. 80%　　　　　　　　　B. 25%～50%　　　　　　　C. 20%

D. 75%　　　　　　　　　E. 50%～75%

12. 下列关于老年人药效学特点描述正确的是（　　　）。

A. 对易引起缺氧的药物耐受性强　　　　　B. 老年人多药合用耐受性好

C. 对中枢神经系统药物敏感性低　　　　　D. 对肝脏有损害作用的药物耐受性下降

E. 对排泄慢的药物耐受性好

13. 下列关于老年人生命体征改变的描述正确的是（　　　）。

A. 老年人易出现直立性低血压　　　　　B. 老年人血压较成年人低

C. 老年人呼吸较成年人慢　　　　　D. 老年人基础体温较成年人高

E. 老年人心率较成年人快

14. 协助老年人服完药后,须指导老年人保持服药体位多长时间?（　　　）

A. 10 min　　　B. 20 min　　　C. 30 min　　　D. 40 min　　　E. 25 min

15. 服药水温以多少度为宜?（　　　）

A. 38～40 ℃　　　B. 10～20 ℃　　　C. 20～28 ℃　　　D. 30～37 ℃　　　E. 40～50 ℃

16. 老年人如对药物有疑问,护士需要采取的措施不包括下列哪项?（　　　）

A. 再次核对无误后方可给药　　　B. 应及时报告医护人员　　　C. 协助就医

D. 解释说明　　　　　　　　E. 直接给老年人服药

二、A3/A4 型题

以下提供若干组考题,每组考题共用一个题干。每一道题下面有 A、B、C、D、E 五个备选答案,请从中选择一个最佳答案。

(17～19 题共用题干)

患者,男,65 岁。因慢性充血性心力衰竭入院。护士执行医嘱:地高辛 0.25 mg,po,qd。

17. po 的中文含义是（　　　）。

A. 皮内　　　B. 皮下　　　C. 静脉　　　D. 吸入　　　E. 口服

18. 护士发药前应首先测量（　　　）。

A. 呼吸　　　B. 心率　　　C. 血压　　　D. 体温　　　E. 瞳孔

19. 患者因气道感染,需同时服用几种药物,最后服用的药物是（　　　）。

A. 罗红霉素　　　B. 维生素 B₁　　　C. 磺胺类　　　D. 止咳糖浆　　　E. 胃蛋白酶

老年人常见心理问题和精神障碍的护理

学习目标

【知识目标】

1. 掌握老年期抑郁症及阿尔茨海默病的概念。
2. 熟悉老年人心理变化的特点及影响因素。
3. 了解老年人心理健康的概念和心理健康的促进与维护。

【能力目标】

1. 学会对老年人常见心理问题进行正确的护理评估,并实施护理。
2. 能运用所学知识促进老年人心理及精神健康。

【思政目标】

能树立热爱老年护理事业的思想,具有较好的应急处理能力和团队协作精神,护理过程中尊重老年人,对老年人有足够的耐心、细心、爱心和责任心。

项目导言

年龄的增长,各器官老化,对外界环境的适应能力及抵抗力下降,社会及家庭环境变化等因素都会影响老年人的心理状态,使老年人出现一些特殊的心理变化。提高老年人的生活质量,关爱老年人精神和心理健康,对实现健康老龄化至关重要。

任务一　老年人常见心理问题

案例引导

李爷爷,85 岁,有冠心病病史 20 余年,3 个月前发生脑卒中,现左侧肢体活动不便,言语沟通障碍。近期李爷爷经常对家人发脾气,不愿意出门,拒绝与人沟通。

问题:

1. 李爷爷存在哪些心理问题? 如何应对李爷爷目前的不良情绪?
2. 老年人常见的心理问题有哪些?

Note

进入老年期后,老年人不仅生理功能衰退,易患疾病增多,面临着死亡的考验和各种挑战,其对外界环境的适应能力、社交能力也降低,这些变化影响着老年人的身心健康。如果不良情绪没有得到适当的疏导,老年人极易出现生理和心理问题。

一、老年人心理变化特点

1. 记忆的变化 记忆是大脑活动的一个过程,是人将感知过、体验过或实践过的事物的印象经过加工储存在大脑中,并在需要时提取出来的过程。它是心理功能的重要组成部分。老年人的记忆随年龄增长发生的变化,属于生理性变化。

2. 智力的变化 智力是人的记忆力、观察力、注意力、思维力、想象力和实践活动能力的综合,是大脑活动整体功能的表现。老年人的近事记忆、思维的敏感性和反应速度、知觉的整合能力等,随着年龄的增长会逐渐减退,60岁以后减退比较明显。老年人的智力具有可塑性,通过心理训练和学习活动,可使其智力减退速度延缓。

3. 思维的变化 思维是人的一种复杂的心理活动,也是人类认识过程的最高级形式。老年人思维减退出现较晚,特别是对自己熟悉的专业有关的思维能力在年老时仍能保持。老年人由于在感知和记忆方面的衰退,在概念、逻辑、解决问题等方面的能力相较于中青年时期有所减退。

4. 情绪的变化 情绪是人对客观事物是否符合自身需要而产生的态度体验。老年人的情绪特点为情绪强度和紧张度较弱。虽然老年人没有年轻人那么容易情绪冲动,往往可以自我控制而不失理智,但老年人一旦产生情绪后,不易清除和淡化,影响时间相对较长。

5. 人格的变化 人格是个体在行为上的内部倾向,老年人的人格趋于稳定,表现为个体适应环境时的能力、情绪、兴趣、态度、价值观、气质、性格和体质等方面的整合,是个体在社会化过程中形成的有特色的身心表现。人格的发展和形成贯穿于人的一生,老年期人格仍在变化。

二、老年人心理变化的影响因素

1. 衰老的影响 进入老年期后,身体出现各种衰老现象,如视力下降,听力减弱,头发脱落或变白,皱纹增多,记忆下降,体力不足,日常生活能力低下等使老年人自尊心受挫,产生自我否定、对生活缺乏信心、抑郁等不良情绪。表现为对生活的兴趣降低,社交活动减少,感到孤独寂寞。

2. 疾病的影响 疾病可使老年人产生孤独、悲观、失望等不健康的心理状态。例如,冠心病、高血压、糖尿病、脑血管意外等疾病诊疗过程会使老年人产生恐惧心理,长期患病还会使老年人的生活自理能力下降,且具有较重的经济负担等,进而产生悲观心理。

3. 家庭的影响 离退休后的老年人主要的活动范围固定在家庭中,因此家庭成员之间的关系对老年人的影响很大。如子女的独立或结婚、丧偶以及老年夫妇之间的关系等,都会对老年人的心理变化产生不良的影响。丧偶给老年人心理所带来的影响最大。

4. 社会地位改变的影响 老年人离退休后,社会地位会发生一些变化,使老年人茫然不知所措,从而出现失落、自卑、孤独、抑郁等心理变化。这种消极的心理变化对老年人身心健康是不利的,容易加速身体的衰老,影响老年人的心理状态及生活满意度。

5. 死亡临近的影响 死亡是人生的最终归宿,随着年龄的增长,身体的衰老,身边亲朋好友的相继去世,老年人逐渐认识到死亡的临近,常回忆自己一生的经历,会产生自豪、满足、悔恨与罪恶等复杂的心理。一旦临近死亡,有些老年人能从容面对,但大多数老年人则表现出害怕、恐惧和悲观的心理反应。

6. 经济收入减少的影响 离退休后,稳定的经济收入减少,加上疾病缠身,老年人常产生失落感,变得谨小慎微,也容易产生自卑感。

三、老年人常见的心理问题

(一)焦虑

焦虑是指个体感受到威胁时的一种紧张、不愉快的情绪体验。焦虑是一种很普遍的现象,但老年人的焦虑情绪却很容易被忽视。

1. 原因 造成老年人焦虑的可能原因：①体弱多病，卧床不起等；②各种应激事件，如离退休、丧偶等；③疑病性神经症；④某些疾病，如抑郁、失智症等，以及某些药物副作用，如皮质类固醇、抗胆碱能药物、咖啡因、β受体阻滞药等均可引起焦虑反应。

2. 表现 焦虑包括指向未来的害怕不安和痛苦的内心体验、精神运动性不安以及伴有自主神经功能失调表现三方面症状，分为急性焦虑和慢性焦虑两类。

急性焦虑主要表现为惊恐发作。老年人急性焦虑发作时突然感到不明原因的紧张不安、惊慌、坐卧不安、心烦意乱、失眠，或激动、哭泣，常伴潮热、大汗、口渴、气促、脉搏加快、心悸、血压升高、尿频尿急等躯体症状。严重者可以出现阵发性气喘、胸闷，甚至有濒死感，并产生妄想和幻觉。急性焦虑发作一般持续几分钟到几小时，之后症状逐渐缓解或消失。

慢性焦虑表现为持续性精神紧张，即经常提心吊胆，有不安的预感，平时比较敏感，处于高度的警觉状态，容易被激怒，生活中稍有不如意就心烦意乱，易与他人发生冲突，注意力不集中等。

3. 防护措施 必须积极防治老年人的过度焦虑。

（1）评估焦虑程度：可用汉密尔顿焦虑量表和状态-特质焦虑问卷对老年人的焦虑程度进行评估。

（2）寻找对策：指导和帮助老年人及其家属认识并分析焦虑的产生原因和表现，正确对待离退休问题，想办法解决家庭经济困难，积极治疗原发疾病，慎用可引起焦虑症状的药物。

（3）保持良好心态：指导老年人学会自我放松和自我疏导，建立规律的活动与睡眠习惯。

（4）家庭支持：帮助老年人的子女学会尊重和谦让老年人，具有同理心，鼓励和倾听老年人的心声，真正从心理和精神上去关心体贴老年人。

（5）药物治疗：重度焦虑应遵医嘱使用抗焦虑药物（如利眠宁、地西泮等）进行治疗。

（二）抑郁

抑郁是指个体失去某种其重视和追求的东西时产生的态度体验，是以显著而持久的心境低落为特征的一种心境障碍。老年人由于老化、存在各种生理和心理问题等，抑郁情绪较为突出。抑郁多发年龄为50~60岁。抑郁是老年期常见的精神障碍之一。

1. 原因 导致老年人抑郁的主要可能原因：①年龄增长引起的生理、心理功能退化；②慢性病（如冠心病、高血压、糖尿病及癌症等）与躯体功能障碍和因病致残导致自理能力下降或丧失；③较多的应激事件，如离退休、丧偶、家庭关系不和、经济窘迫等；④孤独；⑤低血压；⑥消极的认知应对方式等。

2. 表现 抑郁症状主要包括三个部分：情绪症状、躯体症状和认知症状。情绪症状是抑郁的核心症状。老年人抑郁表现特点为大多数以躯体症状为主要表现形式，心境低落表现不太明显，称为隐匿性抑郁；或以疑病症状较突出、可出现"假性痴呆"等；自杀行为在严重抑郁老年人中较常见，如疏于防范，自杀成功率也较高。

3. 防护措施 老年人抑郁的防护原则：减轻抑郁症状，促进健康状况，减少复发，提高生活质量，降低医疗费用和死亡率。主要措施包括严防自杀行为、避免促发因素、采用认知心理治疗、药物治疗等，药物治疗无效或不能耐受者和有自杀企图者需采用电休克治疗。

（三）离退休综合征

离退休综合征指老年人由于离退休后不能适应新的社会角色、生活方式和生活环境的变化而出现的悲观、恐惧、焦虑、抑郁等消极情绪或因此产生偏离常态行为的一种适应性的心理障碍。

1. 原因 主要原因包括：①离退休前缺乏足够的心理准备；②离退休前后生活境遇反差过大，如社会角色、家庭关系、生活内容等的变化；③适应能力差或存在个性缺陷；④失去价值感；⑤缺乏社会支持。

2. 表现 主要表现为犹豫不决、缺乏耐心、心烦意乱、坐卧不安、行为重复、小动作多,偶尔出现强迫性行为;因注意力不集中容易做错事;因情绪的改变容易发脾气;听到别人议论工作时,常烦躁不安、敏感,怀疑他人有意批评自己。一些老年人有忧郁情绪,有强烈的孤独感、落差感以及无力感,对生活失去信心,行为退缩,不愿主动与他人交往,严重者会出现生活不能自理。还有一部分老年人会出现失眠、多梦、心悸、腹痛、乏力、多汗等躯体不适等症状。

3. 防护措施 老年人所处的环境会影响老年人的心理状态,因此社会对离退休老年人应给予更多的关注,营造有利于老年人生活的社会环境,关心和尊重离退休老年人的生活权益。老年人家属应在精神和物质上多关怀老年人,让他们感到愉快、心情舒畅。鼓励老年人根据自身的体力和身体情况,安排好离退休后的生活,引导老年人发挥个人专长,回归社会继续工作。老年人家属要尽量多陪伴老年人,单位要多关心离退休的老年人,社区可以建立离退休老年人档案,组织老年人参加活动。如果老年人出现身体不适、情绪低落时,应该主动寻求帮助,对于出现严重焦躁不安和失眠的离退休综合征老年人,可以在医生的指导下适当服用药物并接受心理治疗。

(四)空巢综合征

"空巢家庭"指无子女或子女成年后相继分离出去,只剩下老年人独自生活的家庭。有资料显示,我国城乡空巢家庭达到 50%,部分大中城市空巢家庭甚至超过 70%。老年人处于空巢环境中,由于人际疏远,缺乏精神慰藉,产生被疏离、舍弃的感觉,出现孤独、空虚、寂寞、伤感、精神萎靡、情绪低落等一系列心理失调症状,称为空巢综合征。

1. 原因 包括对离退休后的生活变化不适应、对子女情感依赖性强和本身性格方面的缺陷等。

2. 表现 主要表现为老年人精神方面长期处于孤独、寂寞状态,出现闷闷不乐、精神萎靡、情感脆弱、伤感、消沉抑郁、自卑、自责等心理状况。行为方面表现为自信心下降,兴趣减退,活动减少,与社会交往减少,常愁眉不展,时常叹息,甚至偷偷哭泣,伴有食欲缺乏、睡眠紊乱等,严重者个人生活不能自理。也有一些老年人会出现躯体症状,如失眠、头痛、乏力、食欲不振、心慌气短、消化不良、心律失常、高血压等。

3. 防护措施 指导老年人正确面对"空巢",调整心态,做好充分的思想准备,正确面对子女成家立业的现实,不过高期望和依赖子女对自己的照顾,利用通信工具与子女联系沟通。鼓励空巢老人参与社会活动,扩大生活圈,增进与邻居的关系,互相关心和帮助,消除孤寂感。作为子女,应尽量与老年人一起生活或经常回家探望,使老年人精神愉快,从而获得心理上的安慰。支持丧偶老年人再婚,使其晚年不再孤单。

任务二 老年人常见心理问题的促进与维护

一、老年人的心理健康

(一)心理健康的概念

第三届国际心理卫生大会把心理健康定义为:所谓心理健康,是指在身体、智力及情感上与他人的心理健康不相矛盾的范围内,将个人心境发展成最佳的状态。具体表现为:身体、智力和情绪调和,人际关系和谐,能适应环境变化;能积极调整自己的心理状态,对自己的工作和生活有信心,能充分发挥自己的能力,过有幸福感的生活等。

(二)老年人心理健康的标准

目前老年人心理健康没有统一的标准,根据我国老年人的实际情况,可将老年人的心理健康标准分为以下 6 个方面。

1.认知正常 认知正常是心理健康的首要标准,是一个人正常生活、学习、工作的最基本的心理条件。老年人认知正常的表现为:感知觉正常,判断事物基本准确;分析问题时条理清晰;回答问题时对答如流;回忆往事时记忆清晰;在日常生活中,具有一般的学习能力和生活能力。

2.情绪健康 保持愉悦而稳定、充满希望的情绪是情绪健康的重要标志。每个人都有喜、怒、哀、乐等情绪,能否适度把握自己的情绪,能否在适当的时候、适当的地方,对他人表达适度的情绪,对老年人的情绪有很大的影响。心理健康的老年人基本上能保持愉快、乐观、开朗、自信、稳定的情绪,并能适度表达自己不愉快的情绪。

3.人际关系和谐 和谐的人际关系可以减轻个体孤独和恐惧的心理,是获得心理健康的重要途径。老年人的人际关系和谐表现为:能与家人保持情感上的融洽并得到家人的理解和尊重;能与朋友保持良好的关系,不过分要求他人,能客观地评价他人,并与他人友好相处;乐于接受他人的帮助,也乐于帮助他人;有集体荣誉感和社会责任感。

4.人格健全 心理健康的人,其人格发展是和谐完善的,老年人人格健全的主要表现为:能够以积极进取的人生观、价值观为核心,保持积极的情绪,减少消极的情绪;能够正确评价自己和外界事物,能够控制自己的行为;能够承受外界事物的强烈刺激,在悲痛时能正确处理悲伤、痛苦的情绪;遇到困难时有相对完整、统一的心理特征。

5.环境适应 能否适应社会环境是判断一个人心理是否健康的基础。老年人虽退休在家,却不脱离社会,保持与外界环境的接触,可有效避免疾病的发生。老年人环境适应表现为:对社会现状有较清晰的认识,能够及时调节自己的行为(能够自我选择、自我决定是适应环境和拥有自信的表现);能够顺应社会改革的进步趋势,能够较好地适应环境以及适应新的生活。

6.行为正常 能坚持正常的生活、工作、学习、娱乐等活动,其一切行为符合自己年龄特征及在各种场合的身份和角色。

二、老年人心理健康的促进与维护

1.促进老年人心理健康的基本原则 促进老年人心理健康的基本原则包括人与环境相协调的原则、个体与群体相结合的原则、身心统一发展的原则。

(1)人与环境相协调的原则:心理健康的发展过程,实质上是人与环境相互适应,保持动态平衡,达到协调一致的过程。环境包括自然环境和社会环境,社会环境中的人际关系是否协调对心理健康有重要意义。人对环境的适应、协调,不是简单地顺应、妥协,而是要积极、能动地对环境进行改造,以适应自身的需要或改造自身以适应环境的需要。因此减少不良刺激或学会协调人际关系,对促进心理健康有重要意义。

(2)个体与群体相结合的原则:个体生活在群体之中并受群体的影响,因此,个体心理健康的维护依赖于群体的心理健康水平,需要创建良好的群体心理卫生氛围,以促进个体的心理健康。

(3)身心统一发展的原则:一个完整的个体包括身、心两个部分,两者是一个整体,相互影响。人和环境在不断地变化,身体和心理也随之变化。通过体育锻炼和培养健康的生活方式可以增强体质和生理功能,有助于促进心理健康。在发展变化中需要学会自我观察、自我认定、自我判断和自我评价;学会接受自己、悦纳自己、爱惜与保护自己。

2.促进与维护老年人心理健康的措施 引导老年人树立正确的人生观,正确对待衰老,尊重衰老的规律,保持健康年轻的心态;正确引导老年人评价自我健康状况,树立正确对待疾病的态度和信心。正确对待死亡,克服对死亡的恐惧;善于安慰自己,能从不幸中解脱出来;提高自我控制能力,能调节不良情绪,尽量保持平静;从生活中找到生存的意义和乐趣,提高生活质量。

3.指导老年人日常生活中的心理保健

(1)培养良好的生活习惯:养成良好的生活规律,合理安排生活起居;戒烟限酒,减少不良嗜好;饮食要适当,进高蛋白、低脂、富含维生素的食物;保持良好的形象,多参与社会活动,充实晚年生活,增进人际交往;创造良好的生活环境,适时调节情绪,充实精神,稳定生理节奏。

(2)坚持适量运动:坚持适量运动有助于增强老年人的身心健康,增强脏器功能,延缓衰老,能提高老年人对生活的兴趣,减轻其孤独、抑郁、失落情绪。老年人可根据自己的年龄、体质、兴趣、爱好等选择合适的运动项目,如散步、慢跑、打太极拳、游泳等,要坚持运动,运动量要适度,时间不宜过长,循序渐进。

(3)坚持适量的脑力劳动:适量的脑力劳动可使脑细胞不断接受信息刺激,有助于大脑保持活跃状态,对延缓脑的衰老和脑功能的退化非常重要。因此,可引导老年人根据自身的具体条件和兴趣参加一些文化活动,通过书报、电视、网络等不断获取新知识,达到丰富精神生活、减少孤独和空虚的目的。

4. 指导老年人妥善解决家庭问题　为老年人营造一个轻松、愉快的家庭生活氛围,有利于老年人的健康生活。作为子女应多关心和体谅老年人,理解老年人的心理状态,满足他们的心理需求,支持丧偶老年人再婚。老年人也应理解子女,互敬互爱,互让互谅,遇事多商量。老年人也可根据自身状况做一些力所能及的家务。

5. 广泛开展尊重老年人的社会活动　为身体好、精力充沛、健康的离退休老年人创造再就业条件,指导老年人积极参加社会公益活动或社会福利事业,使其感到心情愉快、内心充实,达到老有所为、老有所用的目的,提升其人生价值。

6. 普及老年人健康教育知识　有组织、有计划地对老年人进行健康教育,有利于帮助老年人面对危机、保持良好的心态,同时增强保健意识,战胜挫折,释放内心的压抑、紧张等不良情绪,预防及减少疾病的发生与发展,有效地提高老年人的生活质量。

7. 发挥社会系统的支持作用　政府、社会、家庭应给予老年人支持和帮助,在住宅区建立或完善服务网络,为生活不能自理的老年人提供便利服务,如帮助其整理家务、采购需要的生活用品、送医送药上门等服务;政府也可促进老年机构的建立,为老年人提供休息、学习、娱乐、休养的场所和福利设施,如老年大学、老年公寓、托老所、养老院等。

任务三　老年期常见精神障碍的护理

一、老年期抑郁症

抑郁症是一种以持续至少2周的心境低落为主要特征的一组精神障碍,常伴有情绪低落、焦虑、躯体不适和睡眠障碍等表现,患者常因躯体不适症状而就诊。老年期抑郁症指首次发病于老年期(60岁以后)的抑郁症,是老年期常见的精神疾病。我国老年人抑郁症的患病率为7%~10%,患有躯体疾病的老年人,如高血压、糖尿病、冠心病、癌症等,其抑郁症发生率可达50%。女性患病率是男性的2倍。老年期抑郁症的后果极其严重,甚至有可能危及生命。老年期抑郁症被世界卫生组织列为各国的防治目标之一。

(一)护理评估

1. 健康史

(1)生活状况:了解个人成长发育史、生活方式、嗜好、家族史等。

(2)既往史及用药史:评估老年人是否有心脑血管病、呼吸系统疾病、糖尿病及恶性肿瘤等,是否长期服用利血平、胍乙啶、普萘洛尔、抗肿瘤药物等。

(3)发病原因:本病病因错综复杂,尚不明确,可能与下列因素相关。

① 遗传因素:早年发病的抑郁症老年人,具有明显的家族遗传倾向。

② 生物因素:老化会造成中枢神经系统活动的改变,使神经递质(如 5-羟色胺和去甲肾上腺

素)的浓度下降,影响情绪的调节。

③ 心理社会因素:离退休、患病、丧偶等各种重大生活事件的发生,可引起抑郁症。

④ 人格特征:患者有明显的被动、依赖、脆弱、固执等人格特征。

2. 身体状况

(1) 抑郁心境:情绪低落,对日常活动丧失兴趣;自我评价过低,有自责或内疚感。老年人表现为情绪低落、对生活失去兴趣、痛苦忧伤,不愿意外出参加社交、娱乐活动,疏远亲朋好友。心境压抑、少言寡语、唉声叹气,自责、自罪、自感绝望、自我价值感低。重度抑郁症老年人的抑郁心境表现为晨重夜轻的波动性变化,即清晨低落情绪和症状最重,感到"度日如年",到黄昏时低落情绪和症状则有所减轻。

(2) 思维迟缓:思维活动缓慢、联想困难,对刺激反应迟钝,自觉思考能力下降,注意力集中困难,记忆减退。

(3) 躯体症状:老年期抑郁症早期往往表现为比较明显的各种躯体不适症状,而体格检查一般无阳性体征。主要表现为头部不适、心悸、胸闷、恶心、出汗、上腹部不适、失眠、早醒或睡眠过多、食欲减退、体重明显减轻等。因躯体不适症状较为明显,常掩盖抑郁心境,称为隐匿性抑郁症。

(4) 自杀行为:重度抑郁症患者常感到悲观、忧伤、无助、无用、绝望、度日如年,内心非常痛苦,以求解脱而产生强烈的自杀想法和行为。老年期抑郁症患者一旦决心自杀,自杀念头更加坚决,自杀计划周密,自杀成功率高。

(5) 认知功能损害:老年期抑郁症患者认知功能损害涉及注意力、记忆力和执行力等,表现类似痴呆,也称"假性痴呆"。

3. 辅助检查 常用的抑郁量表有汉密尔顿抑郁量表、流行病学调查用抑郁自评量表、老年抑郁量表。

(二) 常见护理诊断/问题

1. 有自杀的危险 与严重的悲观情绪、自责、自罪等有关。

2. 应对无效 与严重抑郁、自责、无助等有关。

3. 睡眠型态紊乱 与抑郁影响睡眠有关。

4. 营养失调:低于机体需要量 与抑郁导致食欲不振等有关。

(三) 护理措施

1. 日常生活护理

(1) 改善睡眠环境:睡眠障碍是抑郁症患者最常见的症状,因此应为患者提供设施安全、空气流通、整洁舒适的环境。护士白天应安排或陪伴老年人从事短暂的活动,尽量减少白天睡眠时间,嘱老年人睡前不要做剧烈运动,不观看紧张刺激的电视节目或书籍,可喝热牛奶,洗温水澡,泡脚,必要时可遵医嘱使用催眠药。

(2) 饮食护理:抑郁症常导致老年人食欲减退,有些老年人甚至产生厌食或者拒食心理,加上老年人身体素质差,睡眠质量不佳,更容易出现营养不良,因此应保证老年人每天每餐的营养摄入。食物中所含的维生素和氨基酸对人的精神健康有重要的影响。应鼓励患者多吃高蛋白、富含维生素的食物,如鱼、鸡蛋、牛奶、豆制品、水果、蔬菜等。对于进食少或者执拗的老年人要耐心规劝、喂食,督促其进食,必要时给予鼻饲或者静脉营养。

(3) 休息与活动:帮助老年人养成良好的生活习惯,早睡早起,按时作息。鼓励老年人白天多参加一些户外锻炼或娱乐活动,有助于减轻抑郁症状。鼓励老年人多参加力所能及的劳动,引导其参加书法、绘画、钓鱼、下棋、散步、慢跑、打太极拳等有益于身心的活动,让他们在活动中充实内心。

(4) 协助自理:护士应督促、协助老年人完成自理,对生活不能自理的老年人应悉心照料,做好其清洁卫生工作。对于长期卧床的老年人,应预防压力性损伤的发生。

2. 安全护理 评估自杀原因和可能的自杀方式,严格执行巡视制度、密切观察有无自杀先兆和提供安全的环境,给予企图自杀的老年人重新生活下去的动力。

(1)严格执行巡视制度:对有强烈自杀企图的老年人,应全天专人看护,不离开视线范围,必要时给予约束带,尤其在深夜、交班时要预防意外事件的发生。凌晨是抑郁症患者自杀的高峰时段,因此对于早醒的老年人要劝其继续入睡,避免其单独活动,严格执行巡视制度。

(2)密切观察有无自杀先兆:在与患者接触的过程中,应及时识别自杀先兆,如失眠、沉默少语、自言自语、焦虑不安或抑郁的情绪突然"好转"、在危险处徘徊、拒餐、卧床不起等,不应让患者单独活动并给予心理上的支持,使其振作起来。

(3)提供安全的环境:加强对病房设施的安全检查,严格做好药品及危险物品的保管工作,杜绝不安全因素;发药时,应仔细检查患者口腔,严防患者藏药或蓄积后一次性吞服。

3. 用药护理 抗抑郁药主要有以下几类:选择性 5-羟色胺再摄取抑制剂(SSRI)、5-羟色胺去甲肾上腺素再摄取抑制剂(SNRI)、去甲肾上腺素和特异性 5-羟色胺能抗抑郁药(NaSSA)、三环类抗抑郁药、四环类抗抑郁药、单胺氧化酶抑制剂(MAO)等。三环类抗抑郁药、四环类抗抑郁药和 MAO 属传统的第一代抗抑郁药,其他均为新型抗抑郁药,后者在安全性、耐受性和用药方便性方面较前者更有优势,是临床推荐的首选药物,其中 SSRI 又是最常用的一类。SSRI 包括西酞普兰、氟西汀、帕罗西汀、舍曲林等,副作用少,更加适用于老年人。不良反应有呕吐、腹泻、失眠、镇静、头痛、躁动不安等。由于老年人的药物代谢率和排泄率降低,在用药上应考虑老年人的生理特点及躯体疾病,应严格掌握其适应证和禁忌证。注意观察药效和不良反应,定期进行血药浓度监测。

4. 健康指导

(1)疾病知识的宣教:向患者及其家属介绍抑郁症的相关知识,说明老年期抑郁症易复发和预防复发的常识。告知要坚持用药,巩固治疗效果。定期门诊复查。对于原发性抑郁症者,达到临床治愈后应至少维持治疗一年,如果出现复发,需要维持治疗两年或更长时间。

(2)指导家庭成员应对技巧:指导老年人家属给予老年人更多的关心和照顾。如耐心倾听老年人的唠叨,经常与老年人聊天,主动慰藉老年人,可有效避免老年人产生孤独感和提早发现其心理问题。帮助老年人扩大活动范围,重新安排生活,有条件的老年人还可外出旅游。

二、老年期痴呆

老年期痴呆主要包括阿尔茨海默病(Alzheimer disease,AD)、血管性痴呆(vascular dementia,VD)、混合性痴呆(mixed dementia,MD)和其他类型痴呆。有研究显示:我国 60 岁及以上人群中,痴呆患病率为 6.04%,其中 AD 为 3.94%,VD 为 1.57%,其他类型痴呆为 0.53%,AD 是老年期痴呆最常见的类型,占老年期痴呆的 60%~70%。

AD 指发生于老年和老年前期、以进行性认知功能障碍和行为损害为特征的中枢神经系统变性病变,又称老年性痴呆。我国目前约有 983 万 AD 患者,疾病负担严重,给患者家庭和社会带来沉重的医疗、照料和经济负担。

(一)护理评估

1. 健康史

(1)既往史:了解老年人有无心脑血管病、糖尿病、脑外伤、吸烟等。

(2)评估与 AD 相关的发病因素:①家族史是 AD 重要的危险因素,一级亲属中存在 AD 患者会明显增加个体发展为 AD 的风险。②神经递质乙酰胆碱减少,会影响老年人的记忆和认知功能。③免疫系统功能障碍:与 β 淀粉样蛋白(Aβ)在大脑中堆积和 Tau 蛋白异常沉积等密切相关。④生活方式与心理社会因素:不良生活方式,如酒精滥用和晚年期吸烟可增加痴呆的发生风险;抑郁、孤独和社交活动减少等心理社会因素可增加痴呆的发生风险等。⑤高龄:在我国 60 岁以上的人群中,年龄每增长 5 岁 AD 及其他类型痴呆的患病率大约增加 1 倍。⑥其他危险因素:如脑外伤、危重疾病和老年人住院等医疗事故增加了认知功能障碍的发生风险。

2. 身体状况　本病起病隐匿,病程进展缓慢,早期不易被发现,整个病程在 5 年以上,甚至可达 7～11 年之久。患者经常表现活跃,往往行为幼稚,只有在后期阶段,患者才变得淡漠,丧失运动功能。主要表现为认知功能的改变。根据病情演变,病程可大致分为以下三期。

第一期(遗忘期):主要表现为近期记忆下降,逐渐出现计算能力、定向力障碍,活动范围减小,生活尚能自理。此期可持续 1～3 年。

第二期(混乱期):表现为近期、远期记忆均受损,空间定向障碍进一步加重,伴有失认、失语、思维障碍及人格改变,行为明显异常,部分日常生活需人照料。此期为 2～10 年。

第三期(极度痴呆期):表现为完全缄默,运动障碍明显,卧床或坐轮椅,生活完全不能自理,常伴有恶病质、肌强直和大小便失禁。此期为 8～12 年。

3. 辅助检查

(1)脑电图检查:多数为正常或轻微波幅变低。

(2)影像学检查:头颅 CT 检查可见脑萎缩,脑室扩大、脑沟加深。对 AD 的早期诊断具有重要意义。

(二)常见护理诊断/问题

1. 记忆障碍　与记忆进行性减退有关。

2. 自理能力缺陷　与认知障碍有关。

3. 语言沟通障碍　与思维障碍有关。

4. 睡眠型态紊乱　与白天活动减少有关。

5. 照顾者角色紧张　与老年人病情严重或疾病过程的不可预测等有关。

(三)护理措施

1. 一般护理

(1)日常生活的指导与帮助:注意痴呆老年人的生活照顾,如督促和鼓励老年人自行完成穿衣、洗漱、进食、如厕等日常事宜。随时为老年人增减衣服,以免受凉。对生活自理有缺陷或不能自理的老年人,应给予补偿性护理和帮助。

(2)安全护理:居室设施简单,光线充足,室内环境舒适,空气新鲜。保持地面的平整和防滑,应无门槛、地毯等障碍物。在老年人活动区域安装夜用小灯,床边最好加装床挡,防止跌倒。日常生活用品要放在老年人看得见的地方,方便其寻找和使用。老年人外出应有人陪伴,并嘱其佩戴写有姓名和电话的卡片,有助于迷路时被人送回。危险物品(如剪刀、镜子、药品、杀虫剂等)要收藏好,以防老年人自伤或伤人。煤气、电源等开关要有安全装置,老年人不能随意打开,以避免意外事故的发生。

(3)饮食护理:给予高蛋白、高热量、富含维生素、低糖、低脂的饮食,以清淡、易消化、营养丰富的食物为主。对生活自理能力差、病情较重的老年人,应协助其进食,必要时给予喂食;对吞咽困难者应指导其缓慢进食,以防哽噎或呛咳;对于极度痴呆的老年人可给予鼻饲,以保证足够的营养摄入。

2. 观察病情　评估老年人的注意力、记忆力、语言表达能力、思维能力、反应能力、分析能力、日常生活自理能力及营养状况等。

3. 用药护理　目前尚无根治和逆转老年期痴呆病程的药物,以预防为主。治疗应遵循早发现、早诊断、早治疗的原则,采取综合措施,以维持、改善脑功能,延缓疾病的进展。

药物以口服为主。由于药物种类多且复杂,因此,患者服药时须有人在旁陪伴,帮助患者将药物全部服下,以免遗忘或错服。吞咽困难者不易吞服药片,可将药片碾碎后溶于水中服用。昏迷和不能吞咽者可鼻饲给药。常用的药物如下。

（1）乙酰胆碱酯酶抑制剂：如他克林、多奈哌齐、重酒石酸卡巴拉汀、加兰他敏、石杉碱甲等，此类药物通过抑制大脑中的胆碱酯酶活性，提高大脑皮质内乙酰胆碱水平，有利于改善痴呆患者的学习和记忆能力。

（2）谷氨酸受体拮抗剂：如盐酸美金刚（易倍申），可减少谷氨酸的神经毒性作用，保护神经细胞，改善记忆。

（3）脑血循环改善剂：可改善脑血流和扩张脑血管，增加脑细胞的供血、供氧。常用的有银杏叶制剂、尼麦角林等。

4. 心理护理 为老年人营造一个和睦、舒适的居家环境，使其保持愉快的心情。护士及照料者对老年人要态度温和、关心体贴，有足够的耐心。多鼓励、安慰老年人，维护老年人的自尊心，尊重老年人的生活习惯。鼓励老年人多参加社会活动，鼓励轻症患者做力所能及的体力活动和运动，有利于稳定老年人情绪及进行智力锻炼。

5. 记忆障碍护理 为老年人准备一本备忘录，指导老年人随时把有关的事情记录下来，如电话号码、人名、地名等。痴呆老年人虽早期即有近期记忆力丧失，但远期记忆仍保持良好，常会沉浸在往事的回忆中，应尽可能配合老年人的思维，与老年人谈论其所感兴趣的事情，使其保持良好的心情。

6. 健康指导 疾病知识指导、痴呆的预防要从中年时期开始。积极防治老年人高血压、高血脂、糖尿病、脑卒中等基础疾病，去除肥胖、吸烟等危险因素。

项目小结

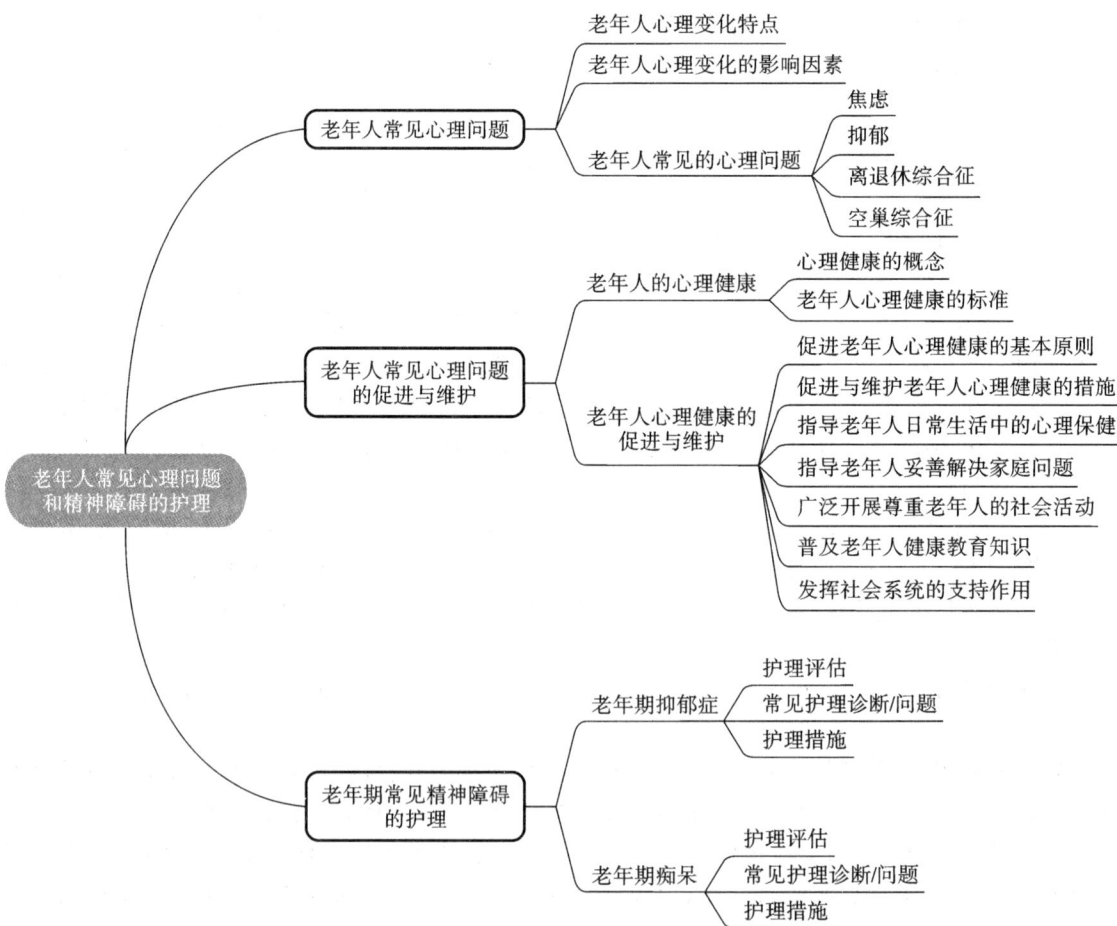

→ **直通护考**

一、A1/A2型题

以下每一道题下面有 A、B、C、D、E 五个备选答案,请从中选择一个最佳答案。

1. 人是一个身心统一的整体,身心相互影响,这符合(   )。
   A. 发展原则   B. 系统原则   C. 整体原则   D. 普遍原则   E. 适应原则

2. 下列容易诱发老年人离退休心理障碍的因素中不包括(   )。
   A. 个人爱好   B. 居住环境   C. 人际关系   D. 职业性质   E. 人性特点

3. 老年人最常见的人格类型是(   )。
   A. 整合良好型   B. 整合不良型   C. 防御型
   D. 被动依赖型   E. 混合型

4. 老年人的心理变化特点不包括(   )。
   A. 身心变化不一致   B. 心理变化的过程趋于一致
   C. 产生抑郁情感   D. 性格不稳定   E. 易患疑惧心理

5. 老年人心理健康的标准不包括(   )。
   A. 智力正常   B. 行为正常   C. 人格健全   D. 固执己见   E. 关系和谐

6. 影响老年人心理变化的因素不包括(   )。
   A. 社会角色的变化   B. 各种生理功能减退   C. 经济状况的改变
   D. 性别   E. 疾病、丧偶

7. 老年人抑郁的主要症状是(   )。
   A. 烦躁不安   B. 记忆衰退   C. 心情低落
   D. 情绪低落与亢奋交替出现   E. 脑电图检查异常

8. 老年期痴呆患者最早出现的表现是(   )。
   A. 记忆力改变   B. 意识改变   C. 行为改变
   D. 思维改变   E. 性格改变

9. 王先生,61岁,居住在城镇自建平房,退休1个月,育有两女,均已出嫁。近日来自觉精神空虚、无所事事,并出现失眠、乏力等症状,下列与该患者无关的是(   )。
   A. 离退休综合征   B. 空巢综合征   C. 角色适应不良
   D. 孤独   E. 高楼综合征

10. 王爷爷,60岁,已退休5个月,退休前为某厂厂长。他自退休后很少外出,不愿说话,经常唉声叹气,出现失眠、食欲减退,有时莫名其妙发脾气。根据以上表现,王爷爷可能出现了(   )。
    A. 焦虑   B. 抑郁   C. 离退休综合征
    D. 脑衰弱综合征   E. 空巢综合征

11. 田奶奶,68岁,两年前丧偶,膝下有一女在国外定居。因无人照顾而入住养老院,目前田奶奶主要的心理需求是(   )。
    A. 苦闷与自卑   B. 渴望亲情   C. 自尊心强
    D. 好胜心强   E. 悲哀

二、A3/A4型题

以下提供若干组考题,每组考题共用一个题干。每一道题下面有 A、B、C、D、E 五个备选答案,请从中选择一个最佳答案。

(12～13题共用题干)

张奶奶,65岁。半年前老伴去世后,她整天情绪低落、唉声叹气、少言寡语、闭门不出,4天前企图自杀被家人发现,及时送往医院接受治疗,门诊以"重度抑郁"收治入院。

12. 给患者做入院护理时,下列哪种做法不妥?(　　　)

A. 向患者介绍主管护士　　　　　　　B. 将患者安排在离护士站近的病房

C. 严格检查患者入院携带的物品　　　D. 向患者介绍同病房的其他患者

E. 将患者安排在单人病房

13. 当患者出现负性思考时,护士正确的做法是(　　　)。

A. 给患者讲解负性思考的危害　　　　B. 指出患者的想法不符合实际

C. 给予药物治疗　　　　　　　　　　D. 调动患者的积极情绪阻断负性思考

E. 隔离患者以免发生危险

(卫　萌)

老年人临终关怀与护理

学习目标

【知识目标】

1. 掌握临终关怀、临终护理的概念；临终老年人的心理特征和护理。

2. 熟悉临终老年人常见的躯体症状及护理。

3. 了解临终关怀的现状和影响因素，临终老年人家属的安抚及护理。

【能力目标】

能正确护理临终老年人的身体与心理，并能对临终老年人的家属提供必要的支持和帮助。

【思政目标】

具有崇高的职业道德及人道主义精神，维护临终老年人及其家属的尊严和权利。

项目导言

生老病死是人类的自然规律，死亡是人类最终的归宿，也是人类最难以接受的现实。随着人口老龄化问题的凸显，研究和完善老年人的临终关怀与护理已成为老年护理学重要的组成部分，也是社会尊老、爱老的重要体现。临终关怀是近代医学领域中新兴的一门边缘性交叉学科，也是社会的需求和人类文明发展的标志。因此，在老年人生命的最后阶段，护士应帮助老年人减轻痛苦，树立正确的死亡观，维护其生命尊严，从而提高老年人临终生活质量，同时为老年人家属提供必要的支持和帮助，使其保持身心健康。

任务一 临终关怀概述

案例引导

李爷爷，80岁，诊断为食管癌晚期，其精神状态差，身体消瘦，痛苦面容，无法进食，给予鼻饲加强营养，夜间难以入睡。李爷爷拒绝到医院治疗，子女遵从其意愿并将其接回家中照护。社区医院每天安排医护人员到李爷爷家中为其实施临终照护，同时指导李爷爷家属对其进行鼻饲、压力性损伤等护理。

问题：
1. 临终关怀的概念是什么？
2. 本案例属于哪种临终关怀形式？

临终关怀（hospice care）又称临终照护、安宁照顾等，是一种针对终末期患者的缓解性与支持性的医疗护理方式，以患者的需求为主体，由多学科、多方面的专业人员组成的临终关怀团队，为临终患者及其家属提供包括生理、心理、社会、精神等全方位的身心舒缓疗护。其目的不是治疗疾病或延长生命，也不是加速死亡，而是提高临终患者的生活质量，最大限度地减轻其痛苦，使其有尊严并且舒适地走完人生最后的旅程。自 2017 年起，我国将临终关怀、舒缓医疗、姑息治疗等统称为安宁疗护。

老年人临终关怀是对救治无望的老年人及其家属提供的全面的医护照顾。不以延长老年人生存时间为目的，而是以提高老年人临终的生活质量为宗旨，对老年人采取生活照顾、心理疏导、姑息治疗，以缓解临终老年人的极端病痛，维护临终老年人的尊严，使其舒适、安宁地度过人生的最后旅程。

一、临终关怀的发展

（一）国外临终关怀的发展

现代临终关怀的主要创始人是英国的桑德斯博士。1967 年，桑德斯博士在伦敦创办了全球第一家有特殊照顾服务的临终关怀院——圣·克里斯托弗临终关怀医院，标志着现代临终护理的开始。此后，临终关怀得到迅速发展，世界各地陆续建立起类似的机构。自 20 世纪 70 年代起，英国、美国、日本、加拿大、法国、德国等许多国家相继开展了临终关怀工作，经过近半个世纪的发展，临终关怀事业进入了一个新的阶段。发达国家已建立了较为完善的临终关怀服务体系，并形成了大量理论和实践成果。

英国作为全球临终关怀运动的先锋，率先实行全民免费医疗，将临终关怀作为公民基本医疗服务纳入国民医疗保险体系，临终关怀机构属于非营利性医疗机构，临终患者就诊、住院等费用基本由政府承担。2005 年 10 月 8 日是第一个世界临终关怀及舒缓治疗日。

早在 1980 年，美国就将临终关怀纳入国家医疗保险法条。1982 年，美国又颁布法令将临终关怀服务纳入医疗保险计划，该计划为有医疗保险的患者提供全程临终关怀服务（包括所有的药物和设备）。许多地区的临终关怀也接受慈善和志愿者形式的捐助和社区支持。

日本是最早设立临终关怀机构的亚洲国家，其于 1981 年建立了第一所临终关怀机构。1990 年，日本山口红十字会医院成立了临终关怀研究会；2000 年 4 月，出台并实施了《长期护理服务保险法》，为需要长期护理服务的人提供经济上的支持。日本临终关怀形式包括独立型、病院型、指导型和家庭型四种。

（二）国内临终关怀的发展

我国临终关怀起步较晚，1988 年是我国姑息医学和临终关怀元年。1988 年 7 月，我国首家临终关怀机构——天津医学临终关怀研究中心成立，标志着我国临终关怀事业真正肇始；同年 10 月，上海成立了中国第一所临终关怀医院——南汇护理院，标志着我国已跻身于世界临终关怀践行者的行列。

1994 年 9 月，卫生部首次将临终关怀科列入《医疗机构诊疗科目名录》，临终关怀科作为一个独立的诊疗科室，合法地位得以确定。

2006 年，以发展临终关怀事业为己任的中国生命关怀协会成立，标志着我国临终关怀事业进入了新的历史发展时期,临终关怀有了一个全国性行业管理的社会团体。

2011年,卫生部在《中国护理事业发展规划纲要(2011—2015年)》中首次提出将临终关怀及相关内容纳入长期医疗护理中,该服务的发展与推广更说明了其必要性。

2015年中华护理学会最早成立了安宁疗护学组;2016年中华护理学会理事长李秀华在全国政协"推进安宁疗护工作"双周协商座谈会上作了"护士是推进安宁疗护工作的重要力量"的主题发言,对安宁疗护工作的开展起到了积极的促进作用。

2016年"安宁疗护"首次出现在国家层面的规划纲要《"健康中国2030"规划纲要》中;2017年,国家卫生计生委办公厅发布了《安宁疗护实践指南(试行)》,对中国的安宁疗护事业具有里程碑意义。

相关数据显示,截至2021年底,我国设有临终关怀(安宁疗护)科的医疗卫生机构增加到1027个。

知识拓展

世界卫生组织提出了临终关怀的六条标准

随着世界各国临终关怀的发展,世界卫生组织(WHO)提出了临终关怀的6条标准:①肯定生命,认同死亡是一种自然历程;②并不加速和延长死亡;③尽可能减轻痛苦及其他身体不适症状;④支持患者,使其在死亡前能有很好的生活质量;⑤给予心理、社会及灵性照顾;⑥支持患者家属,使他们在患者的疾病期及患者去世后的悲伤期中能做适当的调整。

二、老年人临终关怀的意义

随着人口老龄化加剧,家庭规模缩小,家庭功能的弱化,老年人的照护尤其是临终关怀问题日益凸显。老年人对临终关怀的需求更为普遍和迫切。因此,发展老年人临终关怀事业,对个人、家庭及社会都具有重要的意义。

(一) 提高临终老年人的生活质量,维护生命尊严

较多的临终老年人在生命的最后时光,由于疾病和衰老等因素,在现代医疗技术、麻醉以及药物的控制下,身上插着各种导管,接受着各种侵入性治疗,内心充满了恐惧、痛苦和无奈。临终关怀则为临终老年人及其家属提供心理上的关怀与安慰,有助于缓解他们心理上的恐惧,维护临终老年人的尊严并提高其生活质量,使其平静、安宁、舒适地抵达人生的终点。因此,临终关怀是让老年人"善终"的最好举措。

(二) 解决临终老年人家庭照顾困难,安抚亲友

临终关怀将家庭成员的工作转移到社会,社会化的老年人照顾,尤其是对临终老年人的照顾,不仅是老年人自身的需要,也是临终家属的需要。对于一些家庭,特别是低收入的家庭来说,临终关怀可以让老年人走得安详,让临终家属摆脱沉重的医疗负担的同时,也安慰了他们的亲友,让他们更好地投身到自己的生活中。因此,临终关怀是解决临终老年人家庭照顾困难的一个重要途径。

(三) 合理优化社会医疗资源,节约费用

尽管临终关怀需要社会支付较多的服务费用,但对于那些罹患不治之症的患者来说,接受临终关怀服务可以减少巨额的医疗费用。如果将这些高额费用转移到其他有救助希望的患者身上,它将发挥更大的价值。同时建立附设的临终关怀机构,即综合医院内的专科病房或病区,既可以解决目前大多数医院利用率不足、资源闲置浪费的问题,又可以综合利用医院现有的医护人

员和仪器设备。因此,临终关怀为节约医疗资源、有效利用有限的资源提供了可能。

(四)转变观念,体现人道主义精神

推广临终关怀是一场观念上的革命。一方面,教育人们要转变死亡的传统观念,无论是临终者、家属及医护人员都要面对现实,承认死亡。另一方面,承认医治对某些濒死患者来说是无效的客观现实,通过临终关怀来替代医疗资源的无谓消耗,合理分配、利用有限的医疗资源,以保证卫生服务的公平性,从实质上体现了对患者及大多数人真正的人道主义精神。因此,临终关怀不仅是社会发展与人口老龄化的需要,也是人类文明发展的标志。

三、临终关怀的内容

临终关怀是针对临终患者及其家属提供的服务,以减轻患者的痛苦和家属的压力。不同患者和家庭的需求不同,临终关怀服务内容也不同。常见的临终关怀服务内容有以下几个方面。

1. 疼痛缓解 提供针对临终患者的疼痛缓解方案,包括药物治疗和非药物治疗。

2. 情感支持 为临终患者及其家属提供情感支持和心理辅导,帮助他们处理情绪和面对死亡。

3. 安宁护理 提供基本的身体护理,如个人卫生、改变体位等,以保证临终患者的舒适。

4. 家庭支持 为临终患者家属提供支持,帮助他们应对照料临终患者的挑战和减轻他们的心理负担。

5. 宗教和精神护理服务 提供针对不同信仰和文化的宗教和精神护理服务。

6. 遗愿管理 帮助临终患者及其家属处理遗产、遗嘱等各种遗愿管理问题。

7. 社会支持 提供社会资源和服务链接,如医疗保险、殡葬服务等。

8. 终末期护理 提供临终时的悉心照护,帮助临终患者安详度过最后的时刻。

四、影响我国老年人临终关怀的因素

(一)社会对临终关怀的认知不够

很多人认为临终关怀等于放弃治疗,受传统观念影响,患者家属担心受到道德谴责,对于失去医学救治意义的患者,仍要求医院积极救治;医护人员为避免承担责任,迫于患者家属要求给予患者过度的抢救。这不仅给临终老年人造成了极大的痛苦,也造成了医疗资源的浪费。

(二)临终关怀服务供给不足

临终关怀的发展需要整个社会的支持。我国临终关怀机构还不属于慈善范围,政府没有专项资金,临终关怀机构还要靠医疗收入来维持,医院为维持运转需要向患者收取相应的费用,使得低收入老年人望而却步,影响了临终关怀事业的发展。此外,临终关怀从业人员培训不够,专业队伍尚未健全,影响了临终关怀事业的整体发展。

(三)临终关怀教育尚未普及

我国由于长期受传统死亡观、伦理观的影响,人们对于死亡采取否定、回避的负面态度,也有人误将临终关怀理解为安乐死。同时,社会舆论对临终关怀机构缺乏正向的引导,特别是在医院和学校,对死亡和临终关怀的宣传和教育都较为匮乏。这些因素都使临终关怀的教育受到一定程度的影响。

五、我国临终关怀的组织形式

我国老年临终关怀组织形式主要有三种。

1. 临终关怀专门机构 内设完善的医疗设备,配备多学科专业人员,包括医生、护士、心理咨询师、社工等;按照科学的组织管理,独立为临终患者提供服务的医疗机构。如北京松堂关怀医院、南京市鼓楼安怀医院等。

2. 综合医院内设临终关怀病区或病房 在有条件的医疗机构内设立的临终关怀病区或专科病房,配备必要的设施和固定的专职照护人员,专为临终患者提供临终关怀服务。如综合医院内的专科病房或病区。

3. 家庭临终关怀病床 家庭临终关怀病床又称居家照护。以社区为基础,以家庭为单位开展临终关怀服务。一般由临终关怀的学术组织联合医院、社区保健机构共同协作进行。患者在家中居住,由患者家属提供基本的日常照护,医护人员根据患者的病情、家属的需求,定时到家中探视,提供临终照护,如香港新港临终关怀居家服务部。

思政课堂

> 每个人在生命的最后阶段,首先想到的都是爱,所以给予临终关怀最好的方式是关爱。生命的开始在温暖中孕育,生命的最后也应在温暖中离去。温暖生命的最后一程,让临终者能够安详地离开。

任务二 老年人的临终护理

案例引导

王爷爷,70岁,诊断为直肠癌晚期。老年人得知自己的病情后极度害怕死亡,要求家属陪同到多家医院行进一步检查确诊。

问题:

1. 分析王爷爷现在的心理类型。

2. 对王爷爷应该采取哪些护理措施?

案例分析

一、临终护理的概念

临终护理是对生命即将结束的患者实施的一种积极的综合护理,是临终关怀的重要组成部分。临终护理的核心是"关心",护理的重点是减轻患者躯体的痛苦(缓解疼痛)、减轻患者和家属心理的痛苦(心理支持)。因此,老年人的临终护理是护士运用各种知识与技能对处于临终状态的老年人给予生理、心理及社会等方面的精心照护,尽最大努力减轻老年人的疼痛和不适,缓解其对死亡的恐惧与不安,提高其生活质量,维护其尊严的综合护理。

二、临终老年人的心理特征和护理

老年人临终前的心理反应取决于老年人的人格特点、信仰、受教育程度等,同时与老年人在疾病中所体验到的痛苦与不适程度,医护人员和患者家属对其关心程度及以前的生活状况、生活满意度等密切相关。

(一)临终老年人的一般心理特征及护理

临终老年人大多要经历否认、愤怒、协议、忧郁、接受等复杂的心理变化过程。

1. 否认期 老年人得知自己病重将面临死亡,表现出震惊与否认,认为"不,这不会是我,那不是真的"往往不承认自己患有严重疾病,反复到多家医院确诊,这是一种正常的心理防御机制。

微课:临终老年人的心理特征和护理

Note

这个时期的长短因人而异,大部分患者能很快度过。

护理措施:护士应与老年人坦诚沟通,耐心倾听,循循善诱,做好死亡教育。要经常陪伴在老年人身旁,注意非语言交流,满足其心理方面的需要,让其感到自己并没有被抛弃,而是时刻受到护士和家属的关心。

2. 愤怒期 当疾病事实无法否认时,老年人易出现恐惧、烦躁、愤怒等心理,表现为气愤、易怒、痛苦等交织在一起的情绪,老年人往往迁怒于家属和医护人员,发泄内心的苦闷、不满和无奈,以弥补内心的不平衡。

护理措施:护士应认真倾听老年人的心理感受,允许其以发怒、抱怨、不合作行为来宣泄内心的不快。给予宽容、关爱和理解等心理支持。同时注意预防意外事件的发生,并取得老年人家属的配合。

3. 协议期 当生命垂危,老年人反而出现了求生欲望,愤怒心理消失,承认和接受临终事实。为了延长生命,常做出许多承诺作为交换条件,出现"请让我好起来,我一定……"的心理。此期老年人变得和善,对自己的病情抱有希望,能配合治疗和护理。

护理措施:护士应当给予指导和关心,使老年人更好地配合治疗和护理,以减轻其痛苦,控制症状。同时应尊重老年人的信仰,积极引导,减轻其压力,提高其生活质量。

4. 忧郁期 当老年人发现身体状况日益恶化,认识到治疗无望,无法阻止死亡来临时,产生强烈的失落感,出现消沉、退缩、抑郁、沮丧等心理反应,甚至有轻生念头。表现为沉默寡言,情绪极度低落、压抑、哭泣等,要求与亲朋好友见面,交代后事,希望有亲人陪伴照顾。

护理措施:护士应多给予同情、照顾及精神支持,尽量满足老年人的合理要求,允许其用不同的方式宣泄情感。同时应协助和鼓励老年人保持身体的清洁与舒适。这一时期老年人容易出现自杀倾向,应尽量让家属陪伴其身旁,并加强安全保护。

5. 接受期 在一切的努力、挣扎之后,老年人变得平静,对死亡不再恐惧和悲伤;准备接纳死亡的到来。表现为沉静、少言、喜欢独处、睡眠时间增加、情感减退,平静地等待死亡的到来。

护理措施:护士应提供安静、舒适的环境,不过多打扰老年人,尊重其选择,帮助老年人了却未完成的心愿,使其安详、平静地离开人间。

(二)临终老年人的个性心理特征及护理

1. 个性心理特征

(1)心理障碍加重:有些临终老年人会出现暴躁、孤僻、抑郁、意志薄弱、依赖性增强、自我调节和控制能力差等表现。心情好时愿意和人交谈,心情不好时则沉默不语。遇到不顺心的小事就大发脾气,事后又后悔莫及。有的老年人固执己见,不能很好地配合治疗和护理,甚至擅自拔掉输液管和监护仪。进入临终期,精神和肉体忍受着双重折磨,身心日益衰竭,老年人感到求生不得、求死不能,这时的心理特点以忧郁、绝望为主要特征。

(2)留恋亲友,思虑后事:大多数老年人倾向于思考死亡问题,比较关心死后的遗体处理方式(是土葬还是火葬),还会考虑财产的分配问题。有的老年人还会担心配偶的生活,以及子女、儿孙的工作、学业等。

2. 护理措施

(1)轻轻触摸,减轻恐惧感:触摸护理是大部分临终老年人愿意接受的一种方法。护士在护理过程中,针对不同情况,可以轻轻抚摸临终老年人的手、胳膊、额头及胸、腹、背部。通过触摸护理获得临终老年人的信赖,减轻其孤独和恐惧感,使其有安全感、亲切感和温暖感。

(2)耐心倾听,真诚交谈:倾听和交谈是临终老年人陪护工作中最重要的内容。认真、仔细地听老年人诉说,使其感到被支持和理解。对虚弱且无力进行语言交流的老年人可通过表情、眼神、手势等表达理解和爱,并以熟练的护理技术操作取得老年人的信赖和配合。通过交谈,及时了解老年人真实的想法和临终前的心愿,尊重老年人的权利及信仰,使其没有遗憾地离开人世。

(3)允许家属陪护和亲朋好友探视,减轻老年人的孤独感:临终老年人最难割舍与家属的亲情,难以忍受离开亲人的孤独,因此允许家属陪护、参与临终护理是必要的。这可使老年人获得安慰,减轻孤独感,增强安全感,有利于稳定情绪。鼓励老年人的亲朋好友、单位同事等社会成员多探视老年人,让老年人感觉到家庭和社会的温暖,缓解悲伤。

(4)适度地开展死亡教育,指导老年人正确面对死亡:根据老年人不同的职业、性格、社会文化背景、民族习惯和宗教信仰,在适当时机,适度地与老年人、家属共同探讨生与死的意义,有针对性地进行精神安慰和心理疏导,帮助老年人正确认识、对待生命和疾病,从对死亡的恐惧与不安中解脱出来,以平静的心情面对即将到来的死亡。

总之,临终老年人的心理变化各个过程无明显界限,但每个过程都包含了"求生"的希望。因此,及时了解临终老年人的心理特征,满足其身心需求,使其在安静舒适的环境中以平静的心情告别人生,是临终老年人心理护理的关键。

三、临终老年人的常见躯体症状和护理

(一)疼痛

疼痛是临终老年人最常见的症状之一,尤其是晚期癌症患者。针对癌症晚期的老年人,控制疼痛应及时、有效、正确使用"癌痛三阶梯治疗方法"。止痛药应规律、足量应用,而不是等到疼痛发生时再用药。对无法口服止痛药造成的不安和痛苦,可使用皮肤贴片、舌下含服、静脉或肌内注射等各种方法缓解疼痛,还可以采用松弛术、催眠术、针灸法、神经外科手术疗法等控制疼痛。

(二)呼吸困难

痰液堵塞、呼吸困难是临终老年人的常见症状。临终老年人床旁应备好吸引器,以帮助老年人及时正确吸出痰液和口腔分泌物。当老年人呼吸表浅、急促、呼吸困难或有潮式呼吸时,立即给予吸氧,病情允许时取半坐卧位或抬高头胸部有利于呼吸。哮喘老年人,应遵医嘱使用抗焦虑、解痉的药物和采取对症处理。平时注意开窗通风,保持空气清新,以利于呼吸。

(三)进食困难

临终老年人因为吞咽功能减弱,胃肠蠕动减慢,消化吸收能力下降,常不愿意进食,进食后也难以消化。表现为食欲不振、恶心、呕吐、腹胀、便秘等。因此,护士应鼓励老年人少量多餐;准备易消化的软食或半流质饮食,同时注意营养充足、荤素搭配合理;如果老年人存在吞咽困难或者拒绝进食时,可根据医嘱给予鼻饲,以保证老年人的营养需求。

(四)肌无力

临终老年人由于新陈代谢减慢,肌肉收缩力下降,表现为全身软弱无力,大小便失禁,吞咽困难,无法维持良好、舒适的正常功能位。护士应协助老年人取舒适卧位、更换体位。对于无法自行更换体位的老年人,应每隔12 h为其更换体位并保持其肢体于正常功能位,防止肌肉挛缩和关节僵硬,并适当按摩全身肌肉,促进血液循环,做关节被动运动,防止废用综合征的发生。

(五)感知觉功能减退

临终老年人感知觉功能减退、睡眠紊乱,表现为神志淡漠。可能出现进行性意识障碍、嗜睡、昏睡、昏迷。护士应协助老年人减轻感知觉改变导致的不适,保持房间光线柔和且不刺眼。听觉是老年人最后消失的感觉,因此,可以跟老年人多交流,适当触摸,运用肢体语言让老年人有安全感,并注意不要和家属或者医护人员在老年人身边小声说话,以免引起老年人的误会与不安。

(六)皮肤湿冷

临终老年人因血液循环变慢、新陈代谢减慢,全身皮肤苍白湿冷,肌肉无光泽、暗淡、松软无

弹性或有盗汗现象,口唇、指甲呈灰白色或青紫色,皮肤可出现瘀血、斑点。护士应协助老年人清洁身体,促进身体舒适。保持老年人身体干净清爽、床单位整洁干燥,并注意保暖。

四、对丧偶老年人的护理

丧偶对老年人的打击是极其沉重的,常会使老年人悲痛欲绝、不知所措,长此以往可能会引发包括抑郁症在内的各种精神疾病,不但会加重原有的躯体疾病,甚至会导致死亡。有资料报道,在近期内丧偶的老年人中因心理失衡而死亡的人数是一般老年人死亡人数的 7 倍。

(一)丧偶老年人的心理变化

老年人丧偶后,其心理反应一般要经过以下四个阶段。

1. 麻木 很多老年人在得知配偶亡故的消息时,都会表现得麻木不仁,呆若木鸡。这种麻木不仁并不意味着情感淡漠,而是情感休克的表现。麻木不仁可以看作是对噩耗的排斥,也是对自己无力驾驭强烈情感的制服。这个阶段可能持续几个小时至一周。

2. 内疚 在接受了配偶亡故的消息后,很多老年人会出现内疚、自责的心理。总觉得对不起配偶,为什么自己没有及时发现配偶的异状,怪罪自己。这是以一种痛苦的心态去寄托对配偶的哀思。内疚感在所有丧偶的老年人中或多或少都存在,只要不太强烈,这一阶段最终会度过的。

3. 怀念 丧偶的老年人在强烈的悲哀情绪稍稍平息后,会进入一个深沉的回忆和思念阶段,在头脑中会经常出现配偶的身影,时常感到失去配偶之后,自己是多么的凄凉和孤寂。这种状态可能持续数周甚至数年。

4. 恢复 在亲朋的关怀和帮助下,丧偶老年人逐渐认识到"生老病死乃无法抗拒的自然规律"这个道理。于是,理智战胜了情感,身心也逐渐恢复常态,从而以坚强的毅力面对现实,又开始了全新的生活。

(二)对丧偶老年人的关怀

1. 安慰与支持 老年人在刚刚得知配偶去世的消息后,可能会出现情感休克。护士在安慰与关心丧偶老年人的同时,应陪伴在老年人身旁,如轻轻握住老年人的手。如遭遇拒绝,应坚持安慰,应该让老年人明白,悲哀会随着时间的推移逐渐淡化,悲哀的正常淡化并不意味着对死者的背叛。同时,跟老年人的亲属协商,多给予老年人支持、陪伴和鼓励,让老年人不要过度悲伤。此外应及时帮助老年人料理家务、处理后事,提醒老年人注意饮食起居,保证充分的休息。

2. 诱导适度发泄 允许并鼓励丧偶老年人痛哭、诉说和回忆,或鼓励用写日记的形式寄托自己的哀思。同时,鼓励老年人说出自己的内疚感和引起内疚感的想法、事件等,并帮助老年人分析,学会原谅自己,避免自责。也要注意,尽管宣泄对于维护身心健康有益,但无休止的悲哀对老年人必然会造成人为的精神消耗,从而导致心身的伤害。

3. 转移注意力 丧偶老年人易睹物思人,可让老年人暂时把已故配偶的遗物收藏起来,将注意力转移到现实和未来的生活中。建议老年人多参与外界活动,多与子孙交谈,并鼓励老年人培养一些业余爱好,如书法、绘画、垂钓等,或做一些有利于他人的力所能及的事,从而减轻内心的紧张和不安,减少精神上的痛苦。

4. 建立新的生活模式 配偶过世后,原有的一些生活方式被迫改变,此刻孤独与不适加重。因此,应该帮助丧偶老年人调整生活方式,减少对以前生活的眷恋。这时需要子女、亲友重新建立和谐的依恋关系,使老年人感受到虽然失去了一个亲人,但家庭成员间的温暖与关怀依旧,感到生活的意义和安全感,从而使老年人尽快走出丧偶的阴影,投入新的生活。

5. 支持丧偶老年人再婚 心理学研究表明,老年人最怕的就是孤独。丧偶后,老年人需要在家庭生活中寻找一种新的依恋关系。此时,再婚就是一个比较好的方法。再婚老年人可以相互照应、相互依托,也可让儿女们安心。因此,子女应该支持老年人正当要求和需要。老年人再婚,对社会、家庭及其自身的健康长寿均是有益的,应当从法律上予以保护,从道义上给予支持。

6. 提供持续的支持　一年内丧偶老年人在生理和心理上都极度虚弱,极易患病。护士应定期对丧偶老年人家庭进行访视或电话随访,认真倾听,了解老年人身心状况,及时做好心理疏导,提供健康指导及照护,动员子女或志愿者共同帮助丧偶老年人顺利度过悲伤期。

护士应根据丧偶老年人的特征,识别其悲伤情绪,进而采取个体化护理。总之,了解丧偶老年人的心理状态,进行有效的心理干预,使其尽快摆脱和缩短丧偶后因过度悲伤而引起的心理失衡,对维护丧偶老年人的身心健康十分重要。

项目小结

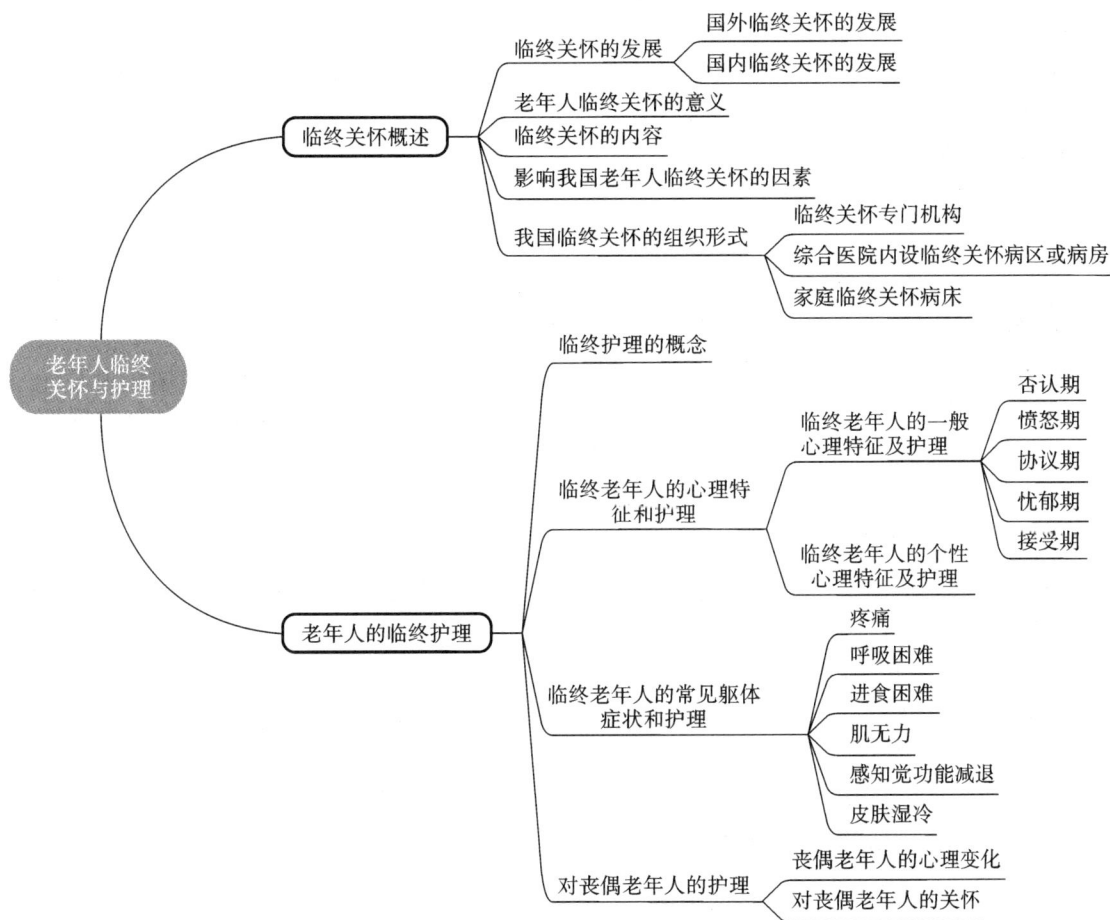

直通护考

一、A1/A2 型题

以下每一道题下面有 A、B、C、D、E 五个备选答案,请从中选择一个最佳答案。

1. 临终护理是以什么为中心?(　　)

A.临终患者　　　B.家庭　　　　　C.癌症患者　　　D.衰弱患者　　　E.一般患者

2. 临终关怀的宗旨是(　　)。

A.延长生命　　　　　　　　　　　　　　　　B.降低死亡率

Note

C. 提供姑息疗法,让患者舒适、安详   D. 放弃特殊治疗

E. 停止无望的救治

3. 丧亲者居丧期恢复大约需要多长时间?(   )

A. 1个月   B. 6个月   C. 10个月   D. 1~2年   E. 3个月

4. 以下哪项不属于老年人临终关怀的意义?(   )

A. 维护临终老年人尊严,提高生活质量   B. 减轻临终老年人家属的负担

C. 节约费用,优化利用医疗资源   D. 缩短临终老年人死亡时间

E. 转变观念,真正体现人道主义精神

5. 临终老年人最后消失的感觉为(   )。

A. 视觉   B. 触觉   C. 嗅觉   D. 听觉   E. 味觉

6. 以下哪项不属于我国老年人临终关怀的组织形式?(   )

A. 北京松堂关怀医院   B. 北京朝阳门医院的老年临终关怀病区

C. 香港新港临终关怀居家服务部   D. 养老院

E. 普通病房

7. 目前世界上最普及的临终关怀类型是(   )。

A. 居家临终关怀   B. 医院入院型

C. 居住临终关怀机构   D. 社区临终关怀机构   E. 混合型

8. 癌痛三级阶梯治疗重度疼痛的患者主要选用(   )。

A. 阿司匹林   B. 吗啡   C. 布洛芬   D. 可待因   E. 曲马朵

9. 患者,男,52岁,因胃部不适来院就诊,经检查确诊为胃癌。患者获悉病情后,神情呆滞,多次要求家人带其到医院检查确认。此时患者所处的心理反应阶段是(   )。

A. 否认期   B. 愤怒期   C. 磋商期   D. 抑郁期   E. 接受期

二、A3/A4 型题

以下提供若干组考题,每组考题共用一个题干。每一道题下面有 A、B、C、D、E 五个备选答案,请从中选择一个最佳答案。

(10~11 题共用题干)

患者,男,48岁。确诊为支气管肺癌后,患者表现为沉默,食欲下降,夜间入睡困难,易怒。

10. 该患者处于心理反应的(   )。

A. 否认期   B. 愤怒期   C. 协议期   D. 忧郁期   E. 接受期

11. 护理工作中最应重视的问题是(   )。

A. 继续加强与患者的沟通交流

B. 鼓励患者自我表达,宣泄情绪

C. 可让治疗效果好的患者现身说法,正面宣教

D. 防自杀、防伤人、防出走

E. 家属加强支持与安慰

(杨唐瑞)

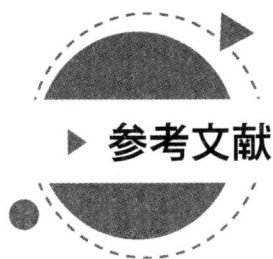

▶ 参考文献

[1] 党俊武,王莉莉.中国老龄产业发展报告(2021—2022)[M].北京:社会科学文献出版社,2023.

[2] 熊海燕,李小燕.老年护理[M].武汉:华中科技大学出版社,2022.

[3] 化前珍,胡秀英.老年护理学[M].4版.北京:人民卫生出版社,2017.

[4] 孙建萍,张先庚.老年护理学[M].4版.北京:人民卫生出版社,2018.

[5] 王建明.老年护理[M].2版.北京:人民卫生出版社,2020.

[6] 梅萍萍,黄利飞,缪瑜翔.老年护理学[M].天津:天津科学技术出版社,2021.

[7] 杨青敏.老年护理(数字案例版)[M].武汉:华中科技大学出版社,2022.

[8] 张会君,王利群.老年护理学[M].南京:江苏凤凰科学技术出版社,2013.

[9] 胡秀英,肖惠敏.老年护理学[M].5版.北京:人民卫生出版社,2022.

[10] 谢海宝,沈建平.常见老年病的防治与管理[M].杭州:浙江大学出版社,2018.

[11] 徐新献,江领群.老人常见病防治[M].北京:人民卫生出版社,2017.

[12] 余晓齐.老年护埋与老年保健[M].郑州:河南科学技术出版社,2015.

[13] 廖承红,李国平,宫汝飞.老年护理学[M].上海:同济大学出版社,2021.

[14] 李延玲,王春先.老年护理[M].北京:人民卫生出版社,2017.

[15] 许家仁.老年护理[M].2版.北京:人民卫生出版社,2020.

[16] 李斌.老年照护(中级)[M].北京:中国人口出版社,2019.

[17] 沈文森,高春兰.临终关怀服务发展困境与对策的思考[J].黑龙江人力资源和社会保障,2022(14):32-35.

[18] 李滨,马怡乐.老龄化社会临终关怀的国际经验比较[J].护理学报,2022,29(11):25-30.

[19] 杨玉琴,李影.老年护理[M].武汉:华中科技大学出版社,2013.

[20] 董翠红,唐萍,赵海善.老年护理学[M].北京:科学技术文献出版社,2015.

[21] 中华医学会,中华医学会杂志社,中华医学会全科医学分会,等.抑郁症基层诊疗指南(2021年)[J].中华全科医师杂志,2021,20(12):1249-1260.

[22] 徐勇,王军,王虹峥,等.2023中国阿尔茨海默病数据与防控策略[J].阿尔茨海默病及相关病,2023,6(3):175-192.